名中医于永铎临床经验集

主　审　于永铎

主　编　辛世勇　陈　萌　程小真　于智同

全国百佳图书出版单位

中国中医药出版社

·北 京·

图书在版编目（CIP）数据

名中医于永铎临床经验集 / 辛世勇等主编. —— 北京：
中国中医药出版社，2024.12.

ISBN 978-7-5132-8960-3

Ⅰ. R249.7

中国国家版本馆 CIP 数据核字第 2024N408E0 号

中国中医药出版社出版

北京经济技术开发区科创十三街 31 号院二区 8 号楼
邮政编码　100176
传真　010-64405721
北京盛通印刷股份有限公司印刷
各地新华书店经销

开本 710×1000　1/16　印张 16.5　字数 262 千字
2024 年 12 月第 1 版　2024 年 12 月第 1 次印刷
书号　ISBN 978 – 7 – 5132 – 8960 – 3

定价　110.00 元
网址　www.cptcm.com

服 务 热 线　010-64405510
购 书 热 线　010-89535836
维 权 打 假　010-64405753

微信服务号　zgzyycbs
微商城网址　https://kdt.im/LIdUGr
官 方 微 博　http://e.weibo.com/cptcm
天猫旗舰店网址　https://zgzyycbs.tmall.com

如有印装质量问题请与本社出版部联系（010-64405510）

王 序

医者治病如治国，手握医经如握兵符；医道犹如儒者治世之道，缓解百病如治理乱世。在中医领域，于永铎教授以卓越的领导能力和专业水平赢得了同行的广泛尊敬。他爱人如己，仁心仁术，口碑载道；他夯实传统，踔厉创新，带领中医肛肠专业勇毅前行。

本书通过翔实的案例分析、理论探讨，以及对治疗方法的系统总结，将于永铎教授行医 30 余年来的临床经验和学术积累精彩呈现。这不仅是对中医肛肠医学的一次系统梳理，更是对中医传统智慧的传承和创新。于教授的专业造诣和对中医传统理论的深刻理解使本书成为当前肛肠医学领域的又一部重要著作。本书的出版为行业内同仁的学习提供了珍贵的参考资料。

相信《名中医于永铎临床经验集》的出版，将会为中医肛肠医学领域的研究与实践注入新的活力。

在未来的道路上，愿于永铎教授携手中华中医药学会肛肠分会的同仁们，共同推动中医肛肠医学的繁荣发展。期待本书为中医肛肠医学的发展添砖加瓦，为行业的进步贡献更多的智慧和力量。

中华中医药学会副会长兼秘书长　王国辰

2024 年 9 月

田 序

中华民族五千多年的繁衍生息，中医药的作用功不可没。传承名中医经验是发展中医药的前提和基础。

于永铎教授出生于辽宁省中医世家，毕业于辽宁中医学院（现辽宁中医药大学），中医修养深厚，家学渊源。后拜师于我处，精研中医外科肛肠方向。他学习刻苦，不仅精于手术操作，还熟读《医宗金鉴》等中医经典，后又深研辽宁"疮王"王品三经验，并到西医院进修。他学贯中西，理论扎实，临证经验丰富，为辽宁省中医外科肛肠学科的杰出代表。

20世纪90年代初，我与于永铎教授相识。当时，我在辽宁中医肛肠医院（现辽宁中医药大学附属第三医院，又名辽宁省肛肠医院）工作。他从辽宁中医学院毕业后就在我身边，与我一起学习、工作。我们与当时辽宁中医肛肠医院全体同仁一起建设这所医院，并将其发扬光大，建设成为全国唯一一家省级肛肠专科医院——辽宁省肛肠医院。在此期间，他付出了大量心血，为医院培养了大批人才，并展示出极佳的管理能力和医院建设能力。后来，于永铎教授被辽宁中医药大学委以重任，先后担任辽宁中医药大学各附属医院的院长或党委书记。

在我担任中华中医药学会肛肠分会主任委员期间，于永铎教授为中医肛肠专业也做了大量的贡献，并获得了同仁的支持。2019年，于永铎教授担任中华中医药学会肛肠分会主任委员，并获得了连任。于永铎教授在担任主任委员期间，组织开展许多工作，为中医肛肠界做出了巨大的贡献。于永铎教授忠于党，不忘初心，热心中医肛肠事业的发展，任劳任怨，对待工作满腔热忱，细致周到，团结合作，具有强烈的服务意识和弘扬中医肛肠事业的责任感。他不仅在全国中医肛肠界收获赞誉和良好口碑，还将学会建设为具有特色的、通向中医药文化技术瑰宝的窗口和桥梁。

于永铎教授还被评为辽宁省名中医，并成立了"于永铎名医工作室"。他将中医仁术，特别是中医肛肠专业的学术经验毫无保留地向省内各级医院推广。

于永铎教授已培养学生近百人，现作为辽宁中医药大学附属第二医院党委书记，虽身负重任，但仍活跃于临床一线。

《名中医于永铎临床经验集》即将付梓，索序于余，得以先睹为快，深感内容广博，临证经验丰富。于永铎教授医德高尚，医术精湛，倡导辨证与辨病结合，师古不泥，传承创新，深受广大患者的信赖。我为学生能及时全面总结于永铎教授的临床经验而倍感欣慰。

书中收录多种肛肠疾病并附医案，真实地反映了于永铎教授的临证特点。本书为其读书体会、用药心得及行医感悟的肺腑之言。阅读本书能深刻感受到于永铎教授的一颗"中医心"。

本书由于永铎名医工作室全体人员共同完成。其在传承名中医的学术思想与经验、指导临床医师诊治肛肠疾病等方面，将发挥极其重要的作用，乐以为序。

中华中医药学会肛肠分会名誉会长

中国中医药研究促进会肛肠分会会长

国家二级教授　田振国

博士研究生导师

全国名中医

2024 年 9 月

韩　序

中医药学，源远流长，博大精深，大医辈出。医为仁道，唯有德者方为大医。在追求高科技和传承中医经典并行的时代，甘心以解决人民群众基本健康问题为光荣，把肛肠痔瘘疾病诊治、研究和教学作为终生事业的医生，非心怀仁义者不能担当。

于永铎教授正是如此，他怀仁德之心，对中医学无比热爱。他博观而约取，厚积而薄发，承大医之源，创学术之新。他致力于传承中医事业，掌握国内外先进技术，把中医学和西医学融会贯通在肛肠痔瘘疾病的治疗中。毕业以来，他一直从事肛肠学科的医疗、教学和科研工作，在肛肠疾病的诊断和治疗工作中积累经验，逐步形成一整套独特的诊疗方法。特别是对于肛肠科的难治性疾病，于永铎教授具有独到的见解。

本书共5章，20余万字，全面系统地总结了于永铎教授行医30余年来的成长心路、学术研究、临床经验等。本书既对于永铎教授的学术经验进行了阶段性总结，也为临床医务人员学习中医肛肠知识提供了参考。

传承精华，守正创新，不忘初心，扬帆远航！值此《名中医于永铎临床经验集》付梓之际，欣以为序。

中华中医药学会肛肠分会副会长兼秘书长
解放军中医学会肛肠专业委员会副会长　韩　宝
北京中医药学会肛肠专业委员会副会长
2024年9月

前　言

古语有云："世无难治之病，有不善治之医；药无难代之品，有不善代之人。"古今学医之人，自始至终都要植根于临床、落脚于临床。中医要发展创新，总结学术成果以提高临床疗效是必经之路。

《名中医于永铎临床经验集》荟萃了辽宁省名中医于永铎教授 30 余年的临床医疗、科研、教学之经验。本书说理有论可据，求实有例可循，理论与实践结合，继承与发展并重，铢积寸累，汇编成册，总结了于永铎教授的学术成果和临床经验。著书目的在于传承学术精华，启迪后学良才。本书的出版对提高肛肠疾病的临床疗效，完善肛肠专科的诊疗路径，传承学术思想、临床经验、治学精神，以及培养后辈人才，均有重要意义。本书为于永铎教授临床经验之总结，学术思想深刻，在传承中医经典的同时有所创新，且实用性强，可供广大中医肛肠方向临床工作者、研究者，以及学生参考使用。

本书编委会
2024 年 5 月 20 日

目 录

第一章

成长心路

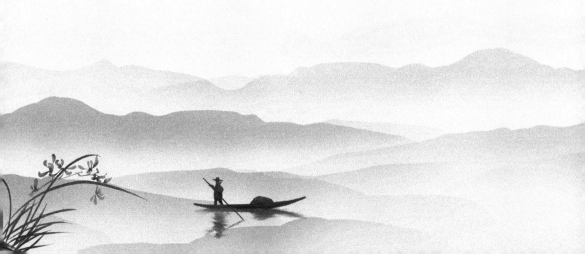

第一节 博观而约取，厚积而薄发

《外科大成》言："痔漏之症，虽疡医之事，而鄙谈之，然择疾而疗，岂仁者之用心乎。"医为仁道，唯有德者方为大医。正如全国名中医田振国教授所说：既懂得中医经典，又懂得国内外先进技术，并把它们融会贯通在肛肠痔瘘疾病治疗中的医生，于永铎就是其中一位。

于永铎，教授，主任中医师，医学博士，博士研究生导师；任辽宁中医药大学附属第二医院党委书记，中华中医药学会肛肠分会会长，辽宁省中医药学会副会长，辽宁省中医药学会肛肠分会会长，沈阳市政协委员，国家区域中医（肛肠）诊疗中心主任，国家中医药管理局高水平中医药重点学科带头人、重点专科带头人，辽宁省便秘病重点实验室主任；是第九届国家卫生健康突出贡献中青年专家、辽宁省名中医、辽宁省"兴辽英才计划"科技创新领军人才、第十届辽宁省优秀科技工作者、辽宁省"百千万人才工程"百层次人才、首届全国高等中医药院校优秀青年、全国中医肛肠学科名专家、沈阳市政府津贴获得者、辽宁省普通高等学校优秀青年骨干教师、第二届全国中医标准化技术委员会委员、全国医师定期考核编辑委员会副主任委员、辽宁省和沈阳市医疗事故鉴定委员会专家组成员、国家医疗保险药品目录专家库成员、国家中医药管理局中医药标准化项目《中医肛肠科诊疗指南》项目组专家、辽宁省医疗保障评审专家、《中华现代内科学杂志》常务编委、《中国实用乡村医生杂志》常务编委等。

毕业以来，于永铎教授一直从事中医肛肠学科的医疗、教学和科研工作，对肛肠专科疾病形成了一整套独特的诊疗方法，特别是对肛肠科的疑难疾病，如各种大肠炎性疾病、便秘及各种大肠肿瘤的诊治具有独到见解。他是我国第一个发现并提出"隐性直肠前突"新观点及手术新方法的专家。他还提出便秘为久病血瘀，瘀毒损络所致的新理论，并制成具有活血化瘀，解毒通络作用的中药复方，取得了很好的临床疗效，填补了此领域的空白。

他多次应邀参加辽宁广播电视台、沈阳市广播电视台举办的健康专题栏目，如"健康之路""北方名医"等；并多次应邀到澳大利亚、泰国、新加坡、马来西亚等国家，以及中国台湾等地区讲学。他在肛肠专科领域具有一定的影响力。其学术思想已被载入《中国当代医学思想宝库》。其工作室被评选为中华中医药学会肛肠分会"于永铎名医工作室"。其从事肛肠专业30余年，主持省部级以上课题20余项，获省市级以上科技成果奖30项，并牵头"痔"诊疗指南修订、"痔"优势病种制订等多项国家中医药管理局及中华中医药学会的标准化项目，主编肛肠专科书籍14部，申请专利5项，先后发表高水平论文60余篇（其中2篇被SCI收录），指导博士研究生11人、硕士研究生57人。

一、行远自迩，笃行不怠

1958年，辽宁中医学院附属医院（现辽宁中医药大学附属医院）建立肛肠科。1982年，原肛肠科扩大发展为肛肠医院，后来重新定名为辽宁中医药大学附属第三医院。伴随着半个世纪的术业传承，医院坚持"治好病、服好务、保安全"的服务理念，不断发展壮大，现已成为拥有开放床位300张的省级肛肠专科医院。

1998年，医院成为首批辽宁省中医重点专科建设单位。2001年至今，医院分别获批国家中医药管理局首批"十五""十一五""十二五""十三五""十四五"重点学科建设单位，国家中医药管理局"十五""十一五""十二五""十三五""十四五"重点专科建设单位。2011年，医院又成功获批国家临床重点专科建设单位。

经过多年不懈努力，医院由原来的一个肛肠科、肛肠分院逐步发展壮大。2004年，医院成为辽宁中医学院的直属附属医院，2007年增名辽宁省肛肠医院。2012年，医院又以优异的成绩成为首批三级甲等中医肛肠专科医院，步入了又一崭新的发展旅程。

2018年，于永铎教授成为国家中医药管理局中医肛肠病学重点学科带头人。

2019年，国家中医药管理局发布了《关于公布国家中医药管理局"十一五""十二五"中医药重点学科验收结果的通知》（国中医药人教函

〔2019〕172号）。辽宁中医药大学附属第三医院"十一五"中医药重点学科中医肛肠病学被评为优秀。此次学科验收经过学科建设单位自查、验收专家组验收、优秀等次重点学科答辩等程序，是国家中医药管理局对"十一五""十二五"中医药重点学科建设成效的一次全面检验。

2020年，医院完成国家中医药管理局重点学科中医肛肠病学"十四五"发展规划编写。此次学科发展规划的编写按照大学教学整体框架，提出学科－学位一体化建设、学科－专业一体化建设工作。中医肛肠病学重点学科将继续围绕学术水平建设、学科队伍建设、人才培养、科学研究、条件建设、管理水平6个方面加强建设。

2023年，在学科带头人于永铎教授带领下的中医肛肠病学正式获批国家中医药管理局公布高水平中医药重点学科。高水平中医药重点学科项目以5年为建设周期，旨在培养高水平中医药学科带头人及学科团队，打造高水平中医药学科研究平台，构建高水平中医药重点学科体系，形成一批中医药特色标志性成果，为中医药传承创新发展提供学术引领和人才支撑。学科团队将严格按照国家中医药管理局高水平中医药重点学科建设的目标和要求，围绕中医药防治大肠炎性疾病、中医药防治便秘、中医药防治痔病的研究方向，全面强化学科队伍、学科平台、临床医疗、科学研究、人才培养建设等，努力将该学科建设成为国内一流、国际知名的高水平中医药重点学科。

二、踔厉奋发，赓续前行

2019年5月，中华中医药学会肛肠分会换届大会于北京召开。于永铎教授成功当选第七届中华中医药学会肛肠分会会长。中华中医药学会肛肠分会开启了发展的新篇章。

（一）学术交流

2019年9月，于永铎会长牵头在沈阳召开了第七届中华中医药学会肛肠分会理事会的第一次学术年会。来自全国各地的600余位专家同仁参加了本次大会。会议主题为"中医肛肠学术思想的传承、创新与发展"。会上为新当选的主任委员、副主任委员、秘书长、副秘书长颁发证书，并增补了 34 名常务委员、103 名委员、86 名青年委员。在本次大会上，50 余位在肛肠专业方面取得丰硕成果的专家进行了学术交流。

2020 年 11 月，2020 年学术年会暨肛肠分会成立 40 周年大会在福州召开。200 余位专家代表参加了线下会议。同时，国内外肛肠领域的同仁积极参与线上会议，在线观看人数累计达 3.3 万。会议启动了"五个一工程"项目。会上播放了"中医肛肠分会 40 年发展历程"的大型纪录片，举行了《中医肛肠四十年》新书发布仪式，进行了"肛肠中医适宜技术推广提升工程"项目授牌仪式。大会设置了主会场、盆底专场、创面修复专场等多个会场。国内外肛肠方向的多位名医名家和青年学者在会上进行了精彩的学术报告。《中医肛肠四十年》一书于 2023 年获中华中医药学会科学技术奖学术著作奖二等奖，获世界中医药学会联合会中医药国际贡献奖著作奖二等奖。

2021 年 12 月，2021 年学术年会暨首届青年医师论坛在成都召开。本次会议主题为"传承红色基因，创新发展肛肠"。来自全国各地的近 60 位专家学者进行了精彩的学术交流。会议采取线上、线下同步交流模式进行，国内外肛肠界知名专家学者积极参与，线上观看人数超过 3 万。

2022 年 12 月，2022 年学术年会暨第二届青年医师论坛于线上召开。大会以"坚持中医传承，创新学术发展"为主题，设置了中医药传承创新主旨演讲、中医肛肠适宜技术论坛、盆底病及结直肠肿瘤论坛等多个专场，邀请了国内外专家 130 余位，主要就肛肠新技术、新进展等热点问题进行深入探讨。大会历时 2 天，设置了石家庄主会场及福州分会场、贵阳分会场，近 4.2 万人参与线上直播。

（二）人才培养

中华中医药学会肛肠分会在 40 余年的发展历程中，始终坚持高水平学科建设支撑高水平人才培养。至今已有 68 个成员单位获批国家肛肠重点专科建设单位，17 个成员单位获批国家肛肠重点学科建设单位。

2021 年 2 月，于永铎教授被推选为第九届国家卫生健康突出贡献中青年专家。2021 年 12 月，韩宝教授入选第四届"首都国医名师"。

2022 年 5 月，肛肠分会 16 名委员被确定为第七批全国老中医药专家学术经验继承工作指导老师。

2022 年 7 月 20 日，在北京召开的第四届国医大师和第二届全国名中医表彰大会上，福建中医药大学附属人民医院陈民藩教授荣获"国医大师"称号，辽宁中医药大学附属第三医院田振国教授被授予"全国名中医"称号。

2022 年 12 月，肛肠分会委员隋楠教授被确定为"青年岐黄学者"。

此外，为了满足广大基层医务工作者学习进修的需求，改善部分地区和医疗机构肛肠诊疗水平相对落后的现状，更好地发挥学会引领作用，在 2020 年的学术年会上，肛肠分会正式开启了"肛肠中医适宜技术推广提升工程"项目，并为 13 家培训单位正式授牌。在项目开展的 3 年里，培训单位通过线上、线下方式累计培训 39 场，邀请了 100 余位专家学者授课，累计受益基层医生达 5000 余人次。

肛肠分会十分重视青年医师的培养。自 2019 年开始，在每年的学术年会上都会设置"青年医师论坛""青年才俊论坛""导师经验继承论坛"等专场活动。这些活动涉及临床研究、基础研究、临床诊治中的新观点等各方面内容。青年医师能够通过这样的平台展示自我、突破自我，在学术交流的同时，得到锻炼和成长。中医肛肠学科后继有人，薪火相传。

（三）科学普及

为了更好地弘扬中医药文化，更好地引导大众养生，第七届理事会自成立之日起即要求各省、市肛肠学科工作者根据当地情况，举办健康教育讲座、中医科普讲堂等活动，并广泛开拓新媒体资源，通过抖音、快手、微信公众号等平台，普及与中医养生保健相关的健康知识。

2020 年 6 月，肛肠分会的 16 名委员被学会推选为"中华中医药学会（肛肠病）科学传播专家"，于永铎教授成为首席科普传播专家。在 2020 年的学术年会上，举行了为科普传播专家团队成员授牌的仪式。

2021 年 12 月，肛肠分会积极响应学会组织的"中华中医药学会名医名家科普工作室"申报工作。通过遴选，于永铎等 4 名委员的科普工作室入选"中华中医药学会名医名家科普工作室（建设单位）"。

每年的 5 月 29 日是"世界肠道健康日"。肛肠分会自 2020 年开始，连续 3 年，通过线上云平台，对痔疮、便秘、肠炎、肠癌等常见肛肠疾病的预防和治疗进行了深入浅出的讲解。每次的直播都有近 20 万人次观看。该讲解全面提高了国人对肠道健康的保健意识。

2022 年 7 月，按照学会启动"中国中医药科普标准知识库"建设工作要求，肛肠分会围绕肛肠科的热点科普话题，顺利完成了中医痔病的科普词条编写工作。

（四）完成学会交办工作

2019 年 10 月，按照学会工作安排，肛肠分会进行了矾藤痔注射液、肤痔清软膏等 10 个中成药品种的推荐工作。

2022 年 4 月，肛肠分会收到了中华中医药学会关于开展优势病种遴选工作的通知，便积极组织申报工作，推荐痔病、肛漏、肛裂等 5 个病种作为中医治疗优势待遴选疾病上报中华中医药学会。

2022 年 7 月，肛肠分会积极组织开展青托项目推荐工作，推荐候选人4 名。

2022 年 9 月，肛肠分会完成国家适宜技术肛肠类技术的前期组织协调工作。

2022 年 11 月，肛肠分会完成了学会交办的"中华中医药学会科技奖励专家库专家"的遴选工作。

2023 年 11 月，肛肠分会完成了国家中医药管理局交办的《基层中医药适宜技术手册》肛肠部分的编写工作。

第二节　承大医之源，创学术之新

一、学术渊源

中医肛肠病学具有悠久的历史，早在殷商时期的甲骨文中就有关于肛肠病的记载。通过数千年的发展，中医肛肠病学已形成了系统的理论体系和独特的医疗技术，指导着临床实践。

《黄帝内经》是我国现存医学文献中最早的、完整而系统的一部典籍，所载内容非常丰富。其中对肛肠病的病因病机，以及辨证论治的基本方法就有了初步的总结，奠定了肛肠疾病的诊疗基础。其不仅从病因、解剖、生理、病理等多方面论述了肛肠疾病，还形成了独特的肛肠疾病辨证思路，即基于五运六气、脏腑传变、经络、内外因、气血阴阳等多角度、全方位的辨证。

《外科正宗》由明代医家陈实功所撰。书中分门别类，有论、有注、有解，全面介绍了中医外科学的主要内容。该书在治疗方面，不但重视内治法，还尤其突出外治法。在内治法方面，该书提出"盖疮全赖脾土"的理论观点，强调调理脾胃对外科病的治疗尤为紧要。在外治法方面，书中所述的手术复位、切开引流等，是陈氏在外治法方面所做出的贡献，为后世医家所推崇。

清代王洪绪在《外科证治全生集》中对疡科的论证与治疗提出了独到学术见解。其认为"红痈乃阳实之证……白疽乃阴虚之证，气血寒而毒凝……非阳和通腠，何能解其寒凝"，并据此观点创制了著名方剂阳和汤，为阴疽的治疗另辟蹊径。对疡科病证的早期治疗，其主张"以消为贵，以托为畏"。书中所载犀黄丸、醒消丸、小金丹等经验方，对外科阴疽的治疗有较好作用，至今仍为临床所应用。

清代高秉钧在《黄帝内经》的理论基础上，阐发外证实从内出之旨，并将温病学说融汇于病因、病机、诊断、治疗中，编撰出《疡科心得集》。书中以人身上、中、下为序编次诸证，强调发病部位与病因密切相关，主张审部求因、内外兼治，丰富了外科诊疗经验。

20世纪60年代，王品三因善治疮疡而有辽宁"疮王"之称誉。他吸收各家医书之精华，与家传经验融会贯通，从而提出对疮疡的辨证方法。他认为疮疡不论初发，或溃，或未溃，或不收口，皆因毒邪在里，若毒邪得解，疮疡自然而愈，并提出治疗疮疡应"引毒归原，提闸放水，开门放贼"。在治法上，其强调整体与局部并重、内治与外治兼施。其还强调外治法的重要性。因病在皮、肌、筋等较浅部位，外治法可使药从外入里，直达病所，可起到消肿散瘀或提脓外泄的作用。他所研制的油调膏、水调膏、九一膏、一效膏至今仍广泛应用于临床。

杨吉相教授是全国名老中医，早年继承家传，又拜王品三先生为师，汲取精华，自成流派，研制出治疗疮疡病内服、外用药物 10 余种。这些药物现已用于临床 40 余年，疗效卓著。在治疗上，其强调辨证论治。他认为，对于阳证疮疡，应注重外治，适当配合内治；对于阴证疮疡，应内外治并重；对于"疔疮走黄""疽毒内陷"，则主张用中西医结合疗法。杨老晚年著书立说，其编著的《疮疡图谱》一书填补了中医外科 3000 多年发展史上的疮疡图谱类书籍的空白。

周学文教授是第三届国医大师，其学识渊博，在中医基础与临床方面造诣深厚。他强调"溯源求本，内外相济，脏腑并调，尤重于脾"的学术思想。周学文教授根据多年的临床经验，提出了"毒热"病因学说，创立了以痈论治胃肠道溃疡性疾病的治疗理念，并采取"清热解毒，消腐生肌"之法，将治疗外科疾病的"消、托、补"3 个治则融入内科溃疡病的治疗中，从而探索出一条行之有效的治疗新途径。

田振国教授是第二届全国名中医，二级教授，博士研究生导师，享受国务院政府特殊津贴。1974 年，田振国教授毕业于辽宁中医学院。在 50 年的肛肠科临床工作中，他充分发挥了中医药优势，不断探索痔疮、肛裂、直肠炎等肛门直肠疾病的治疗方式，并得到了很好的疗效。其先后获得国家级和省部级科研奖励 6 项，产出科研成果 22 项，出版学术著作 11 部，发表学术论文 60 余篇。在学术成果上，田振国教授创新"分段结扎单纯内括约肌松解"技术治疗环状混合痔、"经肛闭式切除修补术"治疗直肠前突（rectocele，RC）、电子结肠镜下"硬化收缩"技术治疗大肠息肉等方法，并依据经络、气血辨证理论创立肛肠病术后辨证用药"十三方"，提出"以湿论治"理论治疗肛门瘙痒。在中医药治疗结肠炎性疾病、便秘等疑难杂症上，田振国教授有独特的见解，其提出了"宣通气血，寒热并用"治疗炎症性肠病的学术思想，采用通调气血、平调寒热、厚肠止泻之法，将宏观辨证与微观辨证相结合，将气血、脏腑、经络在该病发病中的作用融为一体，重视从肠道内及肠络气血运行的变化来阐述其病理机制。对于慢性便秘，田振国教授提倡"以补为通，以补治秘"，建立"调肝理脾，补肺强肾，通腑导滞"的治疗法则，遵循"秘而不通，通而不秘，扶本达标"的思路，并依据该学术思想创建院内制剂——养荣润肠舒合剂，以补通塞，以补治秘，效果卓然。

于永铎教授师从全国名中医田振国教授，毕业以来一直从事肛肠学科的医疗、教学和科研工作，在肛肠疾病的诊断和治疗工作中积累经验，逐步形成一整套独特的诊疗方法，特别是对肛肠科的难治性疾病，如各种大肠炎性疾病、便秘，以及各种大肠肿瘤的诊治具有独到的见解。他是国内首次发现并提出"隐性直肠前突"新观点及手术新方法的专家。其对传统直肠前突闭式修补术（block术）进行改良，形成直肠前突闭式切除修补术加硬化剂注射术，并采用双重缝合。这种方法既减少了出血，又降低了术后感染的发生率。

他提出便秘病机为"久病血瘀，瘀毒损络"的新理论，认为直肠前突型便秘患者大多伴有不同程度的焦虑抑郁，常见神疲乏力，少气懒言，面色少华或晦暗，舌紫暗，脉细涩无力，月经疼痛有血块等气虚络瘀、血瘀气滞的表现；认为治疗应以"化瘀通络，补气活血，行气解郁"为原则；并研制成具有"活血化瘀，解毒通络"功效的中药复方。其通常予术后患者口服自拟方化瘀通便汤，以调整人体功能，调节患者的焦虑抑郁状态，治病求本，解决导致直肠前突发生的源头。

于永铎教授发扬了中医学治疗肛周脓肿（perianal abscess，PA）的特色，对于肛周脓肿的治疗形成了更完善的体系，并传承辽宁中医张有生教授创立的经典术式，在切开挂线疗法治疗肛瘘（anal fistula，AF）的基础上，应用一次性切开挂线疗法治疗肛周脓肿，临床疗效显著，且避免了切开引流后形成肛瘘进行二次手术情况的发生。

二、学术特色

（一）直内方外，自成辨证体系

《周易·坤·文言》云："君子敬以直内，义以方外。"人体是一个完整统一的有机体。外科疾病虽然绝大多数发于体表的皮、肉、脉、筋、骨的某一部位，但与体内的脏腑、经络、气血有着密切的联系。脏腑功能失调，可以导致外科疾病的发生。《素问·至真要大论》说："诸痛痒疮，皆属于心。"《外科启玄》亦云："凡疮疡，皆由五脏不和，六腑壅滞，则令经络不通而生焉。"如心火亢盛、脾胃湿热火毒等可导致疮疡的发生；肠胃湿热蕴蒸，可发为粉刺；肺肾两亏，可发生瘰疬、流痰。故有"有诸内必形诸外""有诸外必本诸内"之说。因此，外科疾病的发生与内在脏腑、经络、气血功能失调有关。

脏腑内在的病变可以反映于体表，而体表的毒邪通过经络的传导也可以影响脏腑而发生病变。如有头疽、颜面疔疮、疫疔、毒蛇咬伤等可因热毒、疫毒、蛇毒的毒邪炽盛，或因体虚正不胜邪而使毒邪走散，内攻脏腑。如毒邪攻心，蒙蔽心包，扰乱神明，则出现神昏谵语；毒邪犯肺，可见咳嗽、胸痛、痰中带血等，甚至形成走黄、内陷危证。故古代医家有"五善""七恶"的精辟论述，肛肠疾病亦然。

总之，从肛肠疾病的发生、发展、变化的过程来看，它与气血、脏腑、经络的关系是极其密切的。局部的气血凝滞、营气不充，经络阻塞，以及脏腑功能失和等，都会导致肛肠疾病的发生。在"审证求因，辨证论治"过程中要"直内方外"，用内治以扶正，对外治以规范，才不致有误。

（二）提出"以痈论治"溃疡性结肠炎的新思路，将外科治则与内科辨证相结合

于永铎认为，溃疡性结肠炎（ulcerative colitis，UC）多由情志不畅、饮食不调使毒邪侵袭肠腑，导致湿、热、痰、毒互相搏结，瘀结于大肠。大肠失司，肠腑气机失调，故见腹痛、里急后重；肠络阻滞，脂膜血络受损，故见脓血便、肛门灼热、腹泻等症状。发生在胃部的胃溃疡和发生在大肠的 UC 皆为易反复发作的疾病。

肠镜下，UC 表现为弥漫性、多发性糜烂或溃疡，常附着脓性分泌物；病变周围肠壁可见充血水肿，血管变脆、纹理紊乱，常见自发或接触性出血等。活检显微镜下，UC 可见弥漫性中性粒细胞浸润，形成隐窝脓肿，病灶部有糜烂、浅表溃疡形成及肉芽组织增生。两种镜下表现出的病理改变较为一致，都与中医对外痈"红、肿、热、痛"的描述相切合，因此可将 UC 视作人体内部的"痈"来治疗。

"以痈论治"并非单纯的清热解毒，而是将中医外科治疗中的"消、托、补"三法，即"祛邪散痈、透邪外出、补虚促愈"引入 UC 的治疗。

急性期以消治之，以清热解毒、逐瘀排脓、散结消肿为主，兼以调气和血，可采用白头翁汤透脓散痛；缓解期以托为法，调和气血与健脾渗湿并重，可采用痛泻要方疏肝健脾；恢复期以补护之，温肾暖脾，巩固疗效，可采用升阳益胃汤。于永铎名医工作室对该病的诊断、治疗已经形成了一套独特的临床思维。于永铎认为，UC 的治疗关键在于"变"，其致病因素、患者的感邪体质无一不在变化。这也使传统的一证一方对于治疗 UC 而言不再具有优势。因此，团队在治疗 UC 时，选择将外科治则与内科辨证相结合，遣方用药的依据不仅包括患者的症状、体征、肠外表现，还考虑到了人体经脉和四季体质变化，同时将口服给药与肠道给药相配合。这种方法在临床应用中收效颇丰。

（三）改良传统术式与中医辨证相结合治疗直肠前突

直肠前突是直肠前壁和阴道后壁的疝，是导致顽固性便秘的常见原因之一，可与便秘的发生形成恶性循环。于永铎在治疗直肠前突时，采用中医辨证与西医手术相结合的方法。针对直肠前突手术，于永铎对传统 block 术进行改良，形成直肠前突闭式切除修补术加硬化剂注射术。由于该术式是在传统 block 术的基础上改良而成的，故操作简单。新术式的优点包括切除了直肠前壁脱垂的黏膜，增加了直肠有效通过面积；双重缝合既减少了出血，又降低了术后感染的发生率；配合硬化剂注射，可使局部产生无菌性炎症，使组织纤维化，可有效防止直肠黏膜与肌层分离，进一步加固了直肠阴道隔，增强了直肠前壁的承托力；松解部分内外括约肌和耻骨直肠肌，不仅暴露了术野，而且使肛管扩大，改变了肛直角，缩短了外科肛管有效长度，降低了肛管的静息压，减小了排便的阻力，从而打破便秘时肛管内压增高、括约肌收缩的恶性循环，达到治疗目的；经肛手术可同时治疗其他肛门疾病。该术式通过修补直肠前壁薄弱区，加固了直肠阴道隔，消除了囊袋，使下行粪便直达肛管，有效地唤起了直肠肛门排便反射。针对中重度直肠前突患者，选择性痔上黏膜吻合术（tissue-selecting therapy stapler，TST）也有所应用。该术式可以切除突出的直肠前壁黏膜及部分黏膜下组织，使下移的肛垫随黏膜向上提拉，修补前突的囊袋，加固直肠阴道隔；同时可保留正常的皮桥及黏膜桥，这在很大程度上对肛门及其周围组织功能起到保护作用。直肠前突患者大多伴有不同程度的焦虑抑郁，常见神疲乏力，少气懒言，面色少华或晦暗，舌紫暗，脉细涩无力，月经疼痛有血块等气虚络瘀，血瘀气滞的表现。于永铎认为，治疗应以"化瘀通络，补气活血，行气解郁"为原则，术后予患者口服自拟方化瘀通便汤，以调整人体功能，调节患者焦虑抑郁状态。治病求本，解决导致直肠前突发生的源头。中医的内部调节与西医针对病灶的直接治疗相结合，使直肠前突的治疗变得更为全面，使患者能够更快恢复排便功能。

（四）重视便秘患者的气血运行状态

"气为血之帅，血为气之母"。气具有推动血液运行的作用，若气虚则推动无力，导致血行不畅，血行缓慢日久，便留而成瘀；血具有濡养的作用，若血瘀则津液枯涸不能润养大肠，肠燥无水行舟则发为便秘。同时，血瘀乃有形之实邪，阻于局部可使气机不畅，影响大肠传导而加重便秘。

于永铎提出"久病血瘀，瘀毒损络"为慢传输型便秘（slow transit constipation，STC）病机，认为血瘀与便秘关系密切，两者能相互影响。瘀则秘甚，秘甚则蕴结成毒，毒损肠络，形成"久病血瘀，瘀毒损络"的STC病机。他指出久病因虚致瘀，虚可为气虚、血虚，也可为阴虚、阳虚。其以"活血化瘀，解毒通络"为治疗准则，采用化瘀通便汤治疗此病。此方乃血府逐瘀汤化裁而来，方中桃仁破血行滞而滑肠润燥；赤芍、川芎助桃仁活血祛瘀；生地黄、当归养血活血，配诸活血药，使祛瘀而不伤阴血；陈皮理气行滞，使气行则大肠得以运化；枳壳沉降，宽胸行气，柴胡升达清阳，疏肝解郁，两药同用，一升一降，善于理气行滞，使气行则血行；杏仁滋肠燥，降肺气，而利大肠传导之职。全方活血化瘀，行气通络，濡润肠道，以助通便。

于永铎认为，肠易激综合征（irritable bowel syndrome，IBS）的致病之本在于脾胃虚弱，肝脾不和。肝喜条达而恶抑郁，肝郁气滞，木旺乘土导致脾虚，进而使升清降浊功能失调，水湿内停，发为腹泻、腹胀；而水湿内停日久化热，热邪伤津耗液，则出现便秘、腹痛等。治疗应以抑木扶土，疏肝健脾为主。选方用药为痛泻要方加减，旨在补脾柔肝，祛湿止泻。方中白术、茯苓实土御木；防风散肝疏脾胜湿，又为脾经引经药；陈皮、柴胡疏肝理气健脾；白芍养血柔肝；甘草调和诸药。脾虚较重者，可予参苓白术散，益气健脾，渗湿止泻。

（五）传承经典术式切开挂线术治疗肛周脓肿及肛瘘，将中医辨证贯穿术后，力求术而不伤

于永铎名医工作室对于肛周脓肿的治疗形成了更完善的体系，发扬了中医学治疗肛周脓肿的特色，注意内外同调，消、托、补三法贯穿全程。初期肿疡并未酿脓，治疗围绕消法，积极治疗肛隐窝炎等疾病，使防患于未然；若患者起病较急，局部红肿，手术治疗则是急性期唯一治疗手段，要把握手术时机，选择合理的术式，起到既要清除坏死组织，又要同时保护肛门括约肌的功能。于永铎传承张有生教授创立的经典术式，在切开挂线疗法治疗肛瘘的基础上，应用一次性切开挂线疗法治疗肛周脓肿，临床疗效显著，避免了切开引流后形成肛瘘进行二次手术情况的发生。手术时应明确内口、脓腔与肛管直肠环的关系；若未探通，则在脓腔最高点、黏膜最薄处穿出；通过橡皮筋的慢性切割作用尽量减少肛门括约肌的损伤，从而最大程度保留肛门的功能。除此之外，联合应用透托之药，使脓毒移深居浅，缩小脓肿范围。肛周脓肿术后毒邪已去，气血衰败，建议联合应用补益药与熏洗药，内外并治，祛腐生新。《医宗金鉴》言："洗有荡涤之功，涤洗则气血自然舒畅，其毒易于溃腐，而无壅滞也。"故在熏洗药中加入黄柏、蛇床子、地肤子、苦参等药，可清热利湿解毒；加入醋延胡索、醋没药，可活血化瘀；配合黄芪、人参等扶正药，可祛瘀不伤正。诸药配合，能起到收束疮口、局限感染灶的目的。此时临床应用辽宁中医药大学附属医院院内制剂一效散的情况较多，将其油调置于凡士林油纱条上，然后敷于患处，使煅炉甘石、冰片、滑石粉等中药成分直接与创面接触，通过香油的覆盖可到达溃疡面深部，从而起到祛湿收敛、止痛止痒之功效。此外，外用药膏和栓剂种类繁多，分别有消肿止痛、敛疮生肌、止血等侧重，故应根据创面的形态及分期辨证进行选译。

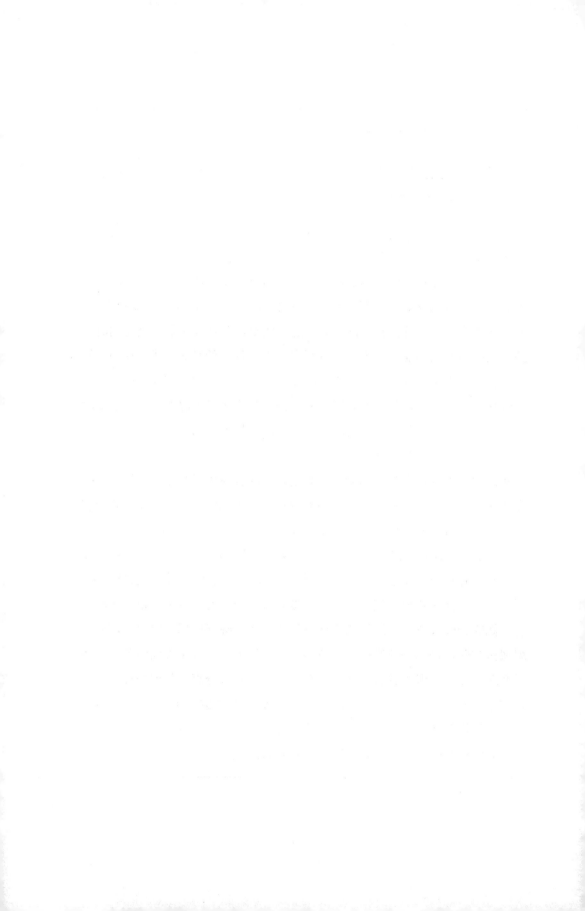

第二章

学术研究

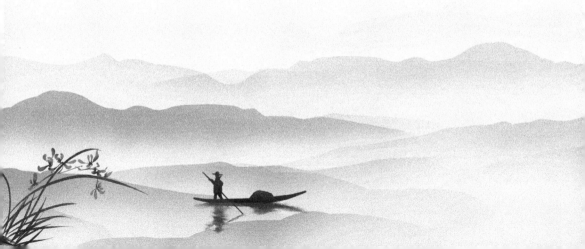

第一节　肛肠疾病的病因病机及辨证论治

一、痔

（一）内痔

【病因病机】

多因脏腑本虚，兼因久坐久立，负重远行，或长期便秘，或泻痢日久，或临厕久蹲，或饮食不节，过食辛辣醇酒厚味，导致脏腑功能失调，风湿燥热下迫大肠，瘀阻魄门，瘀血浊气结滞不散，筋脉懈纵而成痔。日久气虚，中气下陷，不能摄纳则痔核脱出。

【辨证论治】

（1）风伤肠络证

证候：大便带血、滴血或喷射状出血，血色鲜红，或有肛门瘙痒等；舌质红，苔薄白或薄黄，脉浮数。

治法：清热凉血祛风。

方药：凉血地黄汤加减。大便秘结者加槟榔、大黄等。

（2）湿热下注证

证候：便血色鲜，量较多，肛内肿物外脱，可自行回缩，肛门灼热；舌质红，苔黄腻，脉弦数。

治法：清热利湿止血。

方药：脏连丸加减。出血量多者，加地榆炭、仙鹤草等；灼热较甚者，加白头翁、秦艽等。

（3）气滞血瘀证

证候：肛内肿物脱出，甚或嵌顿，肛管紧缩，坠胀疼痛，甚则肛缘水肿、血栓形成，触痛明显；舌质红或暗红，苔白或黄，脉弦细涩。

治法：清热利湿，祛风活血。

方药：止痛如神汤加减。肿物紫暗明显者，加红花、牡丹皮；肿物淡红光亮者，加龙胆、木通等。

（4）脾虚气陷证

证候：肛门松弛，痔核脱出需手法复位，便血色鲜或淡；面白少华，神疲乏力，少气懒言，纳少便溏；舌质淡，边有齿痕，苔薄白，脉弱。

治法：补中益气。

方药：补中益气汤加减。大便稍干者加肉苁蓉、火麻仁；贫血较甚时合四物汤。常用中成药有槐角丸、地榆丸、脏连丸、补中益气丸等，临床上根据辨证选择应用。

（二）外痔

1. 炎性外痔

【病因病机】

饮食不节，醉饱无时，恣食肥腻，过食辛辣，内蕴热毒，外伤风湿或破损染毒，以致气血、湿热结聚肛门，充突为痔。

【辨证论治】

湿热蕴结证

证候：肛缘肿物肿胀、疼痛，咳嗽、行走、坐位均可使疼痛加重；便干，溲赤；舌质红，苔薄黄或黄腻，脉滑数或浮数。

治法：清热、祛风、利湿。

方药：止痛如神汤加减。便秘者加大黄、槟榔等；溲赤者加木通、滑石等。

2. 血栓性外痔

【病因病机】

由于内热血燥，或便时努挣，或用力负重，致使肛缘皮下的痔外静脉破裂，血溢脉外，瘀积皮下而致血栓形成。

【辨证论治】

血热瘀阻证

证候：肛缘肿物突起，肿痛剧烈难忍，肛门坠胀疼痛，局部可触及硬结节，其色暗紫；伴便秘，口渴，烦热；舌紫，苔淡黄，脉弦涩。

治法：清热凉血，消肿止痛。

方药：凉血地黄汤加减。肿块较硬时可加桃仁、红花；便秘时加大黄、槟榔。

3. 结缔组织外痔

【病因病机】

炎性外痔、血栓性外痔、陈旧性肛裂、湿疹等反复发作，或内痔反复脱垂或妊娠分娩、负重努挣，导致邪毒外侵，湿热下注，使局部气血运行不畅，筋脉阻滞，瘀结不散，日久结缔组织增生肥大，结为皮赘。

【辨证论治】

参见内痔"辨证论治"之"气滞血瘀证"。

4. 静脉曲张性外痔

【病因病机】

多因Ⅱ、Ⅲ期内痔反复脱出，或妊娠分娩，负重努挣，腹压增加，致使筋脉横解，瘀结不散而成。若湿与热结，聚于肛门，则肿胀疼痛。

【辨证论治】

湿热下注证

证候：便后肛门缘肿物隆起不缩小，坠胀感明显，甚则灼热疼痛或有滋水；便干，溲赤；舌红，苔黄腻，脉滑数。

治法：清热利湿，活血散瘀。

方药：萆薢化毒汤合活血散瘀汤加减。

（三）混合痔

【病因病机】

多因Ⅱ、Ⅲ期内痔反复脱出，或妊娠分娩，负重努挣，腹压增加，致使筋脉横解，瘀结不散而成。

【辨证论治】

参见内痔"辨证论治"。

二、息肉痔

【病因病机】

中医学认为，息肉的发生与饮食不节、劳倦内伤、情志失调及先天禀赋不足等因素有关。西医学认为，该病的发生可能与遗传、饮食、慢性炎症刺激等有关。

风伤肠络：《证治要诀》曰"血清而色鲜者为肠风，浊而暗者为脏毒"。《见闻录》曰"纯下清血者，风也"。风性善行而数变，且风常夹热，风热伤于肠络，血不循经，溢于脉外则便血。

气滞血瘀：饮食不节或劳倦过度，导致脾胃运化功能不足，湿邪内生，下注大肠，经络阻塞，瘀血、浊气凝聚不散，气滞血瘀，日久而发为息肉。

脾气亏虚：先天禀赋不足，或思虑过度，忧思不解，郁结伤脾，脾气不行，水湿不化，津液聚而成痰，痰气郁结于大肠，则化生息肉。

【辨证论治】

（1）风伤肠络证

证候：便血鲜红，或滴血，或便时带血；息肉表面充血明显，脱出或不脱出肛外；舌质红，苔薄白或薄黄，脉浮数。

治法：清热凉血，祛风止血。

方药：槐角丸加减。便血量多者，加牡丹皮、生地黄、侧柏炭。

（2）气滞血瘀证

证候：肿物脱出肛外，不能回纳，疼痛甚，息肉表面紫暗；舌紫，脉涩。

治法：活血化瘀，软坚散结。

方药：少腹逐瘀汤加减。息肉较大或多发时，可加半枝莲、半边莲、白花蛇舌草。

（3）脾气亏虚证

证候：肿物易于脱出肛外，表面增生粗糙，或有少量出血，肛门松弛；舌质淡，苔薄，脉弱。

治法：补益脾胃。

方药：参苓白术散加减。出血量多时，可加阿胶、鸡血藤等。

三、肛隐窝炎

【病因病机】

多因饮食不节，过食醇酒厚味、辛辣炙煿；或因虫积骚扰；或因湿热内生，下注肛门所致。或因肠燥便秘，用力努责；或因粪夹异物，破损染毒而成。

【辨证论治】

湿热下注证

证候：常见肛门坠胀不适，或可出现灼热刺痛，便时加剧，粪便夹有黏液，肛门湿痒；伴口干、便秘；苔黄腻，脉滑数。

治法：清热利湿。

方药：止痛如神汤或凉血地黄汤加减。

四、肛痈

【病因病机】

火毒蕴结：感受火热邪毒，随血下行，蕴结于肛门，经络阻隔，瘀血凝滞，热盛肉腐而成脓。

湿热壅滞：过食醇酒厚味及辛辣肥甘之品，损伤脾胃，酿生湿热，湿热下注大肠，阻滞经络，气血壅滞肛门而成肛痈。

阴虚毒恋：素体阴虚，肺、脾、肾亏损，湿热瘀毒乘虚下注魄门而成肛痈。

西医学认为，该病多系肛隐窝感染后，炎症沿肛门腺导管至肛门腺体，继而向肛门直肠周围间隙组织蔓延所致。其致病菌多为大肠杆菌，其次为金黄色葡萄球菌和链球菌，偶有厌氧细菌和结核分枝杆菌。

【辨证论治】

（1）热毒蕴结证

证候：肛门周围突然肿痛，持续加剧，肛周红肿，触痛明显，质硬，皮肤焮热；伴有恶寒、发热、便秘、溲赤；舌红，苔薄黄，脉数。

治法：清热解毒。

方药：仙方活命饮、黄连解毒汤加减。若有湿热之象，如舌苔黄腻，脉滑数等，可合用萆薢渗湿汤。

（2）火毒炽盛证

证候：肛周肿痛剧烈，持续数日，痛如鸡啄，难以入寐；肛周红肿，按之有波动感或穿刺有脓；伴恶寒发热，口干便秘，小便困难；舌红，苔黄，脉弦滑。

治法：清热解毒透脓。

方药：透脓散加减。

（3）阴虚毒恋证

证候：肛周肿痛，皮色暗红，成脓时间长，溃后脓出稀薄，疮口难敛；伴有午后潮热，心烦口干，盗汗；舌红，苔少，脉细数。

治法：养阴清热，祛湿解毒。

方药：青蒿鳖甲汤合三妙丸加减。肺虚者加沙参、麦冬；脾虚者加白术、山药、白扁豆；肾虚者加龟甲、玄参，生地黄改熟地黄。

五、肛漏

【病因病机】

肛痈溃后，余毒未尽，流连肉腠，疮口不合，日久成漏；或因肺脾两虚，气血不足，以及虚劳久嗽，肺肾阴虚，湿热乘虚流注肛门，久则穿肠透穴为漏。

湿热蕴阻：肛痈溃后，湿热未清，蕴结不散，流连肉腠而为漏患。

正虚邪恋：病久正虚，不能托毒外出，湿热留恋，久不收口，形成漏患。

阴液亏虚：肺、脾、肾三阴亏损，邪乘下位，久则肉腐化脓，溃破成漏。

西医学认为，肛瘘和肛周脓肿是肛周间隙化脓性感染的两个病理阶段，急性期为肛周脓肿，慢性期为肛瘘。肛瘘多为一般化脓性感染所致，少数为特异性，如结核、克罗恩病（Crohn's disease，CD）等。

【辨证论治】

（1）湿热下注证

证候：肛周经常流脓液，脓质稠厚，肛门胀痛，局部灼热；肛周有溃口，按之有索状物通向肛内；舌红，苔黄腻，脉弦或滑。

治法：清热利湿。

方药：二妙丸合草薢渗湿汤加减。

（2）正虚邪恋证

证候：肛周流脓液，质地稀薄，肛门隐隐作痛，外口皮色暗淡，漏口时溃时愈；肛周有溃口，按之质较硬，或有脓液从溃口流出，且多有索状物通向肛内；伴神疲乏力；舌淡，苔薄，脉濡。

治法：托里透毒。

方药：托里消毒散加减。

（3）阴液亏损证

证候：肛周溃口，外口凹陷，漏管潜行，局部常无硬索状物可扪及，脓出稀薄；可伴有潮热盗汗，心烦口干；舌红，少苔，脉细数。

治法：养阴清热。

方药：青蒿鳖甲汤加减。肺虚者加沙参、麦冬；脾虚者加白术、山药。

六、肛裂

【病因病机】

中医学认为，该病多由血热肠燥或阴虚津乏，而致大便秘结，排便努挣，使肛门皮肤裂伤，湿热蕴阻，染毒而发。病久局部气血瘀滞，运行不畅，失于濡养，经久不愈。

血热肠燥：常因饮食不节，嗜食辛辣厚味，以致燥热内生，热结肠燥，则大便干结，排便努责，使肛门裂伤而发病。

阴虚津亏：素有血虚，血虚津乏生燥，肠道失于濡润，可致大便燥结，损伤肛门而致肛裂。阴血亏虚则生肌迟缓，导致疮口久不愈合。

气滞血瘀：气为血之帅，气行则血行，气滞则血瘀。气滞血瘀，阻于肛门，使肛门紧缩，导致便后肛门刺痛明显。

西医学认为，肛裂的形成与解剖因素、局部损伤、慢性感染、内括约肌痉挛等因素有关。

【辨证论治】

（1）血热肠燥证

证候：大便秘结，二三日一行，质干硬，便时肛门疼痛，便时手纸染血或滴血，裂口色红；伴腹部胀满，溲黄；舌质偏红，苔黄燥，脉弦数。

治法：清热润肠通便。

方药：凉血地黄汤合脾约麻仁丸加减。

（2）阴虚津亏证

证候：大便干燥，数日一行，便时疼痛，点滴下血，裂口深红，创缘不整；伴口干咽燥，五心烦热；舌质红，苔少或无苔，脉细数。

治法：养阴清热润肠。

方药：润肠汤加减。

（3）气滞血瘀证

证候：肛门刺痛明显，便时便后尤甚；肛门紧缩，裂口色紫暗；舌质紫暗，苔黄，脉弦或涩。

治法：理气活血，润肠通便。

方药：六磨汤加减。疼痛剧烈者，加红花、桃仁、赤芍等。

七、脱肛

【病因病机】

中医学认为，该病的发生与肺、脾、肾功能失调有直接关系。各种原因导致的肺、脾、肾虚损均可引发此病。

脾虚气陷：小儿先天不足，气血未旺，或老年气血衰退，或因劳倦，久病体虚，妇人生产用力努责，以致气血不足，中气下陷，不能固摄而成。

湿热下注：素本气虚，摄纳失司，复染湿热，邪气下迫大肠而脱。

西医学认为，该病的确切发病机制尚不十分清楚，目前关于直肠脱垂发生的原因有两种学说，一是滑动疝学说，二是肠套叠学说。国内外研究表明，局部因素如解剖结构缺陷和功能不全、肠源性疾病、腹压增高等亦是造成脱垂的重要条件。

【辨证论治】

（1）脾虚气陷证

证候：便时肛门肿物脱出，轻重程度不一，色淡红，伴有肛门坠胀，大便带血；神疲乏力，食欲不振，甚则头昏耳鸣，腰膝酸软；舌淡，苔薄白，脉细弱。

治法：补气升提，收敛固摄。

方药：补中益气汤加减。脱垂较重而不能自行还纳者，宜重用升麻、柴胡、党参、黄芪；腰酸耳鸣者，加山茱萸、覆盆子、诃子。

（2）湿热下注证

证候：肛门肿物脱出，色紫暗或深红，甚则表面溃破、糜烂，肛门坠痛，肛内指检有灼热感；舌红，苔黄腻，脉弦数。

治法：清热利湿。

方药：萆薢渗湿汤加减。出血多者，加地榆、槐花、侧柏炭。

八、锁肛痔

【病因病机】

中医学认为，湿热下注，火毒内蕴，气滞血瘀，结而为肿是此病之标；正气不足，脾肾两亏，乃此病之本。

湿热蕴结：忧思抑郁，脾胃失和；或饮食不洁、久痢久泻、息肉虫积损伤脾胃，运化失司，湿热内生，浸淫肠道，下注肛门，蕴毒积聚，结而为肿。

气滞血瘀：病久则湿热壅阻大肠，腑气不畅，气血湿毒瘀滞凝结。

气阴两虚：疾病后期，久泻久痢或肿块耗伤气血，致气阴两虚。

西医学认为，直肠癌多为腺癌，好发于直肠上段及直肠与乙状结肠交界处；肛管癌原发于肛管皮肤，多为鳞状细胞癌。肛门部瘢痕组织、湿疣、肛瘘等病变亦可诱发癌变。其病因不明，可能与慢性炎症、腺瘤癌变、膳食习惯与致癌物质等有关。

【辨证论治】

（1）湿热蕴结证

证候：肛门坠胀，便次增多，大便带血，色泽暗红，或夹黏液，或下痢赤白，里急后重；舌红，苔黄腻，脉滑数。

治法：清热利湿。

方药：槐角地榆丸加减。

（2）气滞血瘀证

证候：肛周肿物隆起，触之坚硬如石，疼痛拒按，或大便带血，色紫暗，里急后重，排便困难；舌紫暗，脉涩。

治法：行气活血。

方药：桃红四物汤合失笑散加减。

（3）气阴两虚证

证候：面色无华，消瘦乏力，便溏或排便困难，便中带血，色泽紫暗，肛门坠胀；或伴心烦口干，夜间盗汗；舌红或绛，苔少，脉细弱或细数。

治法：益气养阴，清热解毒。

方药：四君子汤合增液汤加减。

第二节　于永铎诊治常见肛肠疾病之特色

一、直肠前突

（一）疾病概述

直肠前突（RC）又称直肠前膨出，实际上是直肠前壁和阴道后壁的疝，即直肠前壁的一部分突向阴道。其能使排便时直肠内压力施向阴道，而不施向肛门，导致粪便积存于前突的隐窝内，出现出口梗阻型便秘（outlet obstructive constipation，OOC）。中老年女性为出口梗阻型便秘的高发人群。该病亦多见于分娩后女性。而出口梗阻型便秘的病因又以直肠前突、直肠黏膜内脱垂为主。临床表现以排便困难，肛门部阻塞感，排便不尽感，会阴部或肛门部下坠感为主。该病患者有时甚至需要手助排便。直肠前突与便秘可形成恶性循环。由于各种原因导致直肠前壁受力增大、直肠阴道隔松弛，进而会导致直肠前突的发生，直肠前突的囊袋状结构形成。粪便排出时除存在主要的向下作用力外，还有水平分力。排便时，在水平分力作用下粪便可进入前突的囊袋中，致使会阴部胀痛。而当用力排便动作停止时，前突的直肠前壁因受力减少而回缩，同时也将粪便送回直肠内；粪便进入直肠后又促进排便反射，使患者产生便意；患者自觉排便不尽，从而更加用力排便，导致作用于突出前壁的水平分力加大。直肠前突和便秘如此反复，形成恶性循环，最终导致盆底肌肉神经受损，使其他受支配的肌肉功能减弱，而产生一系列 RC 的典型临床表现。由于生理结构原因，RC 多见于女性。男性直肠前壁与前列腺及尿道毗邻，支撑力更强，故 RC

的发病率较低，即使发病，其症状亦较轻，甚至无症状。

专科检查：直肠指检可于直肠下段前壁触及圆形或卵圆形松弛薄弱区，呈囊袋状向阴道膨出，用力排便时膨出加重。根据前突深度可将 RC 分为轻、中、重三度。轻度（Ⅰ度）：0.6~1.5cm；中度（Ⅱ度）：1.6~3.1cm；重度（Ⅲ度）：≥ 3.1cm。

辅助检查：①排粪造影可见钡剂排出困难，且形成向阴道方向突出的造影图像。超声检查可发现，盆腔脏器向后下方移位，直肠向前下方突出，前后横向力的作用远大于重力的作用。排粪造影可见直肠前壁向前突出，钡剂潴留，前突的形态呈多囊袋状、鹅头角状或土丘状，边缘光滑。如前突深度超过 2cm，其囊袋内多有钡剂嵌留。如合并耻骨直肠肌病变，则多呈鹅征。②临床亦可行动态 MR 排粪造影检查。此外，静息状态和用力排便状态下的直肠压力测定，对诊断功能性排便障碍是必要的。③结肠传输功能检查可了解结肠传输功能是否正常，有无结肠慢传输型便秘的存在。直肠前突患者的结肠传输试验可表现为钡剂颗粒集中于直肠末端，72 小时仍不能排出。

RC 患者长期受便秘的折磨，身心皆受影响。在经严格保守治疗效果不理想后，应尽早以外科手术进行干预，修复前突的直肠前壁，解决患者便秘问题；而对于精神上的异常，如焦虑、抑郁等，也应予药物干预，减轻患者痛苦，提高患者生活质量。

在古代文献中，有诸多关于便秘的记载。《素问·至真要大论》记载："太阴司天，湿淫所胜，则沉阴且布，雨变枯槁。胕肿骨痛阴痹。阴痹者按之不得，腰脊头项痛，时眩，大便难。"《素问·厥论》言："太阴之厥，则腹满膹胀，后不利，不欲食，食则呕，不得卧。"《素问·灵兰秘典论》言："心者，君主之官也……故主明则下安，以此养生则寿，殁世不殆，以为天下则大昌。主不明则十二官危，使道闭塞而不通。"东汉·张仲景在《伤寒论》中说："阳明病，脉迟，虽汗出不恶寒者，其身必重，腹满而喘，有潮热者，此外欲解，可攻里也，手足濈然而汗出者，此大便已硬也，大承气汤主之。"隋·巢元方在《诸病源候论·大便不通候》中言："大便不通者，由三焦五脏不和，冷热之气不调，热气偏入肠胃，津液竭燥，故令糟粕痞结，壅塞不通也。"宋·朱肱《类证活人书》载："手足冷而大便秘。"

清·沈金鳌在《杂病源流犀烛》中言："若为饥饱劳役所损，或素嗜辛辣厚味，致火邪留滞血中，耗散真阴，津液亏少，故成便秘之症。""便秘"这一名词沿用至今。

"秘"有"闭"的含义，便秘就是指排便不畅快。我们通常认为粪块干硬难出才是便秘，这是错误的，其实只要排便时感觉困难、费力，不论粪块干硬与否，都算便秘。南宋·严用和《济生方》根据便秘的不同特点，将其分为风秘、气秘、湿秘、寒秘、热秘 5 种，合称五秘。便秘多为肠胃虚弱，风寒湿热乘之，使脏气壅滞，津液不能流通所致。便秘日久，可致腹胀、食欲减退、精神萎靡、头晕乏力、睡卧不安。临厕时努挣，便条粗硬，还可诱发脱肛、肛裂、疝气等，故需积极给予治疗。中医通过辨证论治将其分为气机阻滞证、脾虚气陷证、气阴两虚证、阳虚寒凝证等。常用主方包括六磨汤、黄芪汤、八珍汤、济川煎等。

治疗：轻度 RC 优先考虑非手术方法治疗。首先是调整饮食结构，这也是最基础、最简单的治疗方式。患者每日应保证水、纤维素的摄入量。同时还要调整生活方式，根据自己的身体情况选择适合的锻炼项目。其次是药物治疗，即选择合适的药物以改变大便性状、促进胃肠动力或缓解肛门括约肌痉挛等。在上述治疗期间，患者可自行选择顺时针按摩腹部等物理治疗，也可去医院参与生物反馈治疗。这些疗法能够训练患者有意识地控制肛门括约肌的收缩与舒张，从而恢复盆底正常协同排便功能，最终达到治疗便秘的目的。

对于经过正规严格的非手术治疗无效或效果不明显者，以及中重度 RC 患者则需考虑外科手术治疗。手术的目的是修补前突的囊袋，加固直肠阴道隔。

手术术式尚无统一标准，现有术式包括：注射疗法、经肛门缝合修补术（包括闭式修补法，即 block 法和开放式修补法，即 sehapayah 法）、经阴道修补术（包括三角形切开修补术和荷包修补法）、经会阴修补术、经腹腔镜下直肠前突修复术、经肛门吻合器直肠切除术（stapled transanal rectal resection，STARR）、经肛门腔镜切割缝合器直肠前突修补术等。

术后常见并发症有疼痛、出血、尿潴留、切口感染，以及直肠阴道瘘。应注意的是，直肠前突所致的便秘，大多有较长的病程，手术仅能解决解剖结构上的问题，患者因长期便秘引发的焦虑情绪等心理问题，以及既往不健康的起居、饮食和排便习惯，在术后需要对其进行综合治疗调理。

（二）于永铎诊治直肠前突之特色

直肠前突是指直肠前壁经阴道后壁向阴道内突出，是导致顽固性便秘的常见疾病之一。中医学认为，该病病因主要有饮食不节、情志失调、劳倦过度、药物所致、年老体虚、久坐少动、禀赋不足、病后产后等。饮食偏嗜可致脾胃受损，进而导致便秘；生性敏感，过度思虑可致气结，进而导致便秘；好逸恶劳，缺乏运动，可致气虚、气机郁滞，进而导致便秘；过度劳倦、气耗津失可致便秘；老年人、孕妇及大病初愈者，均可出现气血亏虚，进而导致便秘；用药过于苦寒泻下，脾肾阳气受损，阳虚则肠道失于温煦，无力推大便下行；先天性巨结肠等禀赋原因亦可致部分患者便秘。该病受先天、后天等多种因素的影响，致使脾胃燥湿不济，气机升降失司。这是该病病机的关键所在。西医学认为，该病病位在直肠末端。而根据中医学的整体观念，则要考虑其他脏腑。《医学正传》言："夫肾主五液，故肾实则津液足，则大便滋润；肾虚则津液竭，则大便干燥。"该句指出便秘的根本原因是肾虚。肾阴肾阳不足，进而使津液化生不足，大肠津液缺失而致便秘。《素问·厥论》曰："太阴之厥，则腹满䐜胀，后不利。"其认为便秘为太阴脾经厥逆，脾的运化功能失常则腹胀，继而大便不通。故于永铎认为，脾虚湿盛是其根，虚实夹杂是其发病特点。其在临床中采用中西医结合治疗，以选择性痔上黏膜吻合术为主要治疗方法，并结合中医的脏腑辨证，对不同类型的患者及疾病的不同阶段分别运用健脾益气、清热祛湿、疏肝理气、温补肾阳等方法进行辨证治疗。在临床中，很多女性伴有不同程度的直肠前突，于永铎教授提出"不治疗没有症状的直肠前突"。

1. 传承

名医刘希家教授采用 block 术加括约肌部分松解术，并将肌层缝合加固，使前突囊袋变浅甚至消失，使直肠阴道隔变厚、坚固性得到加强，从而改变患者状态，使粪便不出现梗阻问题，患者粪便排出时间变短，手术后排便不费力。但此法易复发，远期疗效不佳。故于永铎名医工作室在此基础上对传统 block 术进行改良，形成直肠前突闭式切除修补术加硬化剂注射术。由于该术式是在传统 block 术的基础上改良而成的，故操作简单。该术式切除了直肠前壁脱垂的黏膜，增加了直肠有效通过面积；双重缝合既减少了出血，又降低了术后感染的发生率；配合硬化剂注射，可使局部产生无菌性炎症，使组织纤维化，有效防止直肠黏膜与肌层分离，进一步加固了直肠阴道隔，增加了直肠前壁的承托力。松解部分内外括约肌和耻骨直肠肌，不仅暴露了术野，而且使肛管扩大，改变肛直角，缩短了外科肛管有效长度，降低了肛管的静息压，减少了排便的阻力，从而打破便秘时肛管内压增高、括约肌收缩的恶性循环，达到治疗目的。另外，经肛手术可同时治疗其他肛门疾病。该术式通过修补直肠前壁薄弱区，加固了直肠阴道隔，消除了囊袋，使下行粪便直达肛管，有效唤起了直肠肛门排便反射。

2. 化瘀通便，中西结合

于永铎名医工作室认为，根据中医情志致病的理论可知，精神情志既是疾病产生的原因，也是影响病情发展和转归的原因。《素问·上古天真论》言："恬惔虚无，真气从之，精神内守，病安从来。"患者应保持良好的心理状态，避免产生消极情绪。这体现了中医身心同治的优势。改善情志对于便秘的复发具有重要意义。直肠前突患者会因长期排便困难，导致心理和生理痛苦不堪而前来寻求治疗。大多数患者会伴有不同程度的焦虑抑郁，常见神疲乏力，少气懒言，面色少华或晦暗，舌紫暗，脉细涩无力，月经疼痛有血块等气虚络瘀，血瘀气滞的表现。治疗以化瘀通络，补气活血，行气解郁为原则。患者术后口服于永铎自拟方化瘀通便汤，以调整人体功能，调节焦虑抑郁状态。治病求本，只有解决导致直肠前突发生的源头，临床疗效才会显著。为了缓解患者紧张情绪，以及使其术后保持大便通畅，于永铎采用经验方，并在此基础上灵活运用，临证加减。方药主要组成如下：当归、桃仁、牡丹皮、赤芍、生地黄、党参、麦冬、半夏、茯苓、白术、柴胡、杏仁、枳壳、甘草等。

若经过中医治疗，患者症状无明显改善，则考虑手术治疗。于永铎认为，直肠前突手术的治疗原则为修补缺损，使隐窝消失；解除诱发病因，如治疗痔疮、肛裂等；松解部分内外括约肌和耻骨直肠肌等，解除排便时出口阻力。他认为，在各种术式中，最好选择微创、经肛门手术。随着科技的进步，于永铎名医工作室对于中重度直肠前突患者，以选择性痔上黏膜吻合术为主要手术方式，具体手术方法如下。

骶管麻醉成功后，患者取截石位。医生对其会阴部皮肤、术区内外进行常规消毒，铺无菌巾。充分扩肛后进行视诊，用分叶式肛门镜探查肛门直肠情况，检查是否合并内痔和（或）直肠黏膜内脱垂（internal rectal mucosal prolapse，IRP）。再行肛门指诊，结合术前排粪造影结果提示的直肠前突的深度和宽度，确定手术部位及范围，将 TST 器械配套的透明筒形肛门镜纳入患者肛内，转动调整肛门镜，将窗口对准 12 点位的前突部位黏膜，拔出内筒（开环式透明肛门镜长度合理，暴露术区理想，定位准确，并且稳定性好，操作时无须缝扎固定，减少对患者的损伤）。对患者进行阴道消毒后，医生再以消毒后的左手食指探入阴道，将阴道后壁向直肠方向挤压，右手食指经透明肛门镜的开窗处扪及前突直肠壁最明显或直肠黏膜松弛明显的部位，以 7 号慕丝线于前突直肠壁黏膜，连带黏膜下层和少许肌层做半荷包缝合，保留牵引线。将吻合器纳入肛内，旋转吻合器尾翼，使开头端张开至最大限度，将开头端伸至荷包缝合线上方，收紧牵引线后打结，利用带线器将牵引线从吻合器侧孔中分别勾出，适当牵引将前突部松弛的黏膜牵入吻合器钉仓内，以弯钳钳夹固定牵引丝线，旋紧尾翼。再次消毒阴道，以消毒后的食指探查阴道后壁，发现凹陷消失。视指针在安全区时击发吻合器，完成前突直肠壁处黏膜的切除与钉合。保持关闭状态约 30 秒，将吻合器尾翼反向旋开至听到弹出声后，轻轻退出肛门，检查吻合器中切除组织的完整性，并送病理检查。以食指探查直肠前壁钉合处凹陷消失，无突出的钛钉，肛门部紧张程度以麻醉状态下可顺利纳两指为宜，否则于右后或左后行肛门括约肌松解术，以预防术后肛门狭窄。以肛门镜检查观察术区有无渗血，若有可用双极电凝止血，必要时可用 2-0 可吸收线"8"字缝扎止血。查无活动性出血后，重新消毒，将凡士林纱条及排气管纳入肛门，纱布塔形压迫包扎，丁字带固定，术毕。

若合并内痔和（或）直肠黏膜内脱垂者，可选择适合的 2 孔或 3 孔透明肛门镜，同时进行吻合处理。切除的直肠黏膜的范围可以调节，尽量保留正常的肛管皮桥及黏膜桥，使手术创面小，术后肛门外观平整。这有助于保护肛门直肠的精细功能且可降低术后肛门狭窄等并发症的发生风险。手术当日，嘱患者屈膝侧卧于床；术后首次排尿前应尽量少饮水；建议流质饮食，3日后改为半流质饮食，7日后改为普通饮食；建议多进食蔬果，促进胃肠蠕动。术后根据患者情况（如过敏史、皮试结果等）合理予抗生素治疗3~5日，以预防感染，复查血常规指标正常后可停药。

选择性痔上黏膜吻合术是一种新型微创技术，其理论基础是 Londer 提出的"肛垫下移学说"，以及中医"分段结扎"理论。该术式通过使用吻合器切除突出的直肠前壁黏膜及部分黏膜下组织，使下移的肛垫随黏膜向上提拉，修补前突的囊袋，加固直肠阴道隔；同时可保留正常的皮桥及黏膜桥，这在很大程度上对肛门及其周围组织功能起到了保护作用。其是中医学与西医学的有益结合应用于肛肠外科的微创疗法。

二、直肠黏膜内脱垂

（一）疾病概述

直肠黏膜内脱垂是指在排便过程中近侧直肠壁全层或单纯黏膜层折入远侧肠腔或肛管内，不超过肛门外缘并在粪块排出后持续存在。IRP 可导致直肠黏膜脱垂性便秘。其是由于直肠黏膜脱垂松弛、直肠感觉异常导致的具体表现为排便无力感、不尽感、排出困难的一种便秘类型。IRP 也是导致 OOC 的原因之一。IRP 的临床表现为直肠黏膜松弛无力，直肠感觉敏感性降低，直肠容量扩大和直肠感觉阈值升高。患者有蹲位指诊易触到肠套头的冲击感，乙状结肠镜或肛门镜检查示直肠腔不空虚，有黏膜堆积，并随镜筒向下移动等表现。直肠黏膜脱垂性便秘的病因复杂，目前为止其发病机制尚未明了。大部分学者认为，该病并非由于单因素独立产生，而是由多种原因混杂引起的一种慢性疾病。发病原因主要包括：①解剖因素。肛提肌、盆底肌及筋膜薄弱是该病发生的根本原因。年老体弱者、营养不良患者及发育尚未完善的婴幼儿均可出现肛提肌、盆底肌及筋膜薄弱。另外，会阴肛门手术损伤或外伤导致肛周神经及其支配的肌肉出现难以修复的损伤也可导致该病的产生。②高腹压因素。患者长期存在慢性便秘、慢性咳嗽及久蹲努挣等因素，可导致出现持续性高腹压。持续性高腹压使盆底支撑结构损伤、功能减退甚至缺失，进而导致直肠黏膜脱垂性便秘的发生。③痔源性因素。内痔脱出、直肠息肉脱出、肥大肛乳头脱出等因素可导致直肠黏膜反复受到向下的牵引力，使直肠黏膜与肌层缓慢分离而致病。④其他因素。直肠黏膜脱垂后可导致部分黏膜处于高敏状态，这会进一步加重脱垂症状。该病可能与神经内分泌调节异常有关。围绝经期女性的性激素水平降低，全身弹力纤维组织功能减退，这些均可导致直肠黏膜脱垂性便秘的发生。

直肠黏膜内脱垂患者视诊肛门外形正常，稍加腹压即可见直肠黏膜下垂堆积，似瓶塞样突入镜筒开口。在直肠肛管交界处可出现环形或子宫颈状黏膜内折。直肠镜检查可见直肠前壁黏膜过多，患者用力做排便动作时可见黏膜嵌入镜腔或出现于齿线下方，同时可见黏膜水肿、质脆、充血或有溃疡、息肉样病变。乙状结肠镜和肛门镜可有助于排除肠道肿瘤、憩室等器质性病变，并可有助于发现结肠黑变病，通过活检还可明确孤立性溃疡的性质。此外，该病与直肠癌均有便条变细，便不尽感等表现，临床需多加鉴别。直肠指诊、排粪造影，以及肛管直肠测压等检查均可对其进行鉴别。

专科检查：直肠指诊有直肠黏膜堆积感。患者做用力排便动作，直肠腔内黏膜松弛，堆积指尖。

辅助检查：①排粪造影通过向直肠内注入钡剂，扩张直肠并显示直肠黏膜，在符合生理状态下对肛管、直肠进行静态和动态的观察。排粪造影正侧位力排黏膜像可见"漏斗征""叠瓦征"等。排粪造影可以确定直肠脱垂的起始部位，通过测定骶直间距、骶骨或骶尾骨曲率、排便过程中有无直骶分离等，判断直肠的固定程度，并作为临床确定诊断的依据。根据排粪造影检查结果，按内脱垂的深度将该病分为3度。Ⅰ（轻）度内脱垂深度为3~15mm，Ⅱ（中）度内脱垂深度为16~30mm，Ⅲ（重）度内脱垂深度≥31mm。②结肠传输试验示肠道传导时间在正常范围内或轻度延长。直肠黏膜内脱垂常伴有会阴下降综合征、盆底疝、膀胱脱垂、大便失禁、孤立性直肠溃疡综合征，以及结肠慢传输型便秘等疾病。IRP的诊断不能仅凭排粪造影的检查结果确定，因为18%～23%的正常人也可有直肠黏膜内脱垂的表现。因此，在有排便功能紊乱症状的基础上，排粪造影有IRP表现者才可确诊。此外，肠镜检查若在直肠肛管交界处发现环形或子宫颈状黏膜内折，且无其他病变，患者又有排便功能紊乱，则也应考虑 IRP。盆腔造影对怀疑合并有膀胱脱出、子宫后倾病变时，可以做盆腔、阴道、膀胱及排粪同步造影检查。检查方法为在进行常规排粪造影的同时，向腹腔、膀胱内注射造影剂，在阴道放置标记物。盆腔造影有助于对膀胱、女性生殖器官及盆底腹膜的变化及影响有更全面的认识，并可反映排便过程中盆腔各器官之间的相互关系。尤其对于无肠道病变而又有肠炎症状者，再做排粪造影往往可确定腹泻是否为 IRP 所引起。对有肛周瘙痒湿疹者亦如此。此外，直肠黏膜内脱垂患者的静息压降低，且有以大便失禁为表现的肛管压力下降。黏膜脱垂程度越重，肛管压力下降越明显。钡灌肠能够排除肠道狭窄和外源性肠道压迫，了解有无乙状结肠冗长。冗长的肠道是套叠的必要条件。

治疗：直肠黏膜内脱垂的手术治疗方法有经肛门手术和经腹手术两大类，选择正确的术式是手术成功的关键。如果是合并结肠慢传输型便秘的患者，术后便秘症状常无改善。因此，患者在术前要进行全面体检，医生应详细询问其病史，并建议其做排粪造影、结肠传输试验等相关检查。现有手术方法有经直肠行远端直肠黏膜纵行缝叠加硬化剂注射固定术、胶圈套扎术、经腹直肠固定术、Delorme 术等。

中医学认为，直肠黏膜内脱垂多与耗气、年老、寒湿等原因有关，患者会出现肛门下坠感。故临床上可采用苓姜术甘汤、五积散等方剂来散寒祛湿，邪去则正安；也可用补中益气汤等方剂治疗中气下陷者，以缓解其症状；也可用桂附地黄丸、六味地黄丸等方剂治疗年老体弱，肾虚失摄患者，助其温阳固脱，滋阴通便。

（二）于永铎诊治直肠黏膜内脱垂之特色

1. 传承

虽然直肠黏膜松弛、前突、堆积，盆底肌松弛、下垂，是中气不足的表现，但若下焦寒湿太重，又用补中益气之法治疗，则只会"关门留寇"，使上焦郁热更加严重，焦虑、失眠症状更加突显，同时下焦的寒湿便秘也没有得到改善。故以上热下寒为主证者，应以调整寒热错杂为切入点，清上焦热，温下焦寒，中健脾祛湿，调畅气机升降，并活血化瘀，补气生血。

若通过中医固摄治疗，患者仍未有改善，则可采用手术治疗。

2. 选择性痔上黏膜吻合术

吻合器痔上黏膜环切术（procedure for prolapse and hemorrhoids，PPH）除应用于治疗直肠前突外，现亦可应用于治疗直肠黏膜内脱垂。选择性痔上黏膜吻合术在PPH术式基础上进行了创新与改良，在选择性切除吻合黏膜的同时，保留了部分正常黏膜组织，减少了创伤；并由单纯连续缝合1个荷包改良为选择处各缝合荷包，减少了缝针数目，降低了出血的发生率，同时缩短了手术时间。选择性痔上黏膜吻合术选择性切除了多余黏膜，同时增加了肠管张力，吻合处在吻合钉刺激下使黏膜下层与肌层形成瘢痕粘连，增加了对黏膜层及黏膜下层的固定力量，防止再次脱垂。此外，于永铎在吻合口上下分别选1~2个平面，每平面取2~3个点，各点距离交错，点状注射1：1消痔灵溶液（消痔灵注射液与0.5％利多卡因的1：1溶液），每个吻合口上下共注射1~2mL，注射深度以达黏膜下层为宜，勿过深达至肌层或过浅只及黏膜层，总注射量不超过10mL。TST与消痔灵注射术联合应用的优势：①切除吻合后注射1：1消痔灵溶液可以收缩周围组织血管，减少出血。②消痔灵溶液注射后会产生局部纤维化，可防止吻合钉过早脱落。③手术过程定向性强、操作时间短，两者联合互相抵消单独应用时的局限性，进一步提高治疗效果。

综上，该术式能够切除过多的松弛直肠黏膜及黏膜下层，通过悬吊吻合提高肠壁张力；同时注射消痔灵溶液形成局部无菌性炎症刺激，促进瘢痕形成，使直肠黏膜层及黏膜下层与肌层间的固定更加牢靠，防止再次脱垂；在纠正直肠黏膜脱垂解剖学异常的同时，具有出血少、手术时间短、术后并发症发生率低、痛苦小等优点。因此，该治疗方法值得在临床中推广应用。

三、慢传输型便秘

（一）疾病概述

慢传输型便秘属于胃肠道的功能性疾病，是慢性功能性便秘的常见类型。该病主要是因为结肠传输运动能力减弱、肠内容物停留时间过长、进食后结肠平滑肌推进收缩功能减弱，导致结肠传输缓慢。该病临床表现为排便次数减少（每周＜3次），症状持续1年以上，排便困难，便意减弱或消失，粪便干结（呈羊粪状或球状），且常伴有腹胀、左下腹隐痛等不适症状。

STC患病率呈逐年升高趋势。有资料显示，STC综合患病率为3%～7%；女性患病率约为7%，略高于男性患病率（5%）；STC占慢性便秘的16%～40%，其准确发病率仍有待统计。长期便秘会诱发肛裂、痔疮、肠道肿瘤等并发症，甚至可以提高脑卒中、高血压、心肌梗死、心绞痛等心脑血管疾病的发生率，并严重影响患者的精神状态，使患者产生巨大的心理压力。大部分患者需要长期依赖口服药物或者灌肠等方法帮助排便，更严重者甚至需要手术治疗。这会加重患者经济负担，使其生活质量下降。

目前，对于STC的病因及病理生理学机制仍不明确，其很可能是多因素所致。有研究显示，肠神经递质如血管活性肠肽（vasoactive intestinal peptide，VIP）、P物质等的异常，肠道神经的退化或减少，肠道起搏细胞结构的破坏或数量的减少，以及各种水通道蛋白（aquaporins，AQP）的异常表达，5-羟色胺和一氧化氮等胃肠激素与神经递质的改变都可以影响胃肠道正常的运动。近年的研究证实，肠道菌群紊乱也是STC的重要诱因。综上，STC发病机制错综复杂。其是多种因素共同作用的结果。目前对于单因素的研究虽有所突破，但是各因素、各机制之间的相互作用原理仍未被阐明，因此还需要进一步探索研究。

2013年的《中国慢性便秘诊治指南》中有关于STC的诊断标准，具体如下。第一条，符合罗马Ⅲ标准中关于功能性便秘的诊断标准。必须包含下列2项或2项以上标准：①每周排便＜3次。②至少25%的排便需通过盆底支持、手指协助等方式辅助。③至少25%的排便存在肛门堵塞感及肛门直肠梗阻感。④至少25%的排便存在不尽感。⑤至少25%的排便便质为硬粪及干球粪。⑥至少25%的排便有费力感。不符合肠易激综合征相关诊断标准。不用泻药时极少出现稀便。3个月内符合上述诊断标准，且上述症状出现至少6个月。第二条，结肠传输试验72小时的结肠内标志物的排出率小于80%（排出率＝排出数量/总数量×100%）。第三条，通过排粪造影检查、肛管直肠测压检查、盆底肌电图测定、钡灌肠检查、电子纤维结肠镜检查、球囊逼出试验等检查排除出口梗阻型便秘及肠道器质病变引起的便秘。

慢传输型便秘最常用的检查方法为结肠传输试验。该检查方法简易、价廉、安全。肛管直肠测压能够帮助判断结肠有无张力。球囊逼出试验阴性则能够排除功能性排便障碍。排粪造影主要用于鉴别与便秘具有相似症状的一些肛门直肠疾病，如直肠黏膜脱垂、直肠前突、肠疝（小肠疝或乙状结肠间疝）等，同时也可以指导外科手术方式的选择。肛管直肠测压加用腔内超声的检查方式能够有效判断肛门括约肌的张力程度，以及病变的解剖部位，为临床实践提供指导。对于判断便秘的类型，临床上可以采用肌电图检测的方法。

慢传输型便秘是指大肠传导失司，粪便在肠内滞留过久，秘结不通。慢传输型便秘属于中医学"便秘"的范畴。关于便秘的论述，古代文献中有诸多记载。在中医古籍中，便秘又有"大便难""后不利""脾约""阴结""阳结""闭""燥结"之称。《素问·至真要大论》曰："太阴司天，湿淫所胜……大便难，阴气不用……病本于肾。"《素问·厥论》曰："太阴之厥，则腹满䐜胀，后不利。"东汉·张仲景《金匮要略·五脏风寒积聚病脉证并治第十一》曰："趺阳脉浮而涩，浮则胃气强，涩则小便数，浮涩相搏，大便则坚，其脾为约，麻子仁丸主之。"此句阐明胃有燥热，脾被胃热约束，津液不能输布肠道，致大便干结。《伤寒论·辨脉法》曰："其脉浮而数，能食，不大便者，此为实，名曰阳结也……其脉沉而迟，不能食，身体重，大便反硬，名曰阴结也。"此处将便秘分为阴结、阳结两类。《医学心悟》曰："是知肾主二便，肾经津液干枯，则大便闭结矣。然有实闭、虚闭、热闭、冷闭之不同。"《丹溪心法》中有"燥结"之称，记载便秘是阴亏血损，肠胃受风，中气不足所致。清·沈金鳌《杂病源流犀烛》最早提出"便秘"病名，并沿用至今，成为公认的病名。

便秘的病因不外乎饮食不节、情志失和、外邪犯胃、年老体虚。病机为热结、气滞、寒凝、气血阴阳亏虚导致肠道传导失司。病变部位在大肠，与肺、脾、胃、肝、肾等脏腑密切相关。肺与大肠相表里，脾肺气虚，大肠传导无力；脾胃热盛，津液耗伤，肠失濡养；肝郁气滞，气机运行不畅，通利失衡；肾藏精主水，肾阴亏虚，肠道失润，肾阳不足，阴寒凝滞肠胃，这些都可以影响大肠传导，导致便秘的产生。饮酒过量、过食辛辣肥厚之品，导致胃肠积热；恣食生冷，寒凝肠腑，大肠传导失司，形成便秘。忧思过度，情志不畅，喜怒无常，或久坐少动，致气机郁滞，不能宣达，使大肠传导失职。外感寒邪导致寒邪凝滞肠胃，胃肠失于传导，糟粕留滞；外感热病之后，肠燥津伤，脏腑失和，大肠失润，形成便秘。体虚、病后、产后、年老者，气血阴阳亏虚。气虚则大肠传导无力；血虚则肠道失荣，濡养不足，大便干结难出；阴虚则肠燥津枯，大便干结；阳虚则肠失温煦，阴寒内结，排便无力。

《中医内科学》将便秘分为虚实两端。其中，热秘、气秘、冷秘属于实秘，总体治疗原则为恢复大肠的传导功能，以祛邪为主，分别采用麻子仁丸、六磨汤、温脾汤合半硫丸加减治疗；气虚秘、血虚秘、阴虚秘、阳虚秘属于虚秘，治疗以补虚为主，分别采用黄芪汤、润肠丸、增液汤、济川煎加减治疗。除中药汤剂口服外，还可以采取中医外治法治疗，包括针灸疗法、穴位埋线、穴位敷贴、中药灌肠、耳穴压豆、穴位注射、穴位按摩等；亦可以采用中药内服联合外治法。中医主张治病求本，在整体观念和辨证论治思想的指导下，调整人体阴阳平衡，从而达到标本兼治的目的，在安全性及长期疗效上更具优势。

目前，西医对于慢传输型便秘，主要从饮食、心理、药物、手术等方面进行干预治疗，其中以药物治疗为主，部分药物治疗无效的重度顽固性患者可行手术治疗。近年来，亦有使用生物反馈疗法及大肠水疗等物理疗法治疗该病的报道。治疗便秘的药物种类繁多，主要包括容积性泻药、刺激性泻药、润滑性泻药、促胃动力药、微生态制剂，以及新型促动力药、促分泌剂等。药物治疗方法简便，安全性高。但目前国内对于泻药的不规范用药行为，反而有加重便秘的可能，并且停药后可逆，还可刺激肠道黑色素的产生导致结肠黑变病。目前，结肠黑变病和肠道肿瘤的关系尚不明确，但应该引起重视。手术治疗方式主要包括结肠部分切除术、全结肠切除术、次全结肠切除术等。手术治疗可以从根本上解决问题，但患者损伤大，术后并发症多，治疗费用高，且近期效果较好，远期疗效尚不明确。生物反馈疗法、大肠水疗等治疗方案，患者痛苦小，安全性高，但其作用机制及远期疗效尚有待考证，需临床大量研究验证。

（二）于永铎诊治慢传输型便秘之特色

1. 传承

中医在治疗慢传输型便秘方面做了很多研究，主要集中于行气、温阳、泻下几种方法，化瘀法治疗慢传输型便秘的研究甚少。叶天士倡导"久病入络"之说，亦以辛润通络之法治疗瘀血便秘。络病，又称"久病入络"，是与外感、新病相对而言，是具有病程较长、病情迁延不愈特点的一类慢性反复性疾病。近年来，针对"久病为何入络"这一问题，主要有以下3种回答：其一，从生理结构角度思考，络脉具有连接内外、沟通表里、运行气血的作用。因此在病理条件下，致病邪气亦可随之进入机体，由表入里，循经入络，引起疾病。其在造成本脏产生疾病的同时还会引起表里脏腑的病变，如临床常出现久病气喘的患者往往伴有大便困难，肾虚失摄等症状。其二，络脉者，交织复杂，分布广泛，具有灌注气血，促进代谢的生理特点。这便决定了其致病多以细小微妙之处的瘀血、瘀滞等为主，进而可使百病皆生。如久病之人多呈现肌肤甲错、爪甲失泽，甚或出现皮下瘀斑瘀点等症状。其三，络脉主血，乃为气血深聚之处，亦是致病邪气隐匿之处，故而经脉久病，邪气入络，导致气滞、痰凝、血瘀彼此转化，相互搏结，造成机体气机升降出入失常，脏腑生理功能失调。因此，"久病入络"之相关论述结合该病临床表现均提示，慢性传输型便秘具有起病隐匿、病程长、病情冗杂的疾病特点，这便与西医学对该病的认识达成共识。

21世纪初，辽宁省名中医、肛肠专家田振国教授指出临床中STC患者除出现排便困难以外，还多有较长病史，且易见舌质暗、脉涩，女性或伴有经、带等方面的血瘀表现。其病之初，气结于经，久则血伤入络，造成血瘀于肠道，日久不去，然瘀血不去，新血则不生，从而导致血虚，血虚则大肠失润，传导失职，如无水而欲舟之泛，则致便秘的发生。此时，瘀血不仅是一种病理产物，而且是一种致病因素，使大肠传导功能失调，成为导致便秘的关键因素。瘀血和便秘两者形成一种恶性循环，使肠道不通。瘀血与粪便糟粕内停于肠道日久，粪便中的浊气被肠道吸收并与瘀血相纠结，损伤气血，毒害肠络。因此，田振国教授认为在治疗此病时应考虑"久病多瘀""久病入络"因素。

于永铎名医工作室在继承田振国教授学术经验及古代医家经验的基础上有所创新，创造性地提出了"久病血瘀，瘀毒损络"为 STC 病机假说，认为血瘀与便秘两者关系密切，相互影响，瘀则秘甚，秘甚则蕴结成毒，毒损肠络，同时指出久病因虚致瘀，虚可为气虚、血虚，也可为阴虚、阳虚，并以"活血化瘀，解毒通络"为该病的治疗准则。

2. 活血化瘀，解毒通络

于永铎名医工作室通过研究 STC 中西医发病机制，认为其与中医"血瘀"密切相关，故提出久病血瘀，瘀毒损络之病机，并以活血化瘀，解毒通络为治则，采用化瘀通便汤治疗。

STC 主要是由于大肠传导功能失常，气机不畅，结肠传输运动能力减弱，致使粪便在肠内滞留时间过长，排便的周期延长。气和血的关系表现为"气为血之帅，血为气之母"。气具有推动血液运行的作用，若气虚则推动无力，导致血行不畅，血行缓慢，日久便留而成瘀；血具有濡养的作用，若血瘀则津液枯涸不能润养大肠，肠燥无水行舟则发为便秘；同时血瘀乃有形之实邪，阻于局部可使气机不畅，影响大肠传导而加重便秘。

现代研究表明，结肠中 Cajal 间质细胞（interstitial cells of Cajal，ICCs）为胃肠道内的起搏细胞。ICCs 通过产生慢波来促进胃肠道的收缩功能，使胃肠道活动速度加快。研究表明，ICCs 数量、形态、分布和结构的异常变化与 STC 发病关系密切。自噬加剧是 STC 大鼠模型中 ICCs 数量减少的关键，亦是 STC 发生的主要机制之一。细胞自噬调节是多种疾病潜在的治疗方式。有研究证实，适当的自噬对营养缺乏状态下的细胞具有保护作用，并能促进细胞的存活；过度的自噬会产生大量的自噬体，若超过溶酶体蛋白酶的降解能力，就会诱导细胞发生 II 型程序性细胞死亡，引起自噬性凋亡。位于纵行肌和环形肌之间的 Cajal 间质细胞可产生慢波，引起胃肠道平滑肌自动节律性运动。ICCs 产生慢波与细胞内 Ca^{2+} 的变化密切相关。细胞内 Ca^{2+} 升高的主要原因是细胞外 Ca^{2+} 内流和钙库释放。当钙库内 Ca^{2+} 耗竭时，控制钙库的钙通道被激活，大量细胞外 Ca^{2+} 内流，导致细胞内 Ca^{2+} 超载，诱发自噬性凋亡。细胞内 Ca^{2+} 超载可诱发自噬，这是细胞自噬的启动因素之一。因此，ICCs 过度自噬可能是导致 STC 发生的关键因素之一。自噬与中医理论中阴阳平衡、阴阳太过与阴阳不及，以及血瘀病机等关系密切。自噬失调可致血管内细胞凋亡，血管壁损伤。这种机制与中医血瘀的致病机制相符合。

临床中 STC 患者多有较长病史，并有典型中医血瘀证候表现，如面部色泽晦暗，舌质紫暗伴瘀斑瘀点，脉细涩等。临床多因气血亏虚，推动无力，血液凝滞不畅；或因肝气郁结，肝失疏泄而失于条达，脾胃升降失常，日久气滞血瘀；或因肾虚阳气不足，机体失于温煦，心肺鼓动无力，气血运行不畅而致瘀血。治当活血化瘀，行气通络，濡润肠道，以助通便。通常使用化瘀通便汤治疗 STC。此方乃血府逐瘀汤化裁而来，方中桃仁破血行滞而滑肠润燥；赤芍、川芎助桃仁活血祛瘀；生地黄、当归养血活血，配诸活血药，使祛瘀而不伤阴血；陈皮理气行滞，使气行则大肠得以运化；枳壳沉降，宽胸行气，柴胡升达清阳，疏肝解郁，两药同用，一升一降，善于理气行滞，使气行则血行；杏仁滋肠燥，降肺气，而利大肠传导之职，西医学研究表明，其有效成分苦杏仁苷具有显著的滑肠作用，能够加快胃肠道蠕动频率；麦冬甘苦微寒，养阴清热，与生地黄合用，养血滋阴；白术、甘草健脾益气，使营血化生有源；半夏辛开散结，和降胃气，并与甘草相伍，健脾和胃，以助祛瘀通便之功；甘草尚能调和诸药。方中活血药与行气药相伍，升降相合，可使肠间瘀血速去，祛瘀与养血合用，活血而无耗血之虑，行气又无伤阴之弊，且有祛瘀生新之用；选用富含油脂的仁类药物，润肠道以通大便，配以理气类药物以助通便，亦有润中兼行之妙，合而用之，使血活、瘀化、气行，则诸症可愈，大便自通。

现代社会人们生活质量日益改善，素食肥甘厚味，同时运动量相对减少，导致湿热困于脾，脾运失司致气血化生不足，气虚致推动不利，大肠肌肉运动迟缓，糟粕滞于肠道。然津血同源，阴血虚，大肠不得濡润而发便秘。此类患者大多伴有高血压、高血糖、高血脂等代谢异常。老年人，气血亏虚者，产后、重创、吐泻导致体液丢失过多者亦多发此病。这类患者临床表现为大便燥结不通，大便数周一行、艰涩难行，同时伴有自觉疲惫，面色不泽，唇甲淡白，头晕，心烦，睡眠差，四肢无力，或午后潮热，两目干涩，舌红苔黄少津或舌淡苔薄白，脉细无力。方剂采用化瘀通便汤化裁，根据症状加用具有补益气血及滋阴作用的药物，以滋阴益气，养血润下。

随着生活水平的提高，人们的学习压力、工作压力也与日俱增。工作或学业繁忙致使排便时间缩短，甚至没有时间排便，机体长期保持不良习惯；部分患者常年服用泻药，造成肠道免疫屏障受损、肠道菌群紊乱，破坏人体功能；部分患者情绪不佳，肝失疏泄，肝气郁滞，日久伤脾，脾运失司，气机不利，故致便秘。此类患者临床表现为精神紧张抑郁，胸胁胀闷，嗳气频发，大便干硬，数日不通，便质艰涩难出，肛门下坠感明显，却欲便不得，同时排气较多，气出腹部舒松；若是女性，则伴随经期乳胀明显，烦躁易怒，舌红，苔白腻，脉弦。方剂采用小柴胡汤化裁，根据症状加用具有疏肝理气、健脾作用的药物，以疏肝润肠，健脾润下。

此外，于永铎名医工作室认为治疗 STC 不仅可以口服中药汤剂，亦可以联合中医外治法，如穴位埋线、针刺、中药灌肠等，以增强疗效。穴位埋线疗法是针灸疗法的一种延伸和发展。它将中医传统针灸疗法结合现代医疗技术，用一次性埋线针将医用可吸收生物线体埋入穴位，进而产生生理、物理和化学刺激，以疏通脏腑经络、调和气血阴阳，达到治疗疾病的目的。针刺作为最具特色的中医疗法，具有损伤小、无不良反应、操作简单易行等优点。针刺对便秘的治疗，自古就有明确记载。《针灸甲乙经》载："大便难，中渚及太白主之。"明代医家已对针灸治疗大便不通进行系统论述。《普济方·针灸·卷十五·大便不通》载"治大便难（资生经），穴大钟、中髎、石门、承山、太冲、中脘、太溪、承筋"，并提出灸法治则及部位"灸七椎旁各一寸，七壮，又承筋三壮……灸随年壮，又灸大敦四壮"。现代临床针灸疗法对便秘的治疗采取特定要穴与循经配穴相结合的方式，辨证施针。历代医家多以天枢、支沟、八髎穴为特定要穴。天枢为一身气机调畅之要穴，针刺可升降气机，使清阳归于上而浊阴出于下；支沟穴内气血的运行如风行，针刺可通畅三焦之气机，以调畅气机为顺；八髎穴为支配盆腔内器官、神经、血管的会聚之所，可调节人体一身之气血。大量文献研究显示，足阳明胃经为治疗该病的主要取穴归经，治疗重视大肠募穴应用。电针是以单纯中医针刺疗法为基础衍生出的现代治疗手段。其在针刺入穴得气后，以微量电流波持续对穴位进行刺激，电针感应较强，通电后会产生一定的肌肉收缩。将此法应用于功能性便秘的治疗，持续的电刺激可增强针刺对肠神经的刺激，从而能够促进胃肠蠕动。治疗 STC，通常选取天枢、足三里等穴，以局部取穴、循经取穴为主，另选取八髎穴、承山等穴，给予神经刺激，临床疗效显著。中药灌肠的治疗原理是药物通过直肠吸收，可有效发挥中药药效。直肠、结肠黏膜面积大，药物进入后接触范围广，吸收迅速，既避免了肝脏首过效应，又避免了胃肠道中的消化液、消化酶等对药物的破坏，从而使药物得到充分利用。

于永铎名医工作室认为，慢传输型便秘的患者治疗时不应仅局限于中医药物治疗，在配合一些积极心理辅导的同时，患者还应加强自身调护，这样疗效会更佳。养成良好的排便习惯对便秘的治疗至关重要。患者应多食蔬菜及新鲜水果，多饮水，忌食辛辣肥甘厚味，规律排便，调节情志，加强锻炼，从而减轻便秘症状，促进排便。对于STC，中医一般不采用手术治疗。因为手术治疗虽然近期疗效显著，但远期疗效尚未明确，且手术治疗的不良反应大，并发症多。此病老年患者居多，特别是老年人气血亏虚，脏腑虚弱，手术可能损伤其机体，使身体功能不易恢复，故多采用保守治疗。

四、肠易激综合征

（一）疾病概述

肠易激综合征是一组持续或间歇发作，以腹痛、腹胀及排便习惯和大便性状改变为临床表现的肠功能综合征。该病的特点是无形态学或生化异常改变，但对刺激有过度或反常的反应。按罗马Ⅲ诊断标准可将IBS分为腹泻型IBS（IBS-D）、便秘型IBS（IBS-C）、混合型IBS（IBS-M）及不定型IBS（IBS-U）。IBS人群患病率高，在世界范围内的患病率为5%～25%，在我国的患病率为10%左右。患者以中青年为主，50岁后首发病例较少见。男女患者比例大致为1∶2。我国IBS以IBS-D多见。

目前，IBS的发病机制尚不完全明确，与多种因素有关，包括食管、胃、结肠功能紊乱，内脏感觉异常，心理、社会因素等。其中，心理因素是现代社会肠易激综合征发病率居高不下的主要原因。《吕氏春秋》言"大喜、大怒、大忧、大恐、大哀，五者接神则生害矣"，可见情志调节在人体健康中的重要作用。心藏神，心乃五脏六腑之大主，在人体精神、情感调控中处于领导地位。故情志所伤，首伤心神，心气涣散，气血失和，母病及子，进一步影响脾的生理功能；脾肾阳虚，无力上升以温养肝木；肝失疏泄，肝气郁结，郁而化火，则肝火旺盛，木火扰心，致心烦急躁。如此相互影响，形成恶性循环。心肝郁火不能下降以温养脾阳肾阳。心肝火旺于上，脾肾阳虚于下，水火不济，长此以往，病机复杂，寒热错杂，脏腑阴阳失衡，气机逆乱，导致此病。

　　IBS临床上通常以腹痛、腹胀、腹泻、便秘为主要症状，并伴有恶心、呕吐、心悸、疲乏等表现。腹痛多伴有排便异常，排便后腹痛可缓解。疼痛可发生于腹部的任何部位，程度轻重不一，以钝痛和胀痛多见，偶尔也呈锐痛、绞痛和刀割样痛。腹痛可为局限性，亦可为弥漫性，多位于左侧腹部，以左下腹为多，无放射痛，但难以准确定位。腹胀症状则在白天加重，晚上可缓解。患者出现腹部膨胀、呃逆、胃肠多气的表现，此非肠道产气量增加，而是患者对气体所致的肠道扩张的耐受性变差。另外，气体自低位小肠向高位小肠反流的情况可能与肠腔痉挛、肠运动紊乱有关。腹泻时大便多不成形，呈水样改变，并多伴有黏液。出现黏液便的原因尚不明确，可能与肠亢进有关，多为结肠"易激怒"、结肠痉挛、各类刺激等原因导致。便秘初发时多为偶发性。由于肠内容物在肠内滞留时间延长，水分吸收过多，大便常硬结、纤细，常被描述为铅笔状或带状。此表现也多被认为是结直肠痉挛收缩所致。也有患者的大便被描述为小丸状、石块状或小硬球状，此为结肠节段性收缩增强所致。部分患者出现腹泻与便秘交替现象，便秘可有便不尽感。IBS患者每日排便的总量几乎与正常人相等，极少因腹泻导致营养不良、水电解质紊乱和酸碱平衡失调。IBS也不会影响青少年的正常发育。

　　IBS目前仍以症状学诊断为主，实验室检查只是IBS辅助诊断检查手段。便常规检查可见大量黏液或正常粪便。X线钡灌肠检查可见结肠充盈迅速及激惹征，但无明显肠结构改变。乙状结肠镜或电子结肠镜检查可见黏膜无异常，或仅有轻度充血、水肿和黏液分泌。

　　目前，医学界认为尚无某一种药物或某种单一疗法能够对IBS进行有效治疗。临床对于该病多采取个体化治疗及综合性治疗措施。IBS患者的肠道症状与心理状态密切相关。医务人员在治疗生理疾病的同时，也应关注患者的心理状态，应时常开导患者、消除患者的疑虑和恐惧，增强其战胜疾病的信心，必要时可酌情使用镇静、抗抑郁药物，如盐酸氟西汀、阿米替林等缓解患者的精神异常，使腹痛等不适也得到缓解。另外，IBS 的发病与饮食有关，故应避免诱发因素。注意饮食是预防发病的主要环节。患者应食用易消化、低糖低脂的食物，避免食用刺激性食物。对于腹胀、便秘的患者而言，可多食用含高膳食纤维但不产生气体的食物。对于腹泻的患者而言，应少吃含膳食纤维的食物，避免腹泻加重。药物治疗主要选用微生态制剂（如双歧杆菌活菌制剂）、抗胆碱能药物、钙通道阻滞药、促胃动力药（如西沙必利）、止泻剂和通便剂等。

肠易激综合征属中医学"泄泻""腹痛""便秘"范畴。《素问·脏气法时论》言："脾病者，身重，善肌肉痿……虚则腹满肠鸣，飧泄食不化，取其经，太阴阳明少阴血者。"《素问·举痛论》言："寒气客于小肠，小肠不得成聚，故后泄腹痛矣。"这些均表明感受外邪、素体脾胃虚弱、饮食不节等与泄泻的产生密切相关。《医学求是》言"腹中之痛，称为肝气……木郁不达，风木冲击而贼脾土，则痛于脐下"，说明了该病与肝郁关系之密切。因此，IBS 是脾胃、大肠、小肠功能失常导致；疾病的发生发展等一系列变化，与素体虚弱、饮食习惯、情志因素等密切相关。素体虚弱离不开五脏的异常，肝气郁滞与七情变化密不可分，因此想要对 IBS 有更深入的认识，就要从五脏功能、情志异常、饮食偏好等方面考虑。

（二）于永铎诊治肠易激综合征之特色

1. 传承

国医大师周学文教授通过长期的临床研究，认为 IBS-D 的核心病机为脾虚湿盛，七情不畅。在临床中，周学文应用复方石榴皮煎剂联合七情辨证治疗 IBS-D，获得满意疗效。方中黄芪甘温，补脾益气，升阳止泻，以治病求本，石榴皮涩肠止泻以治标，两者共为君药；白术、茯苓健脾益气，渗湿止泻，共为臣药；木香、陈皮、防风辛香走散，使补中有行；佐以黄连，苦寒燥湿，白芍酸寒，泻肝柔肝；甘草调和诸药。陈皮、白芍、防风、白术相合，为痛泻要方，可调肝理脾；黄芪、白术、茯苓、甘草相配，仿四君子汤之义，能培本扶中；木香、黄连相伍，燥湿降浊，利大肠壅气；

白芍、甘草相配，酸甘化阴，柔肝敛脾。诸药相伍，升中有降，涩中有行，补中有泻，共奏益气健脾，渗湿止泻之效。

辽宁省名中医、肛肠专家田振国认为，从主证和病机这两点出发，以"泄泻"和"痢疾"共同立论，更能够贴切地描述此病。脾主运化，若脾失健运，水谷不分，则发为泄泻。"大肠者，传道之官，变化出焉。"大肠主津，若传化失职，津液不能吸收，粪便稀薄，则发泄泻。"小肠者，受盛之官，化物出焉。"小肠主泌别清浊，若功能失司，则大便稀溏，小便减少。故该病的病位在脾、大肠、小肠，与肝肾关系密切。田教授认为，该病虽病位在脾、大肠、小肠，但《素问·五脏别论》言："魄门亦为五脏使。"因大便的生成、运化，以及排泄皆依赖于肝之疏泄、心之温煦、脾之运化、肺之肃降、肾之气化的作用，所以该病的发生与五脏的功能失调有密切关系。从古代文献对这些疾病的病因论述来看，该病的病因主要有情志失调、外邪内侵、内伤劳倦、饮食不节等几个方面，其中情志因素应尤为受到重视。

此病虽不致死，但严重影响患者的生活质量。于永铎名医工作室认为，肠易激综合征的致病之本在于脾胃虚弱，肝脾不和是该病发病的重要因素，同时该病还与心肾相关。肝喜条达而恶抑郁，肝郁气滞，木旺乘土导致脾虚，则使升清降浊功能失调，水湿内停，发为腹泻、腹胀；而水湿内停，日久化热，热邪伤津耗液，则出现便秘、腹痛等现象。

《素问·逆调论》云："胃不和则卧不安。"反之，卧不安也可导致脾胃不和，即心火亢盛影响脾胃的升降运化功能。脾虚失于运化，气机郁结于内，不通而腹痛。气机不畅，疏泄不及，则可使粪便内停；或因思虑劳倦，损伤心脾，精血阴津亏虚，肠道失于濡润，则形成便秘。可见，情志不畅、气机郁结贯穿此病的发生与发展。

肾与脾相辅相成，肾为先天之本，主藏精化气，脾为后天之本，可生化气血。脾运化气血以滋养肾脏，保证肾藏精纳气所需的水谷精微；肾气可以推动脾运化气血。肾阳不足，全身失于温煦，水液代谢失常，清浊不分则出现排便困难、大便不成形等情况；肾阳虚而阴气盛，阴盛则寒，寒气收引凝滞，因而出现腹痛等症状。脾阳虚弱，无力传输精微，使先天之本得不到水谷精微的滋养，则肾阳日渐衰弱，脾肾阳虚而发病。

2. 重视辨病与辨证相结合

于永铎名医工作室依据对肠易激综合征的病因病机及临床表现的分析，强调对该病的治疗应综合考虑致病因素、临床表现等，重视辨病与辨证相结合进行选方用药。在致力于缓解患者腹痛、腹泻等腹部不适症状，减少腹泻次数及改善粪质性状的基础上，通过中医整体治疗达到邪去正安，控制疾病发作的目的。在临床具体应用中，主要以肝郁脾虚、脾胃虚弱、脾虚湿盛、上热下寒、脾肾阳虚、心脾两虚等证型加以辨治。

现代社会，人们的工作及生活压力越来越大，焦虑抑郁等情志因素导致机体肝郁气滞，疏泄功能失调，木旺乘脾，临床表现为腹痛腹泻（泻后痛减），肠中雷鸣，胁肋攻窜作痛，易太息，舌红苔薄白，脉弦细等。治疗应以抑木扶土，疏肝健脾为主。选方用药为痛泻要方加减，旨在补脾柔肝，祛湿止泻。方中白术、茯苓实土御木；防风散肝疏脾胜湿，又为脾经引经药；陈皮、柴胡疏肝理气健脾；白芍养血柔肝；甘草调和诸药。若患者临床表现为腹痛较为剧烈，可加倍用白芍，并加木香；若大便呈水样，加车前子；若气滞表现较为明显，可选用海藻玉壶汤加减。

若患者表现为腹胀隐痛，时溏时泻，排便不畅，食少，面色萎黄，肢倦乏力，舌淡苔白，脉弱等，多为饮食不洁、过度劳累等因素诱发，且患者素体脾胃虚弱，脾失健运，气机不利，治疗应以健脾益气，化湿止泻为主。选方用药为乌梅汤加减。以乌梅为君药，涩肠固脱，生津止泻；当归、党参补气补血；黄连、黄柏清热燥湿；附子、桂枝、干姜、细辛温中散寒，酸甘化阴，实脾养胃。

脾虚日久，运化失司，则水湿内停，证见泄泻清稀，甚则水样，纳呆，恶心呕吐，肢体沉重，舌淡，苔白腻，脉濡缓。治疗应以健脾渗湿，温中止泻为主。选方用药为参苓白术散加减。人参补脾胃之气，白术、茯苓健脾渗湿。山药、莲子肉既能健脾，又有涩肠止泻之功，两药可助人参、白术健脾益气，兼以厚肠止泻；白扁豆健脾化湿，薏苡仁健脾渗湿，两药助白术、茯苓健脾渗湿止泻，四药共为臣药。佐以砂仁芳香醒脾，行气和胃，既可加强除湿之力，又能畅达气机；桔梗开宣肺气，通利水道，并能载药上行，以益肺气，而成培土生金之功。炒甘草健脾和中，调和药性，为使药。诸药相合，益气健脾，渗湿止泻。

临床可见患者上热与下寒症状并见，表现为腹痛或肠鸣，便下黏腻不畅或夹泡沫，烦闷不欲饮食，恶冷喜暖，四肢厥冷，口干多热饮，舌红或淡红，苔黄或黄腻，脉弦滑。上部气机逆乱而生郁热，下部脾胃虚寒无以健运，此为肾虚无以固摄敛肠所致。治疗用清上温下法，即清上焦之热和温下焦之寒并用，使脾枢运转，全身气机调畅，上下二焦寒热平调。选方用药为乌梅汤合泻心汤加减。乌梅收敛固涩止泻，生津止渴；蜀椒、细辛、附子、桂枝、干姜辛热，温中祛寒；当归、人参补气养血，合桂枝养血通脉，以解四肢厥冷；黄连、黄芩、黄柏清解气机逆乱所致之热。

患者年老体弱，久病迁延不愈多因脾阳不振，继则损伤肾阳，肾阳衰微而釜底失焰，脾土失于温煦，致清阳不升，谷不为精，下走大肠，遂成泄泻。证见黎明前脐腹作痛，肠鸣即泻，久泻不愈，腹部冷痛，四肢不温，腰膝酸软，小便清长，舌淡，苔薄白，脉沉细弱。治疗应以益火补土，温肾健脾，固涩止泻为主。选方用药为四神汤加减。

更年期女性患者，平素抑郁，思虑劳倦过度，损伤心脾，心主血，肝藏血，脾统血，三脏俱伤，则化源不足，精血阴津亏虚，肠道失润，则成便秘。证见腹痛腹胀，便秘或泄泻，心烦焦虑，悲伤欲哭，精神恍惚，睡眠不安，神疲乏力，舌淡，苔白，脉细。治疗应以养心安神，和中缓急为主。选方用药为甘麦大枣汤加减。

五、溃疡性结肠炎

（一）疾病概述

溃疡性结肠炎是以腹泻、黏液脓血便、腹痛为主要临床表现的反复发作、长期迁延的慢性非特异性肠道炎症性疾病。临床分为 3 种类型。Ⅰ型：黏膜血管模糊、紊乱，表面充血水肿、质脆、易出血并附有脓性分泌物，也见黏膜粗糙，呈颗粒状改变；Ⅱ型：病变明显处出现弥漫性多发糜烂或溃疡；Ⅲ型：结肠袋变浅钝或消失，出现假息肉和桥型黏膜。

UC 的临床分型可分为初发型、暴发型、慢性复发型和慢性持续型 4 种类型。首次发作，临床症状轻重不等者为初发型；临床症状严重并伴有全身中毒性症状者为暴发型；临床症状较轻，治疗常有长短不等的缓解期者为慢性复发型，此为最多见的类型；首次发作后常持续有轻重不一的腹泻、间断便血、腹痛及全身症状者为慢性持续型。除暴发型外，各型可以相互转化。除以上 4 种分型外，UC 根据分级的标准，将严重程度分为轻度、中度、重度。轻度：患者每天的大便次数一般会小于 4 次，Mayo 内镜下评分为 1 分，血红蛋白正常，粪便钙卫蛋白（fecal calprotectin，FC）为 150~200μg/g。中度：患者每天的大便次数超过 6 次，便血明显，血红蛋白低于正常值的 75%，红细胞沉降率高于 30mm/h，Mayo 内镜下评分为 2 分或 3 分。重度：患者每天的大便次数超过 10 次，粪便钙卫蛋白为 150~200μg/g，Mayo 内镜下评分为 3 分。根据 UC 的病情分期可分为活动期和缓解期。活动期：①固有膜内有弥漫性、急性、慢性炎性细胞浸润；②隐窝结构改变，隐窝大小、形态不规则；③可见黏膜表面糜烂、浅溃疡形成和肉芽组织。缓解期：①黏膜糜烂或溃疡愈合；②固有膜内中性粒细胞浸润减少或消失，慢性炎性细胞浸润减少；③隐窝结构改变可保留，如隐窝分支、减少或萎缩。根据 UC 的病变范围可分为直肠炎、左半结肠炎和广泛结肠炎。

UC 的病变主要发生在大肠，并且呈连续性、弥漫性分布。病变多从直肠端开始，再逆行向近段发展，甚至能够累及全结肠，以及末端的回肠。腹泻和黏液脓血便是该病活动期的重要表现。如果病变局限于直肠，可仅有黏液和血，而无粪便。重症患者则可有大量出血，病变侵及黏膜下层时，亦可因严重出血而导致低血压与休克。腹泻常在餐后及清晨出现，轻者每日排便 3~4 次，重者每日排便可大于 10 次。便血程度与大便次数反映病情轻重。轻症患者，腹痛较轻或仅有腹部不适感，疼痛的部位多位于左下腹或下腹，有"疼痛－便意－便后缓解"的规律。若有持续性剧烈腹痛，则需警惕中毒性巨结肠或炎症波及腹膜的可能。UC 患者常出现低度至中度的发热。高热常见于急性暴发型或提示并发症。由于患者多有食欲不振或者因惧怕餐后腹痛、腹胀等而主动减食的表现，使其摄入量减少，而腹泻又会使营养物质过量丢失，因此患者多会体重减轻。因该病患者多有免疫状态异常，故常伴关节痛、关节炎、强直性脊柱炎、结节性红斑、坏疽性脓皮病、胆管周围炎、慢性活动性肝炎、葡萄膜炎、口腔复发性溃疡等病，有时这些疾病的表现比肠道症状先出现，给诊断带来困难。除此之外，UC

还会出现的并发症有严重的电解质紊乱、肠梗阻、大出血、菌群失调、肠穿孔、败血症、肠瘘、癌变等。

结肠镜检查是诊断 UC 的重要手段，主要用于伴有原因不明的腹泻、便血，对症处理无缓解，怀疑炎症性肠病患者的检查，亦用于 UC 等炎症性肠病患者的复查，以便评估病情。在病变初期，大肠黏膜充血、水肿，血管纹理不清，半月襞增厚，肠腔虽正常，但经常出现痉挛现象。随后，大肠黏膜变得粗糙，脆性增加，容易出血，肠腔内常有血性分泌物。再进一步发展，肠黏膜出现散在点状糜烂、溃疡，溃疡逐渐融合成片，出现形状不规则的溃疡面，周围有脓性分泌物，病变肠段正常黏膜少见。缓解期则主要表现为大肠黏膜萎缩，出现假性炎症性息肉。实验室检查通常显示血红蛋白降低、血小板计数升高、白细胞计数升高、白蛋白减少、红细胞降沉率轻中度增高。随着病情的缓解，红细胞降沉率可逐渐降至正常，但患者仍存在低钾、低钠、低氯等异常，粪便外观多呈糊状，黏液较多，也可见脓血。有研究表明，有些患者出现血清抗大肠黏膜抗体阳性，但其临床意义尚不确定。近年研究发现了一种新的标志物——粪便钙卫蛋白，其在 UC 的诊断和治疗监测方面有较高的应用价值。因粪便直接与结肠黏膜接触，所以粪便指标对肠道炎症的特异性相对较高。FC 属于急性期蛋白，在粪便中表现出很好的稳定性，不受温度、湿度影响，已被确定为炎症性肠病的标志物，可作为一种诊断、评价 UC 患者病情活动度的无创性指标。其优点为检测迅速、价格低廉、患者易于接受。同时，FC 在克罗恩病的诊断和鉴别诊断中也有重要作用。克罗恩病患者 FC 水平显著高于 UC 患者。因此，FC 检测可用于克罗恩病和 UC 的鉴别诊断。

UC 的中医命名包括"泄泻""肠风""脏毒""痢疾"等。许多古籍中都有提到关于 UC 的命名。如《难经》言："泄凡有五，其名不同。有胃泄，有脾泄，有大肠泄，有小肠泄，有大瘕泄，名曰后重。胃泄者，饮食不化，色黄。脾泄者，腹胀满，泄注，食即呕吐逆。大肠泄者，食已窘迫，大便色白，肠鸣切痛。小肠泄者，溲而便脓血，少腹痛。大瘕泄者，里急后重，数至圊而不能便，茎中痛。此五泄之要法也。"其提出了 5 种不同的泄泻。《素问·风论》曰："久风入中，则为肠风飧泄。"《永类钤方》言："饱食炙煿生冷酒色，并伤坐卧当风，荣卫气虚，风邪冷气侵袭脏腑，因热乘之，血渗肠间。"此句强调了气血亏虚，饮食无度，复醉酒受风，湿热邪气入脏腑，渗入肠间而发病。《医学入门》云，"自内伤得者曰脏毒，积久乃来，所以色黯，多在粪后，自小肠血分来也"，提出脏毒的病因为内伤积久，脏毒导致的便血颜色暗红，且便血在排便之后。《丹溪心法·肠风脏毒》云："人惟坐卧风湿，醉饱房劳，生冷停寒，酒面积热，以致荣血失道，渗入大肠，此肠风脏毒之所由作也。"饮食不节可以导致肠风脏毒。《素问·太阴阳明论》言："食饮不节，起居不时者，阴受之。阳受之则入六腑，阴受之则入五脏。入六腑，则身热不时卧，上为喘呼；入五脏则膜满闭塞，下为飧泄，久为肠澼。"《太平惠民和剂局方》言："皆因饮食失调，动伤脾胃，水谷相拌，运化失宜，留而不利，冷热相搏，遂成痢疾。"饮食不调伤及脾胃，运化失职可导致痢疾。《诸病源候论》曰，"休息痢者，胃脘有停饮，因痢积久，或冷气，或热气乘之，气动于饮，则饮动，而肠虚受之，故为痢也。冷热气调，其饮则静，而痢亦休也。肠胃虚弱，易为冷热，其邪气或动或静，故其痢乍发乍止，谓之休息痢也"，强调了休息痢的特点为时发时止，日久难愈，常因饮食不当、感受外邪或劳累而诱发。

　　氨基水杨酸类药物是治疗轻中度广泛性 UC 或重度经糖皮质激素治疗已有缓解者的一线药物。其作用机制是通过减少致炎物质前列腺素与炎症介质白三烯的形成，拮抗肠壁的炎症反应，同时抑制肠道黏膜的脂肪酸过氧化，清除氧自由基，降低肠上皮通透性，提高热休克蛋白表达，发挥肠黏膜保护作用。糖皮质激素可有效缓解炎症性肠病的炎症状态。促肾上腺皮质激素能促进肾上腺皮质的组织增生，以及皮质激素的生成和分泌，可在一定程度上加强内源性皮质激素本身所具备的抗炎能力。免疫抑制剂主要用于水杨酸制剂或糖皮质激素治疗无效及糖皮质激素毒性反应，或长期持续依赖使用糖皮质激素的患者。微生态制剂作为一种辅助治疗方式，可通过改善肠道菌群失调及代谢紊乱，增强肠道屏障功能，调节细胞因子环境及免疫失衡来控制炎症等机制，从而治疗 UC。粪菌移植是一种针对肠道微生物的新兴治疗方法。近年来，粪菌移植在治疗中重度 UC 方面疗效显著，因此被越来越多的患者接受。粪菌移植可通过重塑 UC 患者肠道菌群结构来缓解病情，而且严重不良事件的发生率较低。国外的一项研究表明，对于难治性中重度 UC 患者而言，在常规治疗的同时使用高度高压氧治疗

5天，85％的患者可以避免二线治疗，超过70％的患者可以实现直肠出血的几乎完全解决。该法可显著提高临床缓解率。研究还发现，高压氧治疗有效的患者，治疗后可降低3个月内手术和再次住院的风险。干细胞移植可促进UC黏膜损伤的修复。一般在其他方法治疗效果不是很好的情况下，很多患者会选择手术治疗。据相关资料统计，有20％~30％的患者内科治疗无效或出现并发症，需手术治疗。UC手术治疗的适应证包括：①在结肠穿孔或者将要穿孔的情况下。②在患者大量便血时。③在出现中毒性巨结肠的时候。④暴发性发作时。⑤病程较长并且反复发作时。⑥怀疑有癌变发生时。⑦肠外并发症比较严重时。

（二）于永铎诊治溃疡性结肠炎之特色

西医主要应用氨基水杨酸制剂、皮质类固醇、英夫利西单抗和硫唑嘌呤等药物治疗UC。但这些药物的靶标单一、价格昂贵、不良反应较大，且用其缓解病情时，还需患者长期坚持服用。鉴于UC具有病程长，易反复等特点，西药治疗效果欠佳，故仍然需要探寻治疗UC的新方法，以满足临床需要。辽宁中医药大学于永铎名医工作室传承李玉奇、周学文两位国医大师治疗消化系统疾病的学术思想，认为活动期UC肠镜下糜烂、溃疡与中医外痈"红、肿、热、痛"的现象相切合，因此可将其视作人体内部的"痈"来治疗，也就是"肠痈"，由此引入"以痈论治"UC的理念，运用治疗外科疮疡的"消、托、补"法则，以祛邪散痈、透邪外出、补虚促愈。于永铎名医工作室不仅以临床症状作为治疗靶点，还针对患者体质遣方用药，巧用五脏生克、顺应四时变化之理论，同时配合中药汤剂灌肠，使药物通过口服和肠道双重起效，充分发挥中医优势，不仅在治疗当下取得了良好的临床疗效，也为后续患者的恢复和防止复发打下坚实基础。

1. 传承

辽宁中医药大学教授李玉奇对消化系统疾病有着极深的研究。其基于从医60余载的丰厚学术经验，提出溃疡性结肠炎的病机本质为肠道湿热蕴毒，灼伤血络，成痈成脓，和血而下，故当以清热凉血解毒之法治之，泻下瘀毒，祛腐生新。《素问病机气宜保命集》中的芍药汤，《伤寒论》中的白头翁汤均是治疗热毒血痢的经典方剂，临床治疗疾病时可在两方基础上辨证加减，一应俱效。国医大师周学文教授提出"以痈论治"胃溃疡活动期的"毒热"病因的创新研究。他认为脾升胃降，脾胃为气机升降之枢纽，外邪伤中，或胆火或情志犯脾夹胃，致脾胃气机升降失司，气机郁滞，邪气不解，日久则郁而化热，即病由毒起，热由毒化，日久成"毒热蕴胃证"。

于永铎传承李玉奇、周学文两位国医大师的学术思想，在结合长期临床实践经验及文献追溯研究后，提出"以痈论治"溃疡性结肠炎的理念。于永铎认为，UC 多由情志不调、饮食不节，使毒邪侵袭肠腑，导致湿、热、痰、毒互相搏结，瘀结于大肠，大肠失司，肠腑气机失调，故见腹痛、里急后重；肠络阻滞、脂膜血络受损，故见脓血便、肛门灼热、腹泻等。分别发生在胃部和大肠的胃溃疡、UC 两种溃疡皆为易复发性疾病。UC 肠镜下表现为弥漫性、多发性糜烂或溃疡，常附着脓性分泌物；病变周围肠壁可见充血水肿，血管变脆，纹理紊乱，常见自发性或接触性出血等。胃溃疡活检显微镜下可见弥漫性中性粒细胞浸润，形成隐窝脓肿，病灶部有糜烂、浅表溃疡形成及肉芽组织增生。两者镜下表现出的病理改变较为一致，都与中医对外痈"红、肿、热、痛"的描述相切合，因此可将 UC 视作人体内部的"痈"来治疗。"以痈论治"并非单纯的清热解毒，而是将中医外科治疗中的"消、托、补"三法，即"祛邪散疡、透邪外出、补虚促愈"，引入该病治疗中。急性期以消治之，以清热解毒、逐瘀排脓、散结消肿为主，兼以调气和血；缓解期以托为法，调和气血与健脾渗湿并重；恢复期以补护之，温肾暖脾，巩固疗效。

2. 辨证审因，多法并用

于永铎名医工作室自 2022 年成立后，治疗了众多 UC 患者。于永铎首先通过辨证找到患者发病的根本病因，如大肠湿热、肝脾不和、脾胃虚弱、脾肾阳虚等，并根据该病分为急性期、缓解期、恢复期的临床特点，将"消、托、补"灵活运用于各个阶段，遣方用药，融古纳今，既对古代名家名方的运用提出全新理解，同时又联合中药保留灌肠的治疗方法，临床效果显著。

（1）急性期

消法是指用符合证型的方药和方法，在疾病初起之时使之消退，从而使邪毒散去而不致走窜或发展。"消者，去其壅也。"古人有"以消为贵"

的说法。消法多用在 UC 的活动期。

【透脓散痈——白头翁汤】

急性期 UC 多见大肠湿热证。证见腹泻，便下黏液脓血，腹痛，里急后重，伴见肛门灼热，腹胀，小便短赤，口干，口苦，舌质红，苔黄腻，脉滑。于永铎通过长期临床实践及对 UC 病因病机的文献追溯研究，认为毒邪是导致该病发生的主要原因。而 UC 活动期的主要病因病机为病由毒起，毒化湿热，毒伤肠络。故清热解毒是治疗该病的基础方法。参考治疗外痈疮疡的消法，以清热解毒之品为主药，使脓透痈散，可采用黄连解毒汤合白头翁汤。

黄连解毒汤名见《外台秘要》引崔氏方，由黄连、黄芩、黄柏、栀子组成，为治疗实热火毒证的代表方，可治疗外科痈疽疔毒及身热下痢等。白头翁汤出自《伤寒论》，由白头翁、秦皮、黄连、黄柏组成，主治热毒血痢。两方合用，可协同增效。其中，白头翁苦寒，清热解毒，凉解大肠血热，止热毒痢及血痢，作为君药；黄芩、黄连、黄柏分别清上、中、下三焦之火，燥湿坚阴，厚肠止泻，共为臣药；佐以栀子导热下行，引邪热从小便而出；秦皮苦涩而寒，清热燥湿，兼以收涩止痢，为使药。全方遍清热毒，力透三焦，共奏凉血散痈、燥湿止痢之功。现代研究表明：黄连解毒汤抗炎作用明确，可通过降低活性氧自由基的蓄积、干扰脂质代谢途径、调控线粒体膜电位抑制炎症。白头翁汤治疗 UC 效果确切，可通过恢复 Th17/Treg 平衡维持肠道屏障，抑制 IL-6/STAT3 信号通路，调节肠道炎症反应。

"行血则便脓自愈，调气则后重自除。"湿热毒邪蕴结大肠，使肠络受损，气血运行不畅，瘀血内生，血败肉腐，化痈成脓。瘀血不去，新血不生，则痈脓难消难散。临床在清热解毒消痈的同时，应适当活血调气，以推陈出新。灌肠法可应用活血化瘀药直接作用于溃疡创面，对于肠黏膜炎症水肿的修复效果明显。常用药物有三七、白及、地榆等。其中，地榆有止泻、抗溃疡的作用，可明显缩短出血及凝血时间。有研究显示，三七与白及合用，在活血的同时又具有快速止血，保护肠道黏膜的作用。

【和解少阳——小柴胡汤】

于永铎团队以小柴胡汤为基本方进行加减，治疗 UC 大肠湿热证。方中柴胡可疏肝利胆，调畅气机；枳实行气消痞，疏肝理气；黄芩解毒凉血，清热燥湿；半夏降逆止呕，燥湿化痰，消痞散结；大黄泻火解毒，泻下攻积；白芍敛阴收汗，养血柔肝，兼具缓中止痛之效；陈皮、茯苓、白术可健脾；甘草缓急止痛，调和诸药。诸药合用，充分发挥了疏肝健脾，清热止泻，活血化瘀之功效，同时又能止痛理气解郁。患者湿热得去而泻痢自止。现代研究表明，小柴胡汤对肠道菌群具有明显的调节作用，且这一作用明显优于单用美沙拉秦，同时小柴胡汤具有促进 IL-10 和 TGF-β_1 合成的作用。患者使用小柴胡汤加减治疗后，肠道屏障功能恢复明显。

【顺应四时——芍药汤】

于永铎团队基于对"五脏应四时"理论的认识，查阅文献，从中医理、法、方、药及西医学等方面，总结出 UC 的发病与四时对于机体的作用有一定的关联，并提出以顺应四时为理论基础，根据名方芍药汤而加减用药，以提高 UC 的治疗效果。芍药汤具有清热燥湿、调和气血之功，为治疗湿热泻痢的经典代表方。

于永铎认为，春季通于肝，多风，且阳气易生发不足。春季发病的 UC 患者用芍药汤佐柴胡、防风、杜仲以升阳、疏肝、祛风。夏季通于心脾，多湿热，且阳盛于外。夏季发病的 UC 患者用芍药汤佐白术、茯苓、香附以清热利湿。秋季通于肺，多燥，且阳气渐收。秋季发病的 UC 患者用芍药汤佐黄芪、麦冬以滋阴生津。冬季通于肾，多寒湿，且气凝坚，阳气潜藏。冬季发病的 UC 患者用芍药汤佐党参、吴茱萸、郁金以温阳止泻。方中以苦寒之黄连、黄芩为君，以清大肠之热，行清热解毒、燥湿止痢之功。大黄性苦寒，可通里泄热，凉血除垢，配当归、芍药破积而行血，可除肠间郁热，配黄芩、黄连可增其泻火燥湿之功，用以为臣。方中重用酸寒之芍药以行泻肝火，敛阴气，和营卫，配当归行血和血，得以"行血则便脓自愈"；加以少量肉桂，温而行之，能入血分，可助当归、白芍行血和营，亦可制黄芩、黄连苦寒之性，避免其凉遏滞邪，且肉桂合大黄，无助火之忌，大黄配肉桂，行血之力更著；木香、槟榔合用，可行大肠之滞气，得以"调气则后重自除"，且槟榔亦可助大黄导滞之功，以上几味共为佐药。使以甘草，调和诸药，配芍药更奏缓急止痛之效。诸药合用，共奏清热燥湿，调和气血之功。

【子午流注——中药灌肠】

子午流注理论是基于"天人合一"的整体观，以经络学说为基础的一种中国医学理论学说。于永铎团队从子午流注理论、昼夜节律等时间医学的角度，重视肠道的生理、病理节律，基于肠道疾病的病理生理特征与时间医学的相关性，灵活运用肠道疾病的时间治疗学，探求出了中医治疗 UC 的一种新的明确有效的方法，即根据十二时辰气血灌注盛衰以"通灌液"择时保留灌肠。

基于《黄帝内经》理论可知，十二经脉的流注次序由手太阴肺经开始，依次流注各个经脉，至足厥阴肝经而再回到肺经。中医理论认为，人体与自然相应，因此每个经脉在循行时也都对应各自的时辰。《灵枢·阴阳系日月》记载："寅者，正月之生阳也。"可知寅为十二时辰之首，而肺经为气血循环之始，同样为十二经之首，因此肺经对应寅时。以此类推，大肠经对应卯时，胃经对应辰时……胆经对应子时，肝经对应丑时。据十二经脉的流注次序可知，大肠经在卯时的时候最为活跃旺盛，而 6 个时辰后，即酉时，为大肠经气血流注最为虚弱的时候。

直肠壁是具有选择性吸收功能的半透膜组织。通过灌肠操作，药液首先起到局部治疗作用，接着不经消化酶的破坏分解和肝脏的首过效应，通过体循环起到全身治疗作用。故该法能够提高药物的生物利用度。通灌液中苦参、地榆共为君药，清热燥湿，凉血止血；黄柏助清热燥湿之力，主清下焦湿热；白及功在收敛止血，消肿生肌；白矾酸涩收敛止血；升麻为使，引气上行，升散清泄。六药共奏清热燥湿，止泻止血之功。另外，也可用止血灌肠散进行灌肠治疗。止血灌肠散中血余炭为君药，以炭入药，主收敛止血之功；穿心莲、青黛、苦参为臣药，辅以清热凉血之用；三七、儿茶止血凉血，槐花、木香清肝，理血气，共为佐药。

于永铎在卯时运用通灌液灌肠治疗，取得显著效果。

针对活动期 UC 肠外表现，于永铎团队认为，湿热壅于大肠，化火炎上可熏灼于口；肺与大肠相表里且主皮毛，湿热累及于肺会引发皮肤症状；肺位于上焦，布散水谷精气应清轻如同雾露蒸腾，因此当上焦水气浑浊则向上影响眼部。治疗时可加重清肠中湿热毒之力，可加白头翁、黄连、金银花；同时疏肝清火，可加黄芩、柴胡、栀子。

（2）缓解期

《外科启玄》记载："托者，起也，上也。"托法是运用具有补益和透脓作用的方药，使机体正气恢复，从而将邪毒托出于外，不致邪毒在体内扩散和内陷的治法。《外科精义》记载："脓未成者使脓早成，脓已溃者使新肉早生。血气虚者托里补之，阴阳不和者托里调之。"因此，托法多用于 UC 缓解期。

【疏肝健脾】

UC 肝脾不和证常见情绪抑郁或焦虑不安，常因情志因素诱发大便次数增多，大便稀烂或黏液便，腹痛即泻，泻后痛减，可伴排便不爽，饮食减少，腹胀，肠鸣，舌质淡红，苔薄白，脉弦或弦细。于永铎团队认为，由白术、白芍、陈皮、防风组成的痛泻要方能够扶土抑木，疏肝健脾，是治疗肝郁脾虚所致腹痛泄泻的重要方剂。其与康复新液保留灌肠相配合效果更佳。方中白术味苦甘，性温，能益气健脾，燥湿利水，以治土虚；白芍味酸，收敛止泻，性寒而泻肝火，缓急止痛，与白术相配，取土中泻木之意；陈皮辛苦性温，可理气燥湿，醒脾和胃；防风辛香疏散，可疏肝醒脾气而胜湿，同时又能引药入脾经，表里兼治，从整体和局部两个方面同时着手，缩短治疗时间，提高诊疗效果，且使疾病不易复发。

【健脾和胃】

UC 脾胃虚弱证常见黏液脓血便，白多赤少，或为白冻，腹泻便溏，夹有不消化食物，脘腹胀满，伴见腹部隐痛，肢体困倦，食少纳差，神疲懒言，舌质淡红，边有齿痕，苔薄白腻，脉细弱或细滑。于永铎团队认为，UC 初为实证，久致肾虚，责之于脾气虚或阳虚，终为脾肾两虚。脾虚湿盛是该病的病理基础。治疗时，缓解期应以补气健脾为主，配伍消食行气活血之品，共奏健脾祛湿、行气活血之功，使脾健食消气顺，诸证自除。

健脾合剂（原名健脾汤），1985 年应用于临床，1992 年作为辽宁中医肛肠医院院内制剂使用。本药对脾虚型 UC 患者有明显疗效，对其他证型亦有一定疗效。如 UC 发作期多为湿热型，运用本药结合清热祛湿药物灌肠，局部祛湿热，整体健脾和胃，培补正气，效果亦佳，且无伤脾胃之虑。方中白术味苦甘，性温，归脾、胃经，具有补气健脾，燥湿利水，止汗之功效；党参味甘性平，归脾、肺经，有益气生津养血的功效；陈皮味辛苦，性温，归脾、肺经，可理气健脾，燥湿化痰；麦芽味甘性平，归脾、胃、肝经，具有消食开胃，回乳消胀的功效；山楂味酸甘，性温，归脾、胃、肝经，具有消食化积，行气化瘀的功效。

（3）恢复期

《黄帝内经》认为"虚者补之""损者益之"。补法指运用补养的药物和方法，使机体的正气恢复，从而助养疮面的新生，使创口愈合时间缩短。该法适用于溃疡后期，此时毒邪已去，正气亦衰，因此可用于溃疡性结肠炎恢复期。

【温肾健脾】

UC脾肾阳虚证常见久泻不止，大便稀薄，夹有白冻，或伴有完谷不化，甚则滑脱不禁，腹痛喜温喜按，伴见腹胀，食少纳差，形寒肢冷，腰酸膝软，舌质淡胖，或有齿痕，苔薄白润，脉沉细。于永铎团队认为，此证久泻不愈，久泻伤阳，终致脾肾阳虚，故当温肾暖脾，涩肠止泻，可用升阳益胃汤合理中丸（升阳益胃汤出自《脾胃论》，理中丸出自《伤寒论》）加减治疗。方中重用黄芪、干姜，并配伍人参、白术、甘草温肾健脾，以固其本；柴胡、防风、羌活、独活升举清阳，利水渗湿；半夏、陈皮、茯苓、泽泻、黄连除湿清热；白芍养血和营。此法适用于治疗脾胃气虚，清阳不升，湿郁生热之证。升阳益胃汤合理中丸治疗UC脾肾阳虚证疗效独特，临床应用中未出现不良反应，并且作用显著，患者复发率低，有重要的临床应用价值。

针对UC缓解期与恢复期的肠外表现，于永铎团队认为，脾虚引发的水行不畅与肝郁引发的气机不畅相互累及，若逢感风冒寒则碍于四肢关节筋骨，引发肿胀及活动不利；若病久肾水虚寒，肾府失养则腰背疼痛；相火移位则出现反复发作的虚火证候。与UC活动度无关的肠外表现大部分以虚为根，如坏疽性脓皮病、强直性脊柱炎等，可能是体质差异或病久累及等多种原因导致。因此，当患者初始出现脏腑虚象时，就应及时多加补益，防止其延伸成肠外表现。可根据临床症状着重结合人参、茯苓、白术健运脾气，黄芪、麦冬、山药补肺固表，肉桂、附子、肉苁蓉温化肾阳。

值得注意的是，一个部位的常见肠外表现往往涉及虚、实两种病理状态的不同疾病。这说明随着UC的病情演变，虚实、寒热、气血的病机转化，各肠外表现也可能随之改变，因此不能排除同一组织或器官在 UC 的不同阶段产生不同疾病的可能。

UC 病程长、症状多变、病机复杂，是目前众多医者着重攻克的重点消化系统疾病之一。于永铎名医工作室对该病的诊断、治疗已经形成了一套独特的临床思维。于永铎认为，UC 的治疗关键在于"变"。UC 的致病因素、患者的感邪体质无一不在变化，这也使传统的一证一方对于治疗 UC 而言不再具有优势。因此，于永铎团队在治疗 UC 时，选择将外科治则与内科辨证相结合，口服给药与肠道给药相配合，遣方用药的依据不仅包括患者的症状、体征、肠外表现，还考虑到了人体经脉和四季体质的变化，在临床应用中收效颇丰。这也正是于永铎在探索中医药运用时一直秉持的理念：依源而创，引旧于新。

六、克罗恩病

（一）疾病概述

克罗恩病是一种慢性肉芽肿性肠道炎性疾病，具有病程长、易反复、难根除的特点，近年来患病率不断攀升，严重影响患者的生活质量。

克罗恩病的临床表现包括消化道症状、全身表现、肠外表现。腹痛是克罗恩病患者最为常见的临床症状之一，而且这种症状的产生与克罗恩病本身的原发病活动之间没有明显的相关性，因此即使是在克罗恩病的临床缓解期，疼痛症状有时也会出现。腹痛多位于右下腹或脐周，呈间歇性发作，常为痉挛性阵痛伴肠鸣音增强，常于进餐后加重，排便或肛门排气后缓解。腹泻亦为该病的常见症状。病程初期，腹泻呈间歇性发作，病程后期可转为持续性腹泻。粪便多为糊状，一般无脓血和黏液。若病变累及下段结肠或肛门直肠者，可有黏液脓血便及里急后重症状。该病胃肠道并发症包括腹腔脓肿、肠腔狭窄和肠梗阻、肛周病变等，消化道大出血、肠穿孔较少见，部分患者可出现癌变，极罕见可累及食管。全身表现包括疲劳、体重减轻、发热、贫血。年轻的克罗恩病患者可出现生长障碍。克罗恩病肠外表现常被分为 4 部分：肌肉骨骼系统病变、眼部表现、皮肤病变、肝胆系统表现。肌肉骨骼系统病变是克罗恩病最常见的肠外表现，主要有外周关节炎（Ⅰ型、Ⅱ型）与中轴型脊柱关节炎。其中，中轴型脊柱关节炎又分为强直性脊柱炎和骶髂关节炎。常见的眼部表现有巩膜病变和葡萄膜炎。巩膜病变主要分为巩膜外层炎与巩膜炎。巩膜外层炎是一种巩膜外层的急性炎症，主要表现为病变区有压痛或轻度疼痛，但不会有分泌物、畏光或视力下降的表现。巩膜炎患者的症状明显更为严重，包括严重的疼痛、畏光、流泪，并可能出现视力下降。葡萄膜炎表现为不同程度的眼痛、畏光、视物模糊和头痛，主要依靠裂隙灯显微镜检查诊断。约16.9%的克罗恩病患者存在皮肤病变，包括结节性红斑、银屑病、坏疽性脓皮病等。肝胆系统表现包括原发性硬化性胆管炎、自身免疫性肝炎、胆石症、胰腺炎等。

实验室检查：①血清学指标。常规血清学指标在临床工作中简便易得，且检查费用低、易被患者接受，在克罗恩病诊断、疾病评估和治疗中具有重要价值。有研究表明，单核细胞与淋巴细胞的比例在克罗恩病的鉴别诊断与判断疾病的活动状态中具有重要价值，诊断准确率高达84.7%，且其比值与克罗恩病活动性呈正相关。这与单核细胞通过分化成为巨噬细胞参与炎症过程关系密切。②血清标志物。CD患者血清中存在自身抗体和微生物抗原抗体。抗酿酒酵母抗体是一种微生物抗原抗体，是从酵母中获得的磷酸肽甘露聚糖。其与肠内细菌胞壁成分同源。绝大多数研究表明，抗酿酒酵母抗体是CD鉴别诊断最准确的血清学标志，特异度较高。③粪便检验。粪便标志物中的钙卫蛋白是一种来自中性粒细胞和巨噬细胞的钙和锌的结合蛋白，不受食物影响，可以用酶标抗体法定量检测；乳铁蛋白是一种铁结合糖蛋白，存在于大多数与外部病原体直接相互作用的黏膜分泌物中，如粪便。粪便钙卫蛋白和乳铁蛋白能有效诊断克罗恩病，且在判断CD活动性中具有较好的敏感性及特异性，效能与内镜检查相仿。肠道菌群失调与炎症性肠病具有相关性。与健康个体相比，在炎症性肠病患者中具有抗炎能力的细菌减少，而具有致炎能力的细菌增加。有研究表明，与CD患者肠黏膜相关的细菌主要是厚壁菌、变形菌、放线菌。与健康人相比，CD患者体内拟杆菌明显减少，而厚壁菌门中肠杆菌属和放线菌的含量增加。在活动期CD患者中，肠道菌群受到干扰后肠道益生菌减少，导致艰难梭菌定植且不断繁殖，加快了病情恶化。克罗恩病患者，特别是处于活动期或病情严重的患者，检测粪便艰难梭菌对 CD 的诊断及治疗具有重大意义。

影像学检查：①内镜检查。目前用于克罗恩病诊治中的内镜检查包括胃镜检查、小肠镜检查、胶囊内镜检查、超声内镜检查和结肠镜检查。其中，结肠镜检查为 CD 有创诊断手段中常规首选检查项目，胃镜检查适用于 CD 疾病累及上消化道黏膜者。②超声检查。目前可用于诊断 CD 的超声检查包括灰阶超声（B 型超声）检查、彩色多普勒超声检查、能量多普勒超声检查、超声造影检查和超微血管成像等。其中，诊断 CD 超声途径包括经会阴超声、经直肠内超声、经肛管内超声、经腹肠道超声等。③X 线检查。目前，X 线钡灌肠检查已被淘汰，结直肠镜检查已经很好地替代了该检查项目。而 X 线小肠钡剂造影检查诊断 CD 的敏感性低，基本上已被 CT 小肠造影检查代替。但 X 线小肠钡剂造影检查仍可以作为无条件行 CT 小肠造影检查医院的重要诊断手段。④小肠 CT 造影检查。患者检查前一晚应禁食，检查前 60 分钟口服大量等渗甘露醇以扩张肠管，检查时静脉注射造影剂使肠壁及肠黏膜强化，同时用 CT 断层扫描采集图像。小肠 CT 造影检查可以很好地显示 CD 的内外病变和并发症，对 CD 有很高的诊断价值，对 CD 患者的病变肠段定位与肠镜检查有较高一致性，对 CD 的活动性评估有一定的临床应用价值。

病理检查：与其他检查相比，病理检查是诊断 CD 的金标准，尤其是手术切除标本，具有更高的诊断价值。如果有局灶性慢性炎症、局灶性隐窝结构异常和非干酪性肉芽肿三大光学显微镜特征，基本可以病理诊断 CD。但病理组织学检查是一种有创检查，并且需要不同部位多点取材，故该检查项目适合于已经被临床诊断的 CD 患者。

中医古籍中虽无克罗恩病的记载，但根据其证候表现，克罗恩病可分属于中医学"腹痛""泄泻""肠痈""肠结""肛痈""肛瘘""便血"等范畴。《外科正宗》言，"夫肠痈者，皆湿热瘀血流入小肠而成也。又由来有三：男子暴急奔走，以致肠胃传送不能舒利，败血浊气壅遏而成者，一也；妇人产后体虚多卧，未经起坐，又或坐草（胎产）艰难，用力太过，育后失逐败瘀，以致败血停积肠胃，结滞而成者，二也；饥饱劳伤，担负重物，致伤脾胃，又或醉饱房劳，过伤精力，或生冷并进……气血凝滞而成者，三也"。《奇效良方·泄泻门》言："泄者，泄漏之义，时时溏薄，或作或愈；泻者，一时水去如注。"《脉经·诊五脏六腑气绝证候》曰："病人肠绝，六日死……发直如干麻，不得屈伸，自汗不止。"

CD 的治疗包括一般治疗、药物诱导缓解后的维持治疗、肛瘘的处理、外科手术治疗和术后复发的预防。必须要求患者戒烟，对重症患者可予营养支持治疗，首选肠内营养，不足时辅以肠外营养。轻度活动期 CD 的主要治疗原则是控制或减轻症状，尽量减少治疗药物对患者造成的损伤。激素是中度活动期 CD 最常用的治疗药物。重度患者病情严重、并发症多、手术率和病死率高，应及早采取积极有效的处理措施。应用激素或生物制剂诱导缓解的 CD 患者往往需长期使用药物，以维持撤离激素的临床缓解。肛瘘是 CD 常见的并发症，对于单纯性肛瘘，无症状者无须处理，有症状者需积极抗感染，首选环丙沙星和（或）甲硝唑，并以硫唑嘌呤或巯嘌呤维持治疗。对于复杂性肛瘘，其处理原则与有症状单纯性肛瘘相似，如有脓肿形成必须先充分引流，同时给予抗菌药物治疗。外科手术的时机应根据患者具体病情决定，避免因盲目的无效治疗而贻误手术治疗的时机，增加手术的风险。

（二）于永铎诊治克罗恩病之特色

西医治疗 CD 多以 5- 氨基水杨酸、类固醇治疗，单克隆抗体治疗，免疫调节剂治疗和手术治疗为主。局限于药物诱导缓解，且药物依赖性、抵抗性及不良反应等问题还待解决。于永铎认为，CD 的发病关键在于本虚标实。虚者责之脾肾先后二天之本，因素体本阳虚不固，久而气郁水停，脉络不通，瘀血内阻，加之感受外邪如浊毒、郁火等而发病。基于整体观念，辨证论治，运用外科疮疡的"消、托、补"法则，即"祛邪散疡、透邪外出、补虚促愈"，在西医治疗的基础上根据 CD 证型选方用药。这种中西医结合的方法不仅可以调节肠道菌群，还具有抗炎、修复肠黏膜损伤等作用，在缓解临床症状、降低复发率、改善患者生活质量等方面疗效确切，具有显著优势。

1. 传承

辽宁中医药大学教授田振国根据此病的发病特点及临床表现，将其归属于中医学"腹痛""肠痈"范畴,治疗上以"通"字立法。田振国教授认为,所谓"通"并非单指通利攻下,实际上包括了一切正治之法,即"通则不痛"。如宣通气血、调气和血、理气降逆、益气健脾及散寒温阳等法皆是。临床治疗多从虚实两纲着手,实证重在祛邪疏导,虚证当以温阳益气。

2.选用古方,辨证论治

于永铎名医工作室自 2022 年成立以来,治疗了众多 CD 患者。于永铎以八纲辨证为主,结合患者临床表现,将 CD 分为湿热瘀阻型、气滞瘀结型、脾肾气虚型,运用外科疮疡的"消、托、补"法则,选用古代名方,辨证施治,疗效显著。

(1)湿热瘀阻型

湿热瘀阻型患者表现为恶寒、身热、腹痛、便下脓液和黏液,或泻下急迫,或泻后不爽,舌红,苔黄腻,脉弦或滑数。应当治以清热利湿,理气化瘀,选用葛根芩连汤加减。方中葛根辛甘而凉,入脾、胃经,既能解表退热,又能升脾胃清阳之气而治下痢,故为君药;黄连、黄芩清热燥湿,厚肠止泻;薏苡仁利水渗湿;厚朴燥湿化痰;金银花、连翘清热解毒;赤芍、白芍活血止痛;当归补血活血,润燥滑肠;红花活血通经,散瘀止痛;陈皮理气健脾,燥湿化痰;木香行气止痛。

(2)气滞瘀结型

气滞瘀结型患者表现为腹痛、腹胀拒按,脐腹可扪及肿块,大便闭结或大便不畅,苔厚腻而干,脉弦滑而数或沉而有力。应当治以行气通腑,通瘀散结,选用桃核承气汤加减。方中丹参调经活血,祛瘀止痛;桃仁活血化瘀,润肠通便;红花活血通经,散瘀止痛;三棱、莪术破血逐瘀,行气止痛;木香行气止痛;槟榔、枳实破气消积;厚朴燥湿化痰;生大黄泻下攻积,清热泻火。

(3)脾肾气虚型

脾肾气虚型患者表现为腹痛隐隐,痛势绵绵,腹泻不重,大便稀薄,消化不良,形体消瘦,时发时愈,舌淡胖,苔白,脉细弱而缓或沉细迟。应当治以温补脾肾,选用四君子汤合四神丸加减。方中党参补中益气,养血生津;白术健脾燥湿;茯苓健脾渗湿;补骨脂补命火,散寒邪;吴茱萸温中散寒;五味子收敛固涩;肉桂补火助阳,散寒止痛;炙甘草健脾补气;

白芍养血调经，敛阴止汗；川楝子疏肝泄热，行气止痛；山药补脾养胃，补肾涩精；山楂、麦芽健胃消食；鸡内金健脾开胃，固精缩尿。

七、混合痔

（一）疾病概述

痔又称痔疮、痔核等，是一种在20岁以上人群中发病率最高的肛肠疾病。随着现代社会人们生活方式的变化，我国痔疮患病率逐年上升。中华中医药学会的一项覆盖全国31个省、自治区、直辖市的流行病学调查显示，我国18岁以上城镇居民肛肠疾病患病率高达50.1%，其中痔疮为最常见的肛肠疾病，患病率达49.14%。国外流行病学调查显示，2015年美国痔疮患病率达55%，21世纪韩国和奥地利的痔疮发病率分别为14.4%和38.9%。痔疮是直肠末端黏膜下和肛管皮肤下的静脉丛发生扩大、曲张所形成的柔软静脉团，以便血、脱出、肿痛为临床特点。初期常以无痛性便血为主要症状，血液与大便不相混合，多在排便时出现手纸带血、滴血或射血，大多患者可经药物治疗缓解或自行缓解。但若失于防治，因饮酒、过劳、便秘、腹泻等可出现出血严重、痔核脱出，甚至继发性贫血，严重者则需要手术治疗。

根据发病部位的不同，可将痔分为内痔、外痔和混合痔。内痔是指肛门齿线以上，直肠末端黏膜下的痔内静脉丛扩大曲张和充血而形成的柔软静脉团。内痔的主要临床表现是出血、脱出、肛周潮湿、瘙痒，可并发血栓、嵌顿、绞窄及排便困难。外痔是指发生于肛门齿线之下的痔，多由肛缘皮肤感染，或痔外静脉丛破裂出血，或反复感染、结缔组织增生，或痔外静脉丛扩大曲张而形成。外痔的主要临床表现是自觉肛门坠胀、疼痛、有异物感。由于临床症状、病理特点等的不同，外痔可分为炎性外痔、血栓性外痔、结缔组织外痔、静脉曲张性外痔4种。混合痔是指同一方位的内外痔静脉丛曲张相互沟通吻合，使内痔部分和外痔部分形成一个整体。混合痔多发于肛门左、右后、右前侧位（即截石位3点、7点、11点处），其中以11点处最为多见，临床表现兼有内痔、外痔的双重症状，多表现为大便时滴血或射血，量或多或少，色鲜，便时常有肿物脱出，能自行回纳或需用手法复位，若合并染毒则可发生嵌顿肿痛。

痔疮与饮食、排便习惯、工作体位等有密切联系。喜食辛辣刺激食物、肉类，精细饮食及嗜酒等可能导致痔疮的发生和发展。进食辛辣刺激食物，可刺激肛门直肠黏膜，引起局部充血发炎，静脉壁可因炎症刺激而变硬，长期刺激可引起直肠静脉淤血扩张而致痔；饮食精细、喜食肉食的人，胃肠蠕动减慢，继而导致便秘，也可导致痔的发生；而长期饮酒者易患痔，或可使痔疮病情加重。不良的排便习惯，如上厕所久蹲、便秘或久泻久痢都可诱发或加重痔疮。长时间蹲厕会引起静脉丛的长时间充血，增加了肛垫中支持组织的负担，致使肛垫下移形成痔；便秘的人由于大便硬结，排便时间长，导致肛门直肠静脉淤血，压力升高，久之形成痔；久泻久痢者也可出现痔疮，稀便的反复刺激引起括约肌长时间、频繁或持续地收缩，肛管静息压持续升高，最终导致肛垫充血性肥大，再加上腹泻时肠内环境酸碱度的改变，也会加重对肛垫的损伤，如果腹泻不能被及时纠正，以上过程反复发作，肛垫充血越发严重，就会引发一系列痔疮症状。长期坐位、站位、蹲位工作的人，容易患痔疮。久站者痔疮的发病率为 73.5%。这是由于人在站立位时，肛门直肠位于人体下部，再加上直肠上静脉无静脉瓣，受到重力作用，血流回流缓慢，容易造成肛门直肠的静脉丛淤血扩张而致痔。而像翻砂工人长期下蹲工作，银行职员、打字员、汽车司机等长时间坐位工作，也容易罹患痔疮。这是由于长时间的下蹲、坐位工作，影响盆腔血液循环，肛门直肠静脉丛血液回流缓慢，容易造成痔静脉丛淤血扩张而成痔。因此，人们在生活中应注意避免久坐、久站、久蹲，但是因为工作需要不可避免采取上述这些体位，故应注意变换体位，降低痔疮发生的风险。

痔疮的发生与一些特定的基础疾病也有一定联系。如患有高血压、前列腺增生、慢性支气管炎、肺源性心脏病，以及肝硬化的人则更易患痔疮。其中，高血压患者痔疮的发病率可达 73.7%。由于前列腺增生，尿路梗阻，排尿困难，排尿时需增加腹压，腹压增高，肛门直肠静脉血液回流受阻，痔静脉丛扩张淤血可致痔。慢性支气管炎、肺源性心脏病的患者经常咳嗽，也会导致腹压增高，痔静脉丛血液回流受阻，继而淤血扩张，造成痔疮。肝硬化失代偿期的患者因腹水而使腹压增高，同样易患痔疮。妇女在妊娠期，随着胎儿逐渐增大，其腹压增高，下腔静脉受压加重，尤其在胎位不正时，压迫更为明显，使直肠下端、肛管的静脉回流受阻，导致痔静脉丛淤血扩张；怀孕期间因内分泌的影响也可使骨盆血管、直肠血管扩张而产生痔。此外，分娩时会阴部努挣，可加重痔静脉的回流障碍。再者，孕妇活动量少，胃肠蠕动减慢，粪便在肠腔内停留时间延长，导致便秘，排便的困难又可加剧痔疮的发作。

关于痔的发病机制，目前有以下3种说法：①肛门直肠部静脉曲张。痔的基本病理改变是静脉曲张。由于痔静脉无静脉瓣，括约肌痉挛、粪便嵌塞及人体站立位重力影响等因素会使肛门直肠静脉回流障碍，痔静脉曲张形成痔。②肛垫下移。肛垫是由齿线以上的黏膜、Treitz肌、结缔组织及静脉丛构成。当肛垫增生、肥大、松弛，或肛门括约肌的紧张度发生改变，导致肛垫向下移位，则会形成痔。③血管增生。齿线以上的黏膜下组织含有大量的窦状血管、平滑肌、弹力纤维和结缔组织等，这些组成直肠海绵体。随着年龄的增长，直肠海绵体出现增生、肥大，而形成痔。

中医学认为，痔的发生多因脏腑本虚，兼因久坐久立，负重远行，或长期便秘，或泻痢日久，或临厕久蹲，或饮食不节，过食辛辣醇酒厚味。这些都可导致脏腑功能失调。风湿燥热下迫大肠，瘀阻魄门，瘀血浊气结滞不散，筋脉懈纵而成痔。日久气虚，中气下陷，不能摄纳，则痔核脱出。痔疮的发病机制为饮食起居失常，脏腑气血虚耗，加之湿热风燥等外邪侵袭，使机体阴阳失调，经络阻塞，瘀血浊气下注，结聚不散，筋脉横解形成痔。《丹溪心法》云："痔者，皆因脏腑本虚，外伤风湿，内蕴热毒，醉饱交接，多欲自戕，以致气血下坠，结聚肛门，宿滞不散，而冲突为痔也。"

痔易反复发作，主要原因有两个。第一，解剖结构决定了容易复发。痔静脉缺少瓣膜，血液不易回流，加之人体直立行走，重力和脏器对其造成压迫，容易产生静脉曲张、肛垫下移等不可逆的病理改变。第二，诱发因素无法避免。不良的排便、饮食习惯，如排便久蹲、嗜食辛辣，以及遗传因素、工作性质等，都是痔的诱发因素，无法短时间全面改善。

痔疮检查方法：肛门直肠指诊可大致了解到痔核的数目、位置、大小、形态、质地等。肛门镜检查在完成肛门直肠指诊后进行。将镜头插入肛门后，退出镜栓，再将镜头缓缓插入。边退镜边拍摄，可清晰观察到肛管直肠内的情况，包括黏膜有无充血、水肿、糜烂、溃疡、出血、脓血、肿物、脱出等，还能明确位置、颜色、形状、范围等。肛门镜检查可明确痔的形态及严重程度，能够明确诊断，指导治疗。

痔疮的常见并发症有贫血、疼痛、肛门潮湿、瘙痒、便秘等。对于女性，其还容易引发妇科炎症，如阴道炎、盆腔炎等。痔疮的中医辨证分型有4种，大致与内痔分期中的Ⅰ期、Ⅱ期、Ⅲ期、Ⅳ期相对应。风伤肠络证表现为大便带血、滴血或喷射状出血，血色鲜红，或有肛门瘙痒等，舌质红，苔薄白或薄黄，脉浮数。湿热下注证表现为便血色鲜，量较多，肛内肿物外脱，可自行回缩，肛门灼热，舌质红，苔黄腻，脉弦数。气滞血瘀证表现为肛内肿物脱出，甚或嵌顿，肛管紧缩，坠胀疼痛，甚则肛缘水肿，血栓形成，触痛明显，舌质红或暗红，苔白或黄，脉弦细涩。脾虚气陷证表现为肛门松弛，痔核脱出，需手法复位，便血色鲜或淡，面白少华，神疲乏力，少气懒言，纳少便溏，舌质淡，边有齿痕，苔薄白，脉弱。

痔疮的治疗原则主要有以下3点：①即使患者检查发现存在明显的内痔和外痔，只要没有出血、脱出和疼痛等症状，便不需要特殊治疗。②对于有症状的痔，一般以减轻或者消除症状为主，而非采取根治性治疗。③若反复发作，或经过非手术治疗无效者，可考虑外科手术治疗。患者需调整饮食起居，养成定时排便的习惯，保持肛门周围清洁，加强体育锻炼，避免久坐久站，坚持做提肛运动，这样可以促进血液循环和肠蠕动，对防止便秘、减轻症状具有重要作用。痔疮的非手术治疗方法主要为药物治疗，包括内服药物和外用药物两种。中医治疗痔疮的内治法主要是通过辨证论治进行口服汤药治疗。若患者证见大便带血、滴血或喷射状出血，血色鲜红，或有肛门瘙痒，舌质红，苔薄白或薄黄，脉浮数，则运用凉血地黄汤加减口服治疗；若患者证见便血色鲜红、量较多，肛内肿物外脱，可自行回缩，肛门灼热，舌红，苔黄腻，脉弦数，则运用脏连丸加减口服治疗；若患者证见肛内肿物脱出，甚或嵌顿，肛管紧缩，坠胀疼痛，甚则肛缘水肿，血栓形成，舌质红或暗红，苔白或黄，脉弦细涩，则运用止痛如神汤加减口服治疗；若患者证见肛门松弛，痔核脱出，需手法复位，便血色鲜或淡，舌质淡，边有齿痕，苔薄白，脉弱，则运用补中益气汤加减口服治疗。中医治疗痔疮的外治法主要包括熏洗法，外敷法、塞药法和挑治法。常用的熏洗剂包括起痔汤、洗痔肿痛方、苦参汤、洗痔枳壳汤、白矾汤、五倍子汤、熏痔汤、莲房枳壳汤等。常用的外敷药有五倍子散、黄连油膏、九华膏、消痔膏、通用消肿散、金黄散等。塞药法常选用具有清热解毒、消肿止痛、收敛止血等作用的中药制成栓剂外用。而挑治法则是选用常用穴位，如肾俞、长强、次髎等穴位进行挑刺来疏通经络、调理气血，从而达到肿消痛减的目的。另外，针灸、推拿、注射疗法、枯痔疗法、扩肛疗法等也是现在常用的外治法。随着"微创"治疗观念的普及，对于痔的相关治疗同样衍生出了许多微创疗法。其中，非手术类微创疗法有硬化剂注射治疗、微波治疗、激光治疗、冷冻疗法、套扎疗法、远红外线凝固疗法、铜离子电化学疗法等，主要适用于Ⅰ期、Ⅱ期内痔的治疗，具有安全、便利、恢复速度快等优点，但治疗后较为容易复发，疗效并不稳定。微创手术治疗包括 PPH、TST、STARR 等，主要适用于治疗Ⅲ期、Ⅳ期内痔，混合痔及包括外痔血栓形成或血肿形成在内的非手术治疗无效者，具有创伤小、术后疼痛轻等优点，但价格较高且可能发生术后感染及出血、肛门狭窄、肛门括约肌功能下降等并发症。混合痔的传统手术治疗包括外剥内扎术、切除术和分段结扎术。其中，外剥内扎术及切除术适用于反复出血或伴有严重脱出症状的情况或经保守治疗后临床症状仍不能缓解的情况。对于混合痔的内痔部分脱出后嵌顿于外，疼痛难忍的情况也可应用该方法治疗。而分段结扎术适用于治疗环状混合痔。痔疮术后并发症一般有疼痛、尿潴留、出血等，如若出现，就需及时诊治。

（二）于永铎诊治混合痔之特色

1. 传承

20 世纪 70 年代，辽宁中医肛肠医院首创环状混合痔分段结扎术，并将其应用于临床。医院凭该术式曾于 1987 年获辽宁省科研成果奖。其原理同内痔结扎外痔剥离，基于病变为环状的特点，采取按痔核自然分段，分为4~5 段进行结扎。该术式可彻底治疗病变组织，具有术中出血少、术后肛门外形美观、永不复发等特点。该术式从开展一直沿用至今，目前仍是解决疑难痔病的基本方法。除手术方法不断进步外，药物疗法在治疗痔疮方面也有所创新。史兆岐教授研制出以中药为主的硬化剂，并采用注射方法治疗晚期内痔和混合痔。其研究发明的消痔灵开创了非手术疗法的消痔新方法。史兆岐教授对内痔脱出提出了"下者举之"的非手术治则。全国著名肛肠疾病专家李润庭将枯痔散制成枯痔液，并将其注射到痔核中，这样既避免了对患者皮肤的刺激，又达到了医生和患者都满意的临床效果。李润庭还创造了胶圈套扎法，该法对痔疮的治愈率达 95% 以上。张有生教授在继承中医系痔法、挂线法、内治法的基础上，研制出环痔分段结扎法、痔结扎压缩法等疗法，效果良好。对于痔疮术后恢复期，田振国教授发挥了中医药的优势，采用中药熏洗治疗肛门病变，减轻患者创口疼痛等不适感，并研制出院内制剂生肌止痛栓和止痛膏，丰富了专科药物的使用种类和治疗范围。

2. 先保守治疗，后手术治疗

于永铎认为，该病的治疗原则为先保守治疗，后手术治疗。

于永铎在临床中通过肛门指诊，以及使用肛门镜对患者肛门局部进行检查后，判断其混合痔的严重程度，以确定选择保守治疗还是手术治疗。手术指征如下：①反复便血，频繁发作，且便血量较多，药物治疗效果不佳。②痔核较大，便后脱出不能自行回纳，需用手还纳。③痔核脱出嵌顿于外，肛门疼痛剧烈。④外痔痔核大，常发生局部炎症、水肿。⑤继发的血栓性外痔痔体较大，异物感明显，疼痛剧烈。

对于未达到以上手术指征的轻度混合痔，于永铎常选用保守治疗，包括对患者做针对性科普工作，指导其调整饮食结构，如多摄入膳食纤维等，以及嘱其形成良好的排便习惯，限制排便时间等；还可应用外治法，重点改善局部症状。常选用的外用药包括膏剂、栓剂和散剂 3 种类型。若炎症较重或破溃发生局部感染，可局部外涂抗生素以抗炎，控制感染。对于分泌物较多或伴发肛周瘙痒或湿疹的情况，可加用中药散剂，如一效散等，以发挥收敛、干燥的功效。此外，还可根据患者需要加以中药熏洗坐浴、外敷、塞药、针灸、挑治等外治法辅助治疗。对于内痔痔核较大的患者来说，可采用注射疗法，使痔核硬化萎缩脱落，常用的注射液有消痔灵、芍倍注射液、矾藤注射液等。

对于未达到手术指征，且除混合痔局部症状外还存在全身症状或自觉存在某些中医证候以期服用中药整体调理的患者，于永铎常予其中药汤剂内服结合外用药物治疗。他注重治病求因、病证兼顾，对不同患者进行四诊合参，以辨证施治。若患者便中带血，滴状或喷射状出血，色鲜红，或有肛门瘙痒（Ⅰ期内痔），舌红，苔薄白或薄黄，脉浮数，则治以清热凉血祛风，常用药物有槐角、地榆、黄连、黄芩、赤芍等。若患者便血色鲜，量较多，肛内肿物或脱出，后可自行回缩，肛门有灼热感（Ⅱ期内痔），舌红，苔黄腻，脉弦数，则治以清热利湿止血，常用药物有黄连、黄柏、白芷、天花粉、大黄等。若患者肛内痔核脱出，或发生嵌顿，坠胀疼痛，或伴肛缘水肿，血栓形成，疼痛明显（Ⅲ期、Ⅳ期内痔），舌暗红，苔白或黄，脉弦细涩，则治以清热利湿，祛风活血，常用药物有秦艽、桃仁、苍术、牡丹皮、延胡索等。若患者痔核脱出，需手法复位，肛门松弛，便血色鲜或淡，纳呆便溏，面白少华，少气懒言，神疲乏力，舌淡，边有齿痕，苔薄白，脉弱，则治以补中益气，常用药物有升麻、白术、人参、黄芪、柴胡等。

对于中重度混合痔，于永铎选择手术治疗。术式选择既包括外剥内扎法、分段结扎法等传统术式，又包括微创手术方式，如吻合器痔上黏膜环切术、选择性痔上黏膜切除吻合术、经肛门吻合器直肠切除术等。于永铎最常用以治疗混合痔的术式为外剥内扎术及 TST。外剥内扎术即将外痔自基底部行"V"形切口切开，剥离至齿线上 0.5cm 左右；对内痔进行缝扎，多用"8"字缝扎法，使痔核因缺血坏死而脱落。此种术式操作简易、价格低廉、治疗彻底、复发率低，但术中切除组织较多，术后创面水肿较明显，疼痛较为剧烈（排便时尤重），愈合时间较长，且不适用于环状混合痔。TST 则是一种在 PPH 基础上改良而成的微创痔治疗技术，手术本身保留了部分 PPH 术式的优点，并针对 PPH 的缺陷情况进行了相应改良，使临床手术治疗更具针对性，且手术操作过程中对患者肛周正常组织造成的损伤程度较低，治疗前对患者肛管皮肤进行了保护处理，因此患者术后肛门功能恢复较快，手术创面恢复时间也明显缩短。相比较而言，TST 对痔核病灶的切除效果更加显著。其利用特制的吻合器，选择性切除齿线上约 2cm 宽的直肠黏膜及黏膜下层组织，同时将断端进行吻合，使脱垂移位的肛垫组织向上牵拉、悬吊，以恢复其正常的解剖位置。该技术的实现主要基于痔疮的形成机制（即肛垫下移学说）。其能针对性地改善肛垫脱垂状况，同时也在一定程度上体现了中西医结合治疗混合痔的观点。TST 结合中医的"分段齿状结扎"理论，根据痔核的分布、数量及大小调节痔黏膜切除的范围，避免切除完好的肛垫组织，最终实现既保护肛垫又切除病灶的微创痔手术理念。

于永铎自从业以来接诊了上千位混合痔患者，其中大多数患者（约70%）已达到手术指征。其根据患者病情结合患者自主意愿选择手术方式。部分患者出于对传统术式的信任，以及对手术费用的考虑，倾向于选择传统外剥内扎术。针对还未发展为环状混合痔的、病情较轻的病例，可优先考虑外剥内扎术。环状混合痔是指同时存在 3 个以上痔核，痔核往往连成一片，形成环状，环绕肛管 1 周。这种类型的痔疮是痔疮发展的最后阶段，也是最严重的阶段。对于环状混合痔，于永铎则较少采用传统外剥内扎术。这是由于在长期的临床工作中，于永铎发现使用外剥内扎术治疗环状混合痔，会结扎较多的肛管黏膜及皮肤，容易造成术后肛门狭窄、术后出血等并发症。环状混合痔的手术难度在于既要保留足够的肛门皮桥及黏膜桥，又要不残留痔组织，还要防止肛门狭窄的发生。基于这一情况，微创手术则更多用于环状混合痔的治疗中。

吻合器痔上黏膜环切钉合术是最早被引入临床的微创术式，其主要用于治疗重度Ⅲ～Ⅳ期内痔及环状混合痔。该术式具有手术时间短、术后疼痛轻、并发症少、恢复快等特点。在此基础上，王业皇教授发明的选择性痔上黏膜切除术利用特制的肛门镜开环式窗口，用吻合探头锁定痔核，能够根据痔核的大小和多少调节痔上黏膜组织的切除范围，最大限度地保护肛门的正常解剖结构和排便功能。有研究表明，TST 更利于重度环状混合痔患者下垂肛垫组织的复位；同时术中还可对痔核内动脉进行阻断处理，手术操作可有效保护诸多淋巴管和静脉；患者肛周组织内局部血液循环受影响程度较低，血供正常，创面组织愈合时间缩短，疼痛反应也明显缓解。TST 对重度环状混合痔患者痔核病灶的清除效果更加彻底，术中还可对手术切除与清理效果进行评估，并且手术可重复操作，保证了治疗效果。对于部分重度环状混合痔的病例，也可采用 TST 加外痔分段切除术治疗。外痔分段切除术与 TST 的配合应用促使混合痔的清除更加彻底，进而能够提升疗效，可更大程度地避免术后复发。

于永铎尤为重视术后治疗，着重解决术后疼痛、水肿问题。手术作为一种有创治疗，其破坏了肛管直肠正常组织，易导致多种术后并发症。除疼痛外，肛缘切口水肿是该手术术后最常见的并发症之一，发生率为10%～40%，具有起病急、发展迅速、不易消退的特点，发生原因是术后肛周组织出现炎症反应、局部循环障碍。水肿的发生会加重患者术后的疼痛，延长创面愈合时间，影响患者的生活质量。如今，多种抑制炎症反应、改善微循环的口服、外用消肿药物及物理疗法被广泛应用于临床，但尚未有高效、系统的诊疗方案。结合多年的临床观察，于永铎发现术后水肿多表现为肿势急剧，发于皮肉之间，疼痛拒按，皮肤红赤光亮，创面红活润泽，表面潮湿不净，自觉灼热。根据阴阳辨证，热为阳。故于永铎认为，混合痔术后水肿的病因病机为湿热下注，应以清热、敛湿、消肿、止痛为治疗原则。因此，在中医辨证论治思想的指导下，根据临床实际结合现代药理研究，其将具有清热燥湿、消肿止痛、化腐生肌作用的硝矾散坐浴用于混合痔外剥内扎术后水肿的治疗。

硝矾散为辽宁中医药大学附属第三医院（辽宁省肛肠医院）院内制剂，其功效为清热燥湿、消肿止痛、化腐生肌，主要成分为芒硝、硼砂和白矾。于永铎在临床观察中发现该药在减轻水肿、缓解疼痛，以及促进创面愈合方面取得了满意效果。同时，硝矾散坐浴还可结合红光照射辅助治疗。于永铎及同事曾在临床中观察术后常规换药结合硝矾散坐浴联合红光照射治疗肛缘水肿的疗效。研究结果显示，硝矾散坐浴联合红光照射可对术后肛缘水肿有明显的改善作用，有利于创口的愈合，还能缩短病程，减轻患者的痛苦，治疗期间患者反应良好，故该法值得临床推广使用。对于术后疼痛，于永铎曾应用生肌止痛栓联合一效膏作为混合痔术后常规的换药用药。该法疗效确切，在减轻混合痔术后局部疼痛、促进肉芽组织生长及创面愈合等方面效果良好。除术区局部用药外，也可结合针刺缓解术后疼痛。于永铎常选二白、承山、次髎、长强和痔疮穴进行针刺。针刺具有疏通经络、调和阴阳、扶正祛邪的作用。选择正确的腧穴、运用正确的行针手法能够有效地缓解混合痔术后疼痛。二白作为经外奇穴，对痔疮的治疗及术后疼痛的缓解均有特效；承山、次髎均属于膀胱经穴，该经"从腰中，下夹脊，贯臀，入腘中"，所谓"经脉所过，主治所及"，针刺两穴可以疏通肛门局部气血，搭配二白、长强效果更佳；长强为督脉之络穴，位于尾骨端下，当尾骨端与肛门连线的中点处，距离肛门很近，针刺此穴对于局部气血运行和经脉活动具有良好的调节作用；痔疮穴为奇穴，位于前臂伸侧面，尺桡骨之间，前臂背侧，腕关节至肘关节连线的上 1/3 处，针刺此穴能改善周围神经组织，促进血液循环，从而达到通络止痛的作用。

八、肛裂

（一）疾病概述

肛裂是肛管上皮非特异性放射状纵行溃疡，呈梭形或椭圆形，长 0.5~1cm。该病发病率在肛门直肠疾病中占 20%，仅次于痔疮。临床特点是肛管皮肤全层裂开，肛门部呈周期性剧烈疼痛，裂口多见于肛管后部，其次是肛管前部，青壮年多见，男多于女。肛裂典型的病理改变有 5 种，包括梭形溃疡、肛乳头肥大、裂痔、皮下瘘、肛隐窝炎。

中医古籍中有"肛裂""钩肠痔""裂痔"之称。中医学认为，肛裂的发生是由于血热肠燥或阴虚津乏而导致大便秘结，气机阻塞，气血纵横，经络交错流注肛门，排便时用力过猛，致使肛门皮肤裂伤，继发感染而逐渐形成慢性梭形溃疡。

西医学认为，肛裂的形成与下列因素有关：①肛门局部解剖特点。直肠末端的生理曲度是由后向前弯曲至肛门。肛门外括约肌起至尾骨，向前至肛门的正中有左右两条肌束，围绕肛管两侧至肛门前方汇合，在肛门后方与肛门外括约肌浅部、皮下部构成一水平位的三角区，此处是缺乏肌肉组织支持的薄弱区。同时，直肠末端走行向后向下，肛管与直肠形成一个角度，大便时肛管后方承受压力最大，在大便干硬、便条过粗时，此处则容易被撕裂。②外伤因素。干硬的粪便引起肛管皮肤损伤，是产生肛裂的基础。便秘、粪便干硬或粪便混有异物，排便时过度扩张损伤肛管，或扩张肛门方法不当及肛门手术操作不当，都可引起肛裂。③感染因素。陈旧性肛裂多伴有肛隐窝感染，而后位肛隐窝肛腺丰富，容易感染。因此，有学者认为感染是导致肛裂的主要原因。肛窦的感染使肛管组织弹性减弱、脆性增加，故易于损伤破裂，形成溃疡。同时，肛隐窝感染后，炎症易于向肛管皮下部蔓延，形成脓肿，溃破后形成溃疡导致肛裂。④肛门内括约肌痉挛因素。由于肛管部慢性炎症刺激，使肛门内括约肌处于痉挛状态。黏膜肌层和肛管皮肤弹性减弱、紧张力增强，致使肛管皮肤撕裂。

肛裂诊断依据包括：①症状。大便时出现周期性疼痛，还伴便时出血，色鲜红，量不多，部分患者伴有便秘。肛裂的周期性疼痛具有明显的特点，即当粪便进入直肠，患者产生便意时，肛门括约肌开始舒张和收缩，为排便做准备，此时开始有轻微的疼痛；粪便通过肛管，冲击和撕裂肛裂引起撕裂样剧烈疼痛，状如刀割，此阶段可持续 30 分钟左右；当肛门括约肌痉挛收缩无力时，肛门开始松弛，疼痛逐渐减轻，此时为疼痛间歇期，可间歇 20~30 分钟；然后肛门括约肌又开始痉挛，疼痛又开始加剧，可持续数小时，直到括约肌疲劳松弛后，疼痛才逐渐缓解消失。②体征。肛管皮肤全层裂开，形成梭形溃疡，有些可见肛乳头肥大、裂痔、皮下瘘、肛隐窝加大加深。

目前，临床应用较多的分类方法是以病程长短进行分类，分为新鲜（单纯性）肛裂和陈旧性（复杂性）肛裂。肛裂中医辨证主要分为热结肠燥、湿热下注、阴（血）虚肠燥 3 型。肛裂需要与肛门皲裂、肛管结核性溃疡、肛管上皮癌、克罗恩病、溃疡性结肠炎并发肛裂、梅毒性肛管溃疡、肛管皮肤机械性擦伤等疾病进行鉴别诊断。肛裂总的治疗原则是纠正便秘、止痛和促进溃疡愈合，但在临床具体应用时，应根据病变轻重程度合理施治。单纯性肛裂应从调理大便，配合局部熏洗、换药、针灸、封闭、塞药及扩肛等方面着手。而陈旧性肛裂则以手术治疗为主，辅以口服具有润肠通便作用的药物，以及熏洗坐浴局部用药。所以目前临床上多以综合治疗为主。

（二）于永铎诊治肛裂之特色

1. 传承

《医学源流》说："外科之法，最重外治。"辽宁"疮王"王品三通过临床细致观察，积累各种治疗疮疡的方法，并融合家传方药，将水调散、油调膏、一效膏等运用于临床。此法不仅缓解了患者的疼痛，而且促进了患者伤口的愈合，疗效甚为满意。一效散由煅炉甘石、滑石、朱砂、冰片 4 种药物研极细末按比例调配而成，具有收敛燥湿、止痛止痒的功效。一效膏由一效散用香油调配而成，除具有一效散的功能外，还有膏剂的功能，包括消肿止痛、滋润创面、生肌长肉等。在治疗早期肛裂方面，一效膏发挥了巨大优势，其活血祛腐、解毒生肌之效在一定程度上减轻了患者的痛苦。栓剂及中药熏洗也在临床治疗中取得一定疗效。患者通过温水坐浴，以松弛肛门括约肌，从而促进排便。早期肛裂多采用外治法，手术法及内治法常用于治疗较为严重的肛裂。

手术法一般采用扩肛术或封闭术，术后配合熏洗坐浴、痔疮栓纳肛治疗，以缓解疼痛，保持大便通畅。在内治法方面，田振国教授在分析病因病机的基础上进行辨证施治，将清利汤用于肛裂术后，以达到通便利湿，和血止痛的效果。造成肛裂的重要原因之一是排便困难，尤其习惯性便秘造成的肛裂使患者产生不愿排便的心理负担及便时疼痛的不适感。于永铎就此将化瘀通便汤与小柴胡汤进行加减，用于治疗便秘。这在很大程度上控制了肛裂的诱发因素。于永铎名医工作室结合现代医疗手段与传统中医药学，通过临床研究与观察，将揿针疗法用于缓解肛裂手术后疼痛。该法具有一定临床意义。

2. 早中期保守治疗，后期手术治疗

于永铎对于肛裂的治疗原则为早中期保守治疗，后期手术治疗。临床上，一般将不超过 8 周的肛裂称为急性肛裂。对于多数早期急性肛裂，保守治疗有效。但若急性肛裂未得到积极治疗，而反复发作，迁延不愈，则易形成慢性肛裂，症状较重，若此时保守治疗效果不佳，那么对于保守治疗无效的慢性陈旧性肛裂，以及部分急性肛裂则选用手术治疗。

对于肛裂的保守治疗，于永铎主要通过缓解疼痛、解除括约肌痉挛及改善粪质干硬等方法，以促进创面愈合，同时消除各种并发症。于永铎常对肛裂早期患者进行健康宣教，嘱其调整饮食结构，避免食用辛辣刺激食物，多食蔬果、多饮水，摄入足够的膳食纤维及水分，或食用适量富含油脂的食物，以利于软化粪便，使其易于排出，减少干硬粪便对肛门裂口的刺激，从而使创口早日愈合。由于便质干硬，排便时肛管皮肤被划破多是肛裂最初形成的诱因，因此软化大便、纠正便秘可看作治疗肛裂的基础。在临床中，于永铎多指导患者内服麻仁润肠丸、芦荟胶囊、乳果糖口服液或聚乙二醇电解质散等，以改善便质，加快排便。若肛裂出血较多，患者可服用地榆槐角丸等。针对裂口疼痛及括约肌痉挛的问题，则可局部使用痔疮膏等含中药成分的外用药，或复方角菜酸酯乳膏等，也可用浓度为0.05%～0.4%的硝酸甘油软膏外涂，其能够缓解括约肌痉挛引起的疼痛，对慢性肛裂有显著疗效，但少数患者可能会出现头痛的不良反应，多于停药后消失。此外，外用钙通道阻滞药（如地尔硫䓬、硝苯地平）和局部注射肉毒杆菌毒素，均可抑制括约肌痉挛，改善血供，促进裂口愈合。肛周分泌物对裂口的持续刺激也常导致肛周潮湿、瘙痒，甚或引发肛周湿疹。对于此类情况，于永铎常选用中药散剂，如一效散等外敷以燥湿止痒。

于永铎还采用中医辨证论治的方法，针对不同证型选用不同的治法，以改善患者排便及整体情况。若患者便时肛门灼热疼痛，甚则面赤汗出，大便带血，血色鲜红，滴血或手纸带血，舌质红，苔黄燥，脉实而滑数，则采用清热润肠的治法，方用新加黄龙汤加减，常用药为生大黄、芒硝、玄参、生地黄、麦冬、炒地榆、炒槐花、枳壳、甘草等。若患者大便干结不甚，便时腹痛不适，排便不爽，肛门坠胀，时有黏液鲜血，有时伴有肛门部湿疹，肛裂口内常有少许脓液，舌红，苔黄腻，脉濡数，则采用清热利湿的治法，方用四妙丸加减，常用药为黄柏、苍术、怀牛膝、薏苡仁、泽泻、茯苓等。若患者大便干燥，欲解难下，便时肛门疼痛，痛如针刺，出血，口干心烦，欲饮不多，舌红少苔，脉细数，则采用养阴清热润肠的治法，方用知柏地黄丸合增液汤加减，常用药为知母、黄柏、玄参、生地黄、麦冬、黄连、白芍、火麻仁、木香、甘草等。

于永铎采用的特色中医外治法有以下几种。①熏洗法：便后使用苦参汤等中药熏洗方熏洗加坐浴。对比常规使用1∶5000高锰酸钾溶液坐浴，效果更佳。中药熏洗坐浴可使药力直达病所，借药力和热力直接作用于患处，起到促进血液循环、清洁局部、减少刺激的作用。②外敷法：坐浴后用生肌玉红膏、生肌散或九华膏涂抹裂口，每日1～2次，可活血祛腐，清热解毒，生肌止痛。对于裂口陈旧者，可局部外用七三丹、枯痔散等具有腐蚀作用的药物，待腐肉脱落后再用如生肌白玉膏、生肌散等收敛生肌类药物。③封闭法：用亚甲蓝普鲁卡因注射液或利多卡因注射液作为长效麻醉剂，对肛裂局部进行点状注射，使药液注入肛裂基底部和周围组织，或于长强穴位置做扇形注射，隔天1次，5次为1个疗程。

对于保守治疗无效的重度肛裂，于永铎常用的手术方式治疗。以下几种术式较为常用，包括：肛裂切除术、纵切横缝术、侧位内括约肌切开术及手法扩肛术等。①肛裂切除术：该法适用于治疗陈旧性肛裂伴有哨兵痔、肛乳头肥大或肛窦炎或潜行瘘者。术中彻底清除全部病变组织，术后复发率较低。具体操作：患者取截石位，常规消毒肛门周围皮肤，铺治疗巾，麻醉后消毒肛管，扩肛至 3~4 指。沿肛裂正中做一外大内小的梭形切口，其下端在肛缘外 1cm，顶端在齿线上 0.5cm。同时从外向内依次切除哨兵痔、溃疡、瘢痕组织及该处肛隐窝、肥大的肛乳头。如有潜行瘘管，以带钩探针探入并切开，并在直视下切断部分内括约肌和外括约肌皮下部，至手指无紧缩感为度。如有出血，可在切口上方缝合一针以止血，创面不必缝合，伤口填塞油纱条，外用塔形纱布固定。②纵切横缝术：该法适用于治疗陈旧性肛裂伴有肛管狭窄者。该术式通过纵切松解痉挛的括约肌，降低肛管静息压，同时通过横缝有效地扩大肛管直径，从而达到治疗目的。术毕将创口缝合，不露创面。该法可有效减轻术后患者痛苦，创口一期缝合也大幅度缩短了愈合期，使愈合后创口局部弹性、血运更好。具体操作：患者取截石位，常规消毒肛门周围皮肤，铺治疗巾，麻醉后消毒肛管，扩肛至 3~4 指。沿肛裂正中做菱形切口，下端在肛缘外 0.5cm，上端在齿线上 0.5cm。同时从外向内依次切除哨兵痔、溃疡、瘢痕组织及该处肛隐窝、肥大的肛乳头。如有潜行瘘管，以带钩探针探入并切开，并在直视下切断部分内括约肌和外括约肌皮下部，至手指无紧缩感为度。然后将切口黏膜和皮肤进行横向缝合，缝合时宜略带基底组织。缝合时张力不宜过大，若张力过大，应在该缝合切口外侧再做一横行切口，不予缝合或纵行缝合。伤口填塞油纱条，外用塔形纱布固定。与肛裂切除术比较，该术式是在相同的步骤下，将肛门外缘处的切口相对延长，并运用血管钳牵拉切口两端，使切口呈倒立三角形状，再将三角底边与邻近皮肤进行横向缝合，缝合时遵循从外到内的原则，注意引流口的设置，同时保持两侧对称。③侧位内括约肌切开术：该法适用于括约肌张力高，但不伴有哨兵痔、肥大乳头、皮下瘘等合并病变的肛裂，总体愈合率为 92%～100%，其被认为是治疗慢性肛裂的"金标准"。手术切开肛门内括约肌可使肛门内括约肌松弛，缓解排粪后的肌肉痉挛，改善局部血供，减轻或消除疼痛。具体操作：患者取截石位或侧卧位，局部消毒、麻醉后做切口，切口分为横切和纵切两种，位置在肛门两侧（截石位 3 点位或 9 点位）。纵切口为在肛缘 1cm 处做约 2cm 长的放射状切口；横切口为在肛缘外 2cm 处做横切口，长 2~3cm。切口完成后，用小弯钳分离肛管皮肤和外括约肌，再将其从内外括约肌间隙插入至齿线位置，用食指在肛内引导，用力穿过内括约肌，到达黏膜下，但不能穿破黏膜。将内括约肌挑出切口并剪断，挑出宽度不得少于 0.8cm。再稍用力扩张肛门，使括约肌回缩。切口一般不缝合，以油纱条外敷于创口，敷料加压包扎。④手法扩肛术：该法适用于早期或慢性肛裂，且无结缔组织外痔、肥大肛乳头等并发症。该法操作简便，可在门诊操作，无须切开，术后无须换药，保持大便通畅，便后坐浴即可。具体操作：患者取截石位，常规消毒肛门周围皮肤，铺治疗巾，麻醉后消毒肛管，医生戴橡皮手套，双手食指和中指涂润滑剂。先以右手食指插入肛内，再插入左手食指，两手腕部交叉，两食指掌侧向外侧扩张肛管，之后逐渐伸入两中指，平稳发力，持续扩张肛管 3~4 分钟，使肛管内外括约肌松弛，术后即可止痛。肛裂创面经扩大并开放，引流通畅，创面愈合快。术中应注意避免快速暴力扩张肛管，以免撕裂黏膜及皮肤。

对于术后治疗，于永铎主张除常规换药外，还应用氯己定消毒棉球清理创面分泌物后，以油纱条蘸取一效膏填塞于创口，外覆盖敷料，以滋润创面、抗炎止痛、促进愈合。并用中药熏洗坐浴，具体操作：予中药汤剂 100mL，加水 1000mL，便后熏洗，以清热祛湿，消肿止痛，加速创面愈合。熏洗方用药：枯矾、没药、苦参、黄柏、槐花、苍术、紫花地丁、白及、地肤子、五倍子等。配合其他治疗，包括普通针刺、电针、浮针、艾灸、穴位埋线、耳穴压豆等方法。体穴常选长强、承山、二白、百会等穴位，通过穴位功效结合治疗刺激作用，以疏通经络、调和阴阳、行气活血，起到"通则不痛"的效果。还可使用穴位按摩加穴位敷贴：选天枢、神阙、关元等穴位，日 3 次按摩，日 1 次穴位敷贴，以助通便止痛。

九、肛周脓肿

（一）疾病概述

肛周脓肿是指于肛门直肠周围软组织或其周围间隙发生的急、慢性化脓性感染并形成的脓肿。其是肛瘘的前身，约90%的特发性肛周脓肿由肛隐窝感染引起。临床表现为肛周结块，伴有肛内刺痛、坠胀，重者伴恶寒、发热、身体倦怠、食欲不振、大便秘结等。根据脓肿发生的部位深浅不同，可分为以下几种。

肛门部皮下脓肿分布在肛门周围皮肤下，以后侧和两侧居多，属于最表浅的脓肿，也是最常见的类型。主要症状是疼痛，最初为胀痛，化脓时为跳痛，按之有波动感，排便时疼痛加重，并伴有局部发红，出现肿胀。脓肿在肛门前方可发生尿潴留，脓肿在肛门后方则出现尾骶部疼痛。全身中毒症状轻。

坐骨直肠间隙脓肿分布在肛门后间隙与坐骨直肠窝之间。主要症状是初起仅有肛门部微痛，逐渐出现肛门一侧灼痛、跳痛、压痛，肛门外观可见双侧不对称，皮肤红肿，活动和排便时疼痛加重，甚至坐卧不安，有排尿困难等。患者出现发热寒战等全身中毒症状。

骨盆直肠间隙脓肿分布在肛提肌以上，腹膜以下，位置较深，属于高位脓肿。主要症状是直肠坠胀感、酸痛，严重者可出现排尿困难。全身症状重，寒战高热，周身疲倦，严重者可有败血症的中毒症状。

直肠后间隙脓肿分布在直肠后侧，是所有脓肿中位置最高的一种类型。主要症状是直肠内有明显的酸胀坠痛感，向下肢放射，在尾骨与肛门之间有明显的深部压痛，患者不能端坐。全身症状重，寒战高热，周身疲倦，严重者可有败血症的中毒症状。

我们要重视肛周脓肿的诊断，通过患者的临床表现和辅助检查，尽量明确内口的位置、脓肿的范围、脓肿与肛门括约肌的关系。

肛周脓肿常由于肛腺感染引起，故行肛门指检时可触及患处肿块、隆起或波动，并且患者有疼痛感。病情初起，患者可能会出现一些不适症状，如肛周不适、乏力、体温持续升高。随着感染症状的加重，患者可多伴有高热等脓毒血症表现。但是由于脓肿部位的不同，局部和全身的症状也有所不同。若没有恰当及时的治疗，最终可能会导致脓肿复发或后遗肛瘘的形成。此外，若成脓期较长，溃后脓色较淡，则应考虑难治性结核性脓肿。虽然结核性脓肿占肺外结核类型的比例极低，但也不能忽视。

肛周脓肿的实验室检查结果与炎症相关，通常会出现白细胞与中性粒细胞数目的升高。超声检查有助于了解肛周脓肿的分型、分期、深浅、大小、位置，能够在发病时辅助医生以便及早做出诊断。磁共振成像检查能够帮助定位术后肛周深部感染性病变，可以观察到内口的位置、脓腔数目及瘘管走行等特征。计算机断层扫描检查则为病情的诊断及手术提供重要的辅助依据。此外，经直肠超声和经会阴超声的应用也可以提高肛周脓肿诊断的准确率。

肛周脓肿的发病率较高，男性明显多于女性（可能与雄激素相关）。该病发病的年龄集中在 20~40 岁，但其在任何年龄段均有可能发病。根据目前的研究结果发现，尚无明确方法能预防或预测肛周脓肿引流后瘘管的发生或形成，但肛周脓肿形成后遗肛瘘的常见危险因素包括吸烟、肥胖、克罗恩病、糖尿病（尤其是 2 型糖尿病）等。而肛周脓肿的复发可能是由于术中未能完全破坏脓肿，仍有坏死物质残留，以及术后引流不充分等。

由于自古以来，诸位医家对肛周脓肿认识的不同，导致该病在中医典籍中命名各异，包括"肛痈""脏毒""悬痈""骑马痈"等，而没有形成统一的病名。在中医学中，最早贴切肛痈的病名是"锐疽"。《灵枢·痈疽》说："（痈疽）发于尻，名曰锐疽，其状赤坚大，急治之。不治，三十日死矣。"宋金元时期，肛痈沿用较多的病名为"悬痈""脏毒"。宋代医家陈自明在《外科精要》中首次提出："治谷道前后生痈，谓之悬痈。"明清时期，诸位医家对该病病因病机的认识更加深入，提出了"鹳口疽""臀痈""偷粪鼠""跨马痈""骑马痈""脏痈痔""脏头毒""肛痈""穿裆痈"等病名。正式提出"肛痈"病名的医家是清代赵濂。他在《医门补要》中说道："肛门四周红肿作痛，速宜凉血利湿消之。若消不去，一处出脓者为肛痈。每易成瘘，有数处溃开者，名盘肛痈。"自此，该病名沿用至今。

肛周脓肿是肛肠科的急症，一旦怀疑为肛周脓肿，必须及时治疗。该病以手术治疗为主，以免形成后遗肛瘘，或病情进一步加重或恶化，引起周围间隙感染和脓毒症。目前，外科采用切开引流和一次切开术治疗该病。前者适用于高位脓肿，后者适用于肛周皮下脓肿、低位肌间脓肿、肛管后间隙脓肿。若患者年老体弱、暂无手术条件，或脓肿较深、过大，一次性根治易损伤肛门功能的则建议分期手术。除手术治疗外，在合适的时机下还需要联合应用抗生素。抗生素可以改善全身症状、减轻炎症反应，正气未虚时应用可共同约束邪气，进而促进创面的愈合。此外，还要积极治疗原发病，如糖尿病、炎症性肠病等，必要时可以采用多学科联合的方式。

（二）于永铎诊治肛周脓肿之特色

西医学认为，肛周脓肿最基本的治疗方式是切开引流，但该法极易造成假性愈合而后复发，复发的概率为44%~50%；或形成后遗肛瘘，需要二次手术。这使患者更加痛苦，并加重其经济负担。辽宁中医药大学于永铎名医工作室传承中医肛肠科治疗理念，应用一次性切开挂线疗法治疗肛周脓肿，通过熏洗等术后治疗，取得良好的临床疗效，有效提高了该病的一次治愈率。

1. 传承

20世纪60年代，王品三以善治疮疡而闻名于杏林，被人尊称为"疮王"。他在临床诊治过程中辨证求因，审因论治，完善了对疮疡的辨证论治。其在初起期、成脓期、收口期的基础上进行局部形状的辨证，将疮疡分为脓头型、水疱型、漫肿型和硬核型4种类型。除此之外，他创制了油调膏、水调膏、九一膏、一效膏，合称"四大膏药"。其中，一效膏现仍广泛用于肛周脓肿术后调护，可起到加快创面愈合的作用。水调可用于一切阳证疮疡，油调可用来拔脓祛腐、消肿散瘀。

在张有生、田振国等肛肠名家的努力下，辽宁中医药大学附属第三医院（辽宁省肛肠医院）对于肛周脓肿的治疗形成了更完善的体系，发扬了中医学治疗肛周脓肿的特色，在切开挂线疗法治疗肛瘘的基础上，应用一次性切开挂线疗法治疗肛周脓肿，临床疗效显著，避免了切开引流后形成肛瘘进行二次手术的情况。辽宁省名中医于永铎教授认为，该病的治疗要点是找到内口的位置，明确内口、脓腔与肛管直肠环的关系。若未探通，则在脓腔最高点、黏膜最薄处穿出，通过橡皮筋的慢性切割作用尽量减少肛门括约肌的损伤，从而在最大程度上保留肛门的功能。

2. 内外同调，消托补贯穿其中

在肛周脓肿发病早期，肿疡并未酿脓，治疗则要围绕消法，使毒邪散尽。于教授认为要积极防治肛门疾病，如肛隐窝炎、结直肠炎、痔疮等。若患者起病较急，局部肿胀难忍，皮肤红赤，皮温升高，并伴有明显的疼痛，则要及时安排手术治疗。手术治疗是肛周脓肿急性期的唯一治疗手段，建议行一次性切开挂线疗法治疗肛周脓肿，以"急则治其标"。此外，术中应密切观察局部创面情况和脓液的质地与性质，将辨脓结合辨证，联合应用透托之药，使脓毒移深居浅，缩小脓肿炎症范围。肛周脓肿术后，毒邪已去，气血衰败，虽局部红肿已不明显，但成脓较慢，此时要注重辨溃疡，包括溃后创面是否色淡，脓液是否淡白稀薄等。若伴有全身倦怠乏力，建议补养药物口服与熏洗药外治联合应用，内外并治，祛腐生新，此为"缓则治其本"。

于永铎名医工作室在治疗肛周脓肿的过程中采用中西医结合的方式，在手术中发挥中医特色，将术后熏洗和中药外敷相结合应用到患者术后管理当中，既减轻了患者的疼痛，保证了局部的清洁，又保持了引流的通畅，使创面达到最大程度的愈合。若橡皮筋挂线后熏洗，坐浴时适当牵拉活动橡皮筋还利于增强橡皮筋的钝性勒割作用，促进脓腔分泌物的排出。

于教授提到了术后多虚、多瘀，建议患者每日两次熏洗患处。《医宗金鉴》言："洗有荡涤之功，涤洗则气血自然舒畅，其毒易于溃腐，而无壅滞也。"其在熏洗药中加入黄柏、蛇床子、地肤子、苦参等药，以清热、利湿、解毒；醋延胡索、醋没药，以活血化瘀；配合黄芪、人参等扶正药，祛瘀不伤正。诸药共同起到收束疮口、局限感染灶的作用。以上为术后的常用药，可减轻术后疼痛及水肿，促进局部的血液循环，从而加速创面的愈合。于永铎名医工作室一般应用院内制剂一效散油调置于凡士林油纱条上然后敷于患处，使煅炉甘石、冰片、滑石粉等中药成分直接与创面接触，并通过香油的覆盖到达溃疡面深部，从而起到祛湿收敛、止痛止痒之功效。此外，外用药膏和栓剂种类繁多，有消肿止痛、敛疮生肌、止血等侧重，故应根据创面的形态及分期辨证看待。

另外，术前应把握手术时机，术中应注意技巧。

肛周脓肿若不及时治疗，脓肿顺肛周间隙蔓延，范围逐渐扩大，低位皮下脓肿变高位脓肿或扩散形成马蹄形脓肿，破溃后形成肛瘘，逐渐上皮化，破坏肛周的肌肉组织，进而影响肛门功能。若脓肿感染组织发生变化，合并糖尿病或肥胖等，则易演变成肛周坏死性筋膜炎（perianal necrotizing fasciitis，PNF）；病情进一步恶化，全身发热，脓腔壁破，坏脓入血，则会引起全身感染、肝脓肿等急危重症。故在术前需要整体考虑，选择合理的术式，既要彻底破坏脓腔，又要同时保障肛门括约肌的功能。肛周脓肿手术的难点在于找到原发内口位置，并判断脓腔的范围及走行，从根本上截断发展成肛瘘的可能。肛周脓肿手术的重点是从原发内口挂线，通过慢性的勒割及异物的刺激，使脓腔充分引流，不留死腔，而且要注意橡皮筋的力量，不要快速勒断组织引起肛门失禁，应该缓慢勒断肛管直肠环，使括约肌两端能与周围组织粘连。若脓腔较大，可适当多点开窗，充分引流，不留死腔，从而减少正常组织的损伤，缩小手术创面，加速术后愈合。

十、肛瘘

（一）疾病概述

肛瘘，全称肛管直肠瘘，是指肛门周围皮肤与肛管或直肠相通，而形成慢性、病理性的管道。其与肛腺感染有十分密切的关系。肛周脓肿破溃或切开引流后常易形成肛瘘。该病绝大多数是肛周脓肿切开引流或自然破溃的后遗疾病，少数是由于特异性感染，如结核、克罗恩病、溃疡性结肠炎等破溃而形成。肛瘘通常由原发性内口、瘘管、继发性外口三部分组成，也可仅有内口或外口。其原发性内口多位于肛窦及附近部位，直肠壁少见；继发性外口位于肛门周围皮肤。临床上通常根据瘘管位置高低，以及外口的数量对肛瘘进行分类。瘘管在肛门外括约肌深部以下的为低位肛瘘。其中仅有一个外口的为低位单纯性肛瘘，有两个或两个以上的外口与瘘管和内口相通的为低位复杂性肛瘘。瘘管走行在肛门外括约肌深部以上的为高位肛瘘。其中仅有一个外口的为高位单纯性肛瘘，有两个或两个以上的外口与瘘管和内口相通的为高位复杂性肛瘘。

肛瘘患者一般有肛周脓肿反复发作史，脓肿自行破溃或切开引流史。临床表现为局部反复流脓、疼痛、瘙痒，脓性分泌物自外口流出，时多时少，伴有粪臭味，常污染内裤，有时也可见少量粪便和气体从外口排出。当瘘管引流通畅时，一般不会感觉疼痛。若外口暂时闭合，导致脓性分泌物排出不畅，逐渐积聚，可引起局部皮肤红肿、疼痛，并可出现发热、寒战等全身症状。由于分泌物持续不断地刺激肛门周围皮肤，故使局部皮肤出现瘙痒，甚至会伴发肛周湿疹。

临床上对于肛瘘的诊断并不困难，通过局部视诊、肛门指诊，以及肛门镜检查可判断内、外口位置，也可用球头探针从外口缓慢探入寻找内口。局部视诊可见一个或多个外口。肛门指诊可触及自外口向肛内走行的条索，齿线上或可触及凹陷性硬结、肛管直肠环纤维化变性。肛门镜检查可能见到内口肿胀、充血或有脓溢出。现代科学技术的进步为复杂性肛瘘的诊断提供了重要帮助。经直肠腔内超声及磁共振检查均可提供三维立体成像，精确展现病变及周围组织的解剖关系。传统方法不能直观显示复杂瘘管及分支，导致术后疗效不好。MRI 检查为肛瘘术前评估提供了高度准确、快速、无创的手段，能够显示瘘管的精确走向及其与骨盆结构的关系，并能识别继发瘘管或脓肿，因此降低了肛瘘复发率，并在很大程度上避免了不良反应的发生。但 MRI 检查费用较高、耗时较长。经直肠腔内超声检查具有与 MRI 检查相同的诊断准确率，且无创、便捷、价格低、可重复性高，故成为评估各类肛门直肠疾病的常用成像方式。

"肛瘘"病名首见于《山海经》。《山海经·中山经》曰："仓文赤尾，食者不痈，可以为瘘。"《五十二病方》中提出"牡痔""牝痔""脉痔""血痔"四痔分类，并将瘘归入"牡痔"之中。另外，《五十二病方》也提及"多空（孔）"的瘘，即西医学所指的复杂性肛瘘，且记载了治疗肛瘘的手术方法。《神农本草经》言："痈肿恶疮，痔瘘瘿瘤。"其中始见"痔瘘"病名。皇甫谧《针灸甲乙经》载："凡痔与阴相通者死。"从中可认识到直肠阴道瘘或尿道瘘属复杂性肛瘘范畴。《诸病源候论》提出"五痔"，其中"肛边生疮，如鼠乳出在外，时出脓血者，牡痔也。肛边肿，生疮而出血者，牝痔也"，即为关于肛瘘症状的描述。"痔久不瘥，变为漏也"为古人对肛瘘成因的重要认识。《圣济总录》中对痔瘘有详细论述，如"肠澼为痔""劳伤过度，则毒气浸溃，肌肉穿穴，疮口不合，时有脓血，故成痔瘘"。《太平圣惠方》将痔与痔瘘在概念上做出了区分，"夫痔瘘者，有诸痔毒气，结聚肛边，有疮或作鼠乳，或生结核，穿穴之后，疮口不合，时有脓血，肠头肿痛，经久不瘥，故名痔瘘也"。其中"痔瘘"即为肛瘘。明代著名医家陈实功著的《外科正宗》一书，较全面地总结了前代的外科学术成就，对"痔""瘘""肛周痈疽"等疾病的病因病机和辨证施治进行了较为全面的论述。

肛瘘很少能够自愈，且易复发。复发是指溃口和瘘管完全愈合后再次出现分泌物和瘘。该病的危险因素包括既往多次肛门手术、存在高位肛瘘、马蹄形延伸、内口较为隐蔽，或合并炎症性肠病、慢性腹泻等。

确诊肛瘘后，应及早进行手术治疗，以免反复发作使病情加重。单纯性肛瘘应立即行肛瘘切除术；复杂性肛瘘除手术治疗外，还应积极治疗原发病，如糖尿病、克罗恩病等。在根治瘘管和肛门功能保护两者之间寻求平衡点是肛瘘治疗进程中的永恒话题。传统的肛瘘切开术、切除术、挂线术等手术方法治愈率高，但术后紧线令患者较为痛苦，括约肌的损伤也会提高肛门失禁率。为此，临床上进行了多次创新，研究出了多种保护肛门括约肌的手术方式，如瘘管填塞术、肛瘘括约肌间瘘管结扎术、肛瘘镜辅助手术、经肛门括约肌间隙切开术、保留括约肌术、隧道式括约肌保存术、内口关闭加直肠内黏膜移进术、同期多侧挂线术等。术中注意动作要轻柔，球头探针注意不要过度穿开瘘管，避免造成医源性损伤。术后要保持引流通畅，修整创口，使肉芽从基底部生长，防止外部过早愈合而形成假性愈合。肛瘘手术成功的标志为治疗后6个月无任何分泌物，外口也已完全闭合。

（二）于永铎诊治肛瘘之特色

1. 传承

辽宁中医药大学田振国教授总结自己多年的临床经验，摸索出治疗肛瘘的有效方法。他认为对于肛瘘的治疗切记以下几点：合理选择切口，不仅可以减少局部的损伤，还可以加快创面愈合。切口的位置要尽量避开血管、神经、肛门括约肌。准确寻找内口是根治肛瘘的关键。术中操作和术后换药是疾病治愈的保证，术中挂线必须掌握好松紧度，因为这是加速疾病康复的重要因素。挂线过紧，会过早脱落，则达不到缓慢勒割肛管直肠环的作用，不利于创面愈合及肛门功能的保护；挂线太松，则勒割作用较弱，不利于充分引流，延长愈合时间，影响术后疗效。术后换药动作应轻柔，注意不留死腔，必要时修剪创面以防止假性愈合。

田振国教授认为，肛肠疾病术后病因病机可以概括为肌肤破损，经络阻隔，气血耗伤，热毒蕴结，腹气闭塞，心神扰乱，脏腑失和。肛瘘的治疗不离"消、托、补"三法，应根据疾病的分期、病因病机遣方用药。

原辽宁中医肛肠医院院长张有生认为，低位肛瘘可行瘘管切除术，而肛瘘挂线术适用于各型肛瘘。无论是对于低位的单纯性肛瘘，还是高位的单纯性肛瘘，肛瘘挂线术的治愈率都远高于瘘管切除术的治愈率。由于高位肛瘘位置较高，故切断部分括约肌是肛瘘手术中的难点和重点。低位切除瘘管高位挂线术（又称低切高挂术）可彻底治愈肛瘘。低位切除瘘管既能使引流更为通畅，又可以清除炎症和瘢痕组织；高位挂线在彻底治愈肛瘘的同时，又保护了肛门的功能。

2. 中西结合，内外兼施

于永铎名医工作室在高位复杂性肛瘘的治疗方法上不断改进创新，现多采用肛瘘切除缝合术，并运用现代医疗技术手段，控制炎症，完整清除瘘管，不留死腔，同时结合中医思维，将中医辨证论治运用到术后可能出现的一系列并发症的处理上。其将内外治法结合，内服根据个体差异针对性地遣方用药，外治采用局部敷药、中药熏洗等方式使药物直接作用于创面，以明显改善患者术后恢复情况，从而减少术后并发症的发生，提升复杂性肛瘘患者的一次手术治愈率。

（1）术前充分评估，选择合理术式

临床上对于低位肛瘘常采用肛瘘切除术；而治疗高位复杂性肛瘘的手术方式较多，一般多选用肛瘘切除缝合术或肛瘘切开挂线术。于永铎教授通过总结前人对高位复杂性肛瘘的认识，并结合多年累积的临床治疗经验，认为非手术疗法只能控制感染、缓解症状，但不能完全治愈此病。若肛瘘发作并合并感染时，建议充分引流，有条件者及时行手术治疗。手术是治疗高位复杂性肛瘘最有效、最彻底的方法。其中，肛瘘切除缝合术是能够去除病灶、解剖重建、一次完成的肛瘘术式。此方法兼具疗程短、痛苦少、保护肛门功能、价格相对低廉等优点。

明确肛瘘内口并彻底处理瘘管是肛瘘手术成功的关键。在术前应用亚甲蓝染色法可以准确找到内口，确定瘘管感染范围。尤其对于复杂性肛瘘的多个内口和多个瘘管的定位，亚甲蓝染色法与传统圆头探针相比较有明显的优势。同时，亚甲蓝能够阻滞疼痛传导，具有良好的长效镇痛作用，因此常用于肛肠手术术后进行封闭镇痛。需要注意的是亚甲蓝的使用剂量及浓度。临床常应用0.1%的亚甲蓝,如果浓度过高可导致局部组织坏死,而浓度过低则达不到长效止痛的效果。但对于管腔内有纤维组织及肉芽组织增生的瘘管,以及仅有内口或外口的内盲瘘或外盲瘘,亚甲蓝则会难以通过瘘管。面对这种情况,则可使用球头探针、超声或MRI检查进行准确诊断,从而选择合适的术式。

（2）低切高挂,注重保护肛门功能

随着对肛瘘认识的不断深入,以及为了能够更有效地减轻患者术后痛苦,临床上创新研究出了多种保护肛门括约肌的手术方式,如瘘管填塞术、经肛门括约肌间隙切开术等。这些术式虽然能够很好地保护肛门功能,但临床治愈效果及远期疗效还有待检验。目前,临床治愈率最高、应用最多的治疗高位肛瘘的术式为低位切开高位挂线法。挂线疗法作为我国的传统治疗方法,因其治疗彻底和较好的保护肛门功能的优势一直沿用至今,并在不断的临床观察与实践中得到改进。低位切开高位挂线法是在传统挂线疗法的基础上进行改良,通过保证挂线的紧张度与创面愈合速度相一致的方式避免了紧线对瘘管处括约肌的强烈刺激,能明显减轻患者术后疼痛。该法应用橡皮筋起到慢性切割、异物刺激的作用,在对括约肌慢性切割的同时能够保证组织愈合同步进行,避免挂线部位的括约肌出现突然大面积的损伤。其还能够保证肛直角的完整,避免或尽量减少肛管直肠环的损伤,从而保证对肛门括约肌功能的保护。

（3）术后的创面管理,注重中医药的干预

肛瘘的痊愈不仅与手术相关,还与术后的创面管理息息相关,所以要注意预防感染,减少术后并发症。由于肛门手术位置的特殊性,术后创面易受粪便等污染物的影响而诱发感染,所以肛瘘术后患者预后的关键在于早期预防感染。术前应做好充分准备,使肠道排空,减少肠道内细菌数量;术中严格消毒,缝合松紧适中,避免过松导致留有死腔而引流不畅,或过紧导致局部组织缺血坏死而增加感染风险。肛瘘术后感染对于患者的术后创面愈合过程极为不利,严重者会导致手术失败,加剧患者痛苦。因此,术后合理应用抗生素及局部创面换药极为重要。同时,应用中药口服能促进创面愈合,缓解术后疼痛。

对于肛瘘术后使用抗生素的时间，目前仍未有明确规定。刘洪等进行回顾性调查，根据肛瘘术后使用抗生素的时间将患者分为两组，分别给予7~10天、5~7天的头孢美唑钠治疗，对青霉素或头孢类药物过敏的患者选用氨曲南联合克林霉素。结果显示，两组创面愈合时间及感染率均无统计学差异，能否进一步减少抗生素的使用时间，仍有待新的研究观察。

术后还可以利用中医药加速创面的愈合，如中药熏洗坐浴、中药制剂的涂抹与换药、穴位疗法、中药内服等。其中，肛瘘术后常采用中药熏洗坐浴疗法，使药物直接作用于手术部位，可发挥清热解毒、燥湿止痒、清洁创口的作用。通过药液温度的热疗作用，可以加速局部血液循环，从而减轻疼痛，减少出血、创面水肿等术后并发症的发生。同时，由于术后创面呈开放性，排便及排泄其他分泌物时会对创面造成污染，熏洗剂可发挥二次清洗作用，减少异物残留，抑制细菌繁殖，故可使感染风险降低。临床上常采用苦参汤加减熏洗坐浴。苦参汤具有清热解表、祛湿利水、止血活血、固涩等作用。患者术后每次排便后先用温水冲洗肛门，清洁肛门处的粪便及分泌物，再予以坐浴。该法可明显缓解疼痛，减轻术后水肿，减少创面渗液，促进切口愈合。还可根据患者病情，将苦参汤加减化裁灵活运用，从而发挥更好的疗效。此外，将中药制剂生肌玉红膏、紫草膏，或疗效较好的院内制剂一效散外敷，同时配合中药内服，也可起到减轻疼痛，加速创面愈合的作用。

十一、肛周坏死性筋膜炎

（一）疾病概述

肛周坏死性筋膜炎是一种由多种细菌协同作用导致的严重、少见、快速进展的以肛周和会阴三角区筋膜坏死为特征的暴发性感染性疾病。临床表现从无明显皮肤坏死的肛管直肠或生殖区疼痛，发展到感染部位皮肤和软组织的迅速坏死、蔓延，最终导致全身脓毒血症和多器官衰竭。睾丸和附睾没有改变，坏死区域存在捻发音，是PNF的特征性表现。PNF早期无明显特异性临床表现，若以会阴部或肛管直肠周围的疼痛为首发症状，容易被误诊为肛周脓肿。触诊患处可有握雪感或捻发音。随着感染症状的加重，患者可多伴有高热等脓毒血症表现。最初患者可能会出现一些前驱症状，如肛周会阴区不适、乏力、体温持续升高。随着病情的进展，病变局部出现红斑、肿胀，触痛明显。随着皮肤及皮下组织的炎症加重和典型皮肤坏死的出现，临床表现开始清晰。一般情况下，该病首发症状是因皮下血管栓塞，导致局部表皮坏死发黑，此时有细菌感染，但局部并没有形成典型的脓液，而是洗肉水样的稀薄液体。细菌感染后生成皮下气体，局部检查时通常存在明显的捻发音。而后皮肤暗红甚至黑色，出现大小不一的散在性皮肤血疱，破溃后溢出血性渗液，有特殊气味，患处感觉减退甚至消失。该病病情进展非常迅速，疾病发生后不久就有可能并发持续高热寒战、心动过速、贫血、血清肌酐酶升高、电解质紊乱，甚至出现神志不清、烦躁嗜睡、意识模糊等全身脓毒血症表现。若没有恰当及时的治疗，最终可导致凝血障碍、急性肾衰竭和多脏器功能衰竭，甚至死亡。

PNF 实验室检查结果与单纯的肛周脓肿实验室检查结果明显不同，通常会出现白细胞增多伴核左移、血小板减少、血糖增高、血钠降低、白蛋白降低和血红蛋白降低。超声检查能够在疾病的早期阶段发现软组织内存在充满气体的囊泡状改变，这是 PNF 局部特征性表现。阴囊超声检查能够排除其他原因的阴囊急症，证明阴囊皮下气体的存在和睾丸的正常。CT 检查和 MRI 检查能够帮助定位感染来源器官。CT 扫描检查有可能发现不对称的筋膜增厚、皮下气肿、液体潴留和组织水肿。尽管不是在所有患者身上都能观察到皮下气肿，但皮下气肿的出现往往预示着 PNF 的可能性较大。

PNF 死亡率较高，导致死亡的主要因素不是局部疾病的进展，而是严重的全身系统性病变，如脓毒血症。坏死性筋膜炎常见的危险因素包括糖尿病、免疫抑制剂治疗、肾衰竭、营养不良、年龄大于 60 岁、肥胖、长期使用糖皮质激素治疗、外周血管病和肿瘤等。糖尿病是 PNF 患者发生全身脓毒血症的独立因素。

肛周坏死性筋膜炎在不同的历史时期和不同地域，有不同的中医病名，对其认识也是零碎散落于"痈""疽""疮""疡"等各类疾病中，没有统一。中医古籍中对肛周坏死性筋膜炎的描述类似"穿裆疽""跨马痈""海底漏""悬痈""便毒""横痃""脏毒"等。《疡医大全·卷二十三·后阴部》载："穿裆疽，生背之下极，属督脉及太阳经，由劳伤忧思积郁所致。宜速治，稍缓则溃烂难收敛。欲成漏者，多麻木黑陷。泄泻呕哕，疲倦者不治。"《疡医大全·卷二十四·前阴部》载："便毒生于小腹下，两腿合缝之间，其毒初发寒热交作，腿间肿起疼痛是也……初起切不可用寒凉之药，恐气血瘀滞，不得宣通，反成大患，惟当开郁散气，清利热毒，使精血宣畅，则自然愈矣……横痃，在左腿夹缝折纹中，形长如蛤，阴痃在右腿夹缝折纹中，形长如蛤，属三阴经，由七情郁滞凝结而成。漫肿坚硬时痛，甚则痛牵睾丸，上及少腹，形长如蛤，一两月方能溃破，其脓深可知，破后脓稠可愈，败浆最难敛口，久必成漏。"《医宗金鉴·外科卷下·臀部》言："坐马痈属督脉经，尻尾略上湿热凝，高肿速溃稠脓顺，漫肿溃迟紫水凶……跨马痈生肾囊旁，重坠肝肾火湿伤，红肿焮痛宜速溃，初清托里勿寒凉。"《诸病源候论·疔疮病诸候》言："亦有肉突起，如鱼眼之状，赤黑，惨痛彻骨，久结皆变至烂成疮，疮下深孔，如大针穿之状……一二日疮便变焦黑色，肿大光起，根硬强，全不得近。"《外科证治全生集》有"怯症人患此，乃催命鬼也。诸漏可医，独此难治，治则漏管愈大，致成海底漏不救"之言。

PNF治疗的关键在于早期诊断，一旦怀疑为PNF，必须及时治疗，延迟诊断与治疗可能会导致生命危险。该病治疗原则是手术治疗与全身综合治疗并行。早期行外科切开引流，彻底清除局部坏死组织，直至暴露新鲜肉芽组织。全身综合治疗包括抗感染治疗、营养支持、平衡电解质、动态监测病情变化等。抗感染治疗以应用大剂量广谱抗生素为主，在细菌培养和药敏结果未明确时，应早期、足量、联合应用对厌氧菌和需氧菌均有效的广谱抗生素，后期可根据药敏试验结果调整抗生素类型。另外，临床常使用辅助高压氧治疗、负压治疗等。高压氧治疗可抑制厌氧菌，减轻炎症反应；提高组织内氧含量，减少低氧血症的发生；促进伤口修复、愈合。负压治疗通过负压吸引将坏死组织清除体外。然而，即使进行了积极的治疗，PNF的死亡率仍高达8%~67%。

（二）于永铎诊治肛周坏死性筋膜炎之特色

PNF致死率高，治疗强调在联合使用广谱、足量抗生素的基础上，早期、积极、彻底进行手术清创。尽早清创引流是成功救治 PNF 患者的关键。西医学主张的彻底清创，因为损伤组织多、瘢痕大且修复时间长，术后新鲜肉芽组织暴露，故极易发生术后发热。辽宁中医药大学于永铎名医工作室基于中医肛肠科"引毒归原，祛邪外出，提闸放水，开门祛贼"治疗疮疡之理论诊治该病，即通过各种治疗手段、方法，使周身毒邪局限归于疮口，轻者可自行消散，重者将毒集中，待脓已成者，宜切开排脓，有开闸门向外放水之意，目的是使毒邪由疮口排出。其在临证时将中医肛肠特色诊疗技术，如挂线疗法、引流管留置疗法、创面冲洗灌注、高位闭合创腔负压疗法、传统垫棉疗法等与现代治疗技术相结合，充分发挥中西医优势，取得了良好的临床疗效，有效降低了该病的致死率和致残率。

1. 传承

20 世纪 60 年代，辽宁"疮王"王品三勤求古训，博采众方，不固执一家之见，提出疮疡应"引毒归原，提闸放水，开门放贼"，强调"初起宜消，移深居浅，提毒外出，不致内攻；脓成不论阴阳，均应早期切开，使毒外泄，既溃宜束跟盘，化其毒不令壅滞"。其还在治法上强调整体与局部并重，内治与外治兼施；用药上主张用清凉之品，忌用大热、大寒之剂，着重指出"误用热药，能增火毒之势，易致走黄；误用苦寒大剂，易损伤胃气；误用泻下剂，易致邪毒流窜脏腑；误用发汗剂，易致津枯液竭"。其理论独具一格。

辽宁中医药大学杨吉相、田振国等名家的传承和创新，为辽沈中医流派后学们继续探索该病奠定了基础。肛肠名家、辽宁省名中医于永铎教授提出该病应属"肛疽"范畴，认为该病的病机为湿热火毒，下注厥阴或体虚外伤，继感热毒。其在临证时，首辨阴阳，重视局部与整体的关系。从整体辨证而言，形寒发热，纳呆口渴，大便秘结，小便短赤者为阳；初期不显，中期潮热，疲倦乏力，自汗盗汗者为阴。从局部辨证而言，起病急骤，焮红灼热，肿胀痛甚，脓稠溃消者为阳；起病缓慢，皮暗痛微，平坦下陷，脓稀不愈者为阴。阴阳属性随着正邪交争而消长转化，因此临证应病证结合，整体与局部相参，综合分析。

2. 临证至上，衷中参西

于永铎名医工作室自 2022 年成立以来，成功救治了 13 例肛周坏死性筋膜炎的患者。因为疾病谱的改变，糖尿病发病率逐年升高，肛周坏死性筋膜炎的病例屡见不鲜。于永铎教授根据该病的临床特点，提出应以"肛疽"为病名，并以阴阳辨证为总纲，重视局部与整体间的关系，内外并重，疗效显著。其通过中医外科阴阳辨证此病，为指导临床用药提供了辨证思路。

PNF 患者发病之初，局部焮红痛甚，恶寒发热，大便秘结，结合舌脉，四诊合参，辨为阳证，治以清热解毒，消肿散结，活血止痛，方用仙方活命饮加减。局部以水（油）调膏外敷，箍围毒邪局限于创口，并提脓祛腐，使坏死组织液化脱落，邪毒排出体外。该病以气阴不足为本，邪毒内陷为标。气不足则卫外不固，阴不足则内热生。或诱以六淫之邪，或因不洁之邪伤表，邪气乘虚入侵，内伏太阳或少阴，蕴而化热，又逢内热，久而成毒，热毒蚀肌腐肉，轻则红肿热痛，臭秽发脓，重则毒入营血，内传脏腑而成此病。于永铎名医工作室根据患者病灶特点，将中医肛肠特色诊疗技术，如挂线疗法、引流管留置疗法、创面冲洗灌注、高位闭合创腔负压疗法、传统垫棉疗法等与现代治疗技术相结合，应用于肛周坏死性筋膜炎的治疗。工作室团队秉持"传承精华，守正创新"的主旨，走中医药可持续发展道路，借鉴国内外先进技术，并逐步将于永铎名医工作室的特色技术与现代技术结合，建立以临床为中心，涵盖流行病、影像、生理、内镜等多学科诊疗团队，形成"中医为体，西医为治，临证至上，衷中参西"的诊治理念，取得了较好的临床疗效，有效降低了该病的致死率和致残率。

（1）围手术期进行多学科治疗

患者入院后应争分夺秒，进行急诊手术。在入院 4 小时内完成实验室检查（如血常规检查、血气分析等）及肛周 MRI 检查，以明确诊断。全方面了解患者状况，包括营养状况、原发疾病与急性生理状态、临床体征、实验室检查、影像学检查（如 CT 检查、超声检查和 MRI 检查）等。根据患者的体征、实验室检查及评分综合分析，诊断明确。若病情危重，则需要立即进行手术清创，控制感染，挽救生命。监测患者生命体征，开放静脉通路，予液体复苏。术前邀请 ICU、麻醉科进行多学科会诊，对患者生命体征、原发病的内科治疗及术中麻醉的监护进行指导。

（2）手术清创、中药清创充分体现于永铎名医工作室的特色疗法

基于中医学"提脓祛腐"和"煨脓长肉"的创面修复理论，于永铎提

出"手术清创"与"药物清创"。其将挂线疗法、引流管留置疗法、创面冲洗灌注、高位闭合创腔负压疗法、传统垫棉疗法等特色疗法与现代"微创"理念有机结合。挂线疗法、引流管留置引流保证了局部引流通畅，减少了过多皮肤及皮下组织的切开，降低了对术后肛门局部功能的影响，减少了术后重建的需要。挂线疗法无须过多切除周围组织，避免了常规清创手术带来的巨大创伤，能最大限度地保护组织正常形态及生理功能的完整性，又能最大限度地减少后遗症的发生。于永铎认为，在清创术中应"见血则止"，就是说手术清创应彻底，但不能破坏健康组织，否则除出血过多外，还容易引脓毒入血，形成败血症，加重全身症状。

肛周坏死性筋膜炎确诊后，需要尽早进行清创引流。手术治疗肛周会阴部坏死性筋膜炎的操作要点是术中以原发病灶为起点，探出坏死脓腔范围及与周围组织的关系，彻底清除坏死组织；确定不留死腔后，浅层腔隙以多点切口的方式尽量保留皮瓣，在探针导引下，将橡皮引流条通过探针贯穿肛旁创腔之间；脓腔深入体内，脓腔与体表间的健康组织过多，切开损伤过大者，可以用引流管探入脓腔深部，每天冲洗、换药、下床活动，以保证局部引流通畅，且减少过多皮肤及皮下组织的切除引起的术后肛门局部组织过度损伤及功能的影响。治疗后期，引流条、引流管分批撤掉，换药充分，避免管腔假性愈合，提高治愈率，减少复发。

（3）全程应用中西医合治、多学科诊疗

早期、积极、彻底手术清创，广谱、足量抗生素联合使用，是目前PNF的主要治疗原则。患者在入院后应立即足量使用广谱抗生素，术后应反复做脓液细菌培养以尽早发现致病菌，及时调整抗生素。研究显示，阿米卡星是对坏死性筋膜炎致病细菌敏感性最高的抗生素，其次是亚胺培南、美罗培南和万古霉素。此外，还应联合免疫调节剂、平衡电解质和液体复苏疗法。

于永铎名医工作室在治疗肛周坏死性筋膜炎方面具有独到经验。其在诊治过程中充分发挥中医药特色优势。肛周坏死性筋膜炎的初起症状为患处局部肿胀疼痛，皮色紫红成点状，从中心点迅速向四周扩散，疮顶色灰黑，切开后脓浊秽，味臭难闻，痛剧不止，多伴恶寒发热，甚至高热烦躁等热毒炽盛表现。此时以邪实为主，治疗重在祛邪，并注意时时顾护胃阴，治宜清热、解毒、凉血，以黄连解毒汤合犀角地黄汤加减，药用金银花、连翘、白花蛇舌草、紫花地丁、生地黄、水牛角、牡丹皮等。因该病来势凶险，在中药用量上应较治疗一般性疮疡为大，生地黄、金银花、紫花地丁等常用至60g。如出现高热不退、神昏谵语、血压下降等疔毒走黄之证者，加用安宫牛黄丸。阳证疮疡的主要病机是血盛肉腐成脓，故换药的目的是加快坏死组织液化。临床常采用外用中药"提脓祛腐"法，对坏死组织进行药物清创；选用祛腐生肌膏收敛内口，促进创口内肉芽生长，并搭配油调膏外用箍围，以加速创面愈合。

若脓腔塌陷，红肿不明显，则为阴性痈疽，此时不能妄用寒凉，以防清热解毒导致邪不得出，需用性温之药调和药性。清热药及抗生素应中病即止。寒伤阳气，凉遏气机，因而出现寒郁之象；或者疾病日久，病情由阳转阴，治以活血温阳兼祛腐散结。临床多用托里消毒散治疗此证，扶正祛邪并进，以益气养阴、活血散结为法，也可搭配阳和解凝膏。阳和解凝膏中乳香、没药行气活血，川乌、草乌祛风寒湿邪，细辛、胆南星散寒通络，肉桂、干姜通经散寒，鸡血藤舒筋活络。诸药共奏温经和阳，行气活血，通络散结之效。

中期局部创面多见坏死筋膜，色灰暗，脓似粉浆污水，气味恶臭，脓腐难脱或肉芽淡红，脓水清稀，或伴气阴（血）不足表现。此时邪气未退，正气渐衰，治疗当扶正与祛邪兼顾，以托毒排脓。药用八珍汤合四妙勇安汤加连翘、皂角刺等。

病情稳定后，局部创面肿不明显，皮色不红略显暗淡，当以扶正为主，补气血，促生肌。药用加味十全汤，促进生肌长肉。

患者术后，生命体征平稳，创面早期应用高压氧治疗，以抑制厌氧菌繁殖，减轻炎症反应，提高组织内氧含量，减少低氧血症的发生为目的，以期促进伤口修复、愈合；创面应用负压吸引，以减轻疼痛，加快愈合。伤口敞开换药，用3%过氧化氢和0.5%甲硝唑交替冲洗，再用双氧水溶液纱条填塞伤口。至于外用中药，早期创面脓腐明显，用提脓祛腐药九一丹或八二丹，加速腐败坏死组织的脱落液化；恢复期创面坏死组织脱落干净，用生肌散等能促进肉芽及上皮组织生长的药物。

会阴部急性坏死性筋膜炎为临床危急重症，于永铎名医工作室诊治该病已形成了一套成熟的评估治疗流程。尤为重要的是，其使中医药参与全程治疗管理中，通过中药内服可以减轻患者因重度感染引起的毒性反应，减轻高热引起的阴液亏损，减轻虚脱诸症，还能改善因大量抗生素治疗引起的局部病灶僵硬，后期有利于恢复耗损气血，促进创面愈合。同时结合创面局部情况，分期辨证使用提脓祛腐丹药和生肌敛疮散剂，可以有效缩短愈合时间。中医药对肛周坏死性筋膜炎的治疗，有着特别的意义和效应。这正体现了于永铎名医工作室"中医为体，西医为用"之特色。

第三节 经验方剂总结

于永铎教授综合病因病机，辨证施治肛肠病术后各类疑难问题，集临床经验总结方剂如下。

一、混合痔术后水肿

治则：清热敛湿，消肿止痛。

方药：硝矾散（坐浴）。

二、混合痔术后疼痛

治则：生肌止痛。

方药：生肌止痛栓合一效膏。

三、肛瘘术后（低位切开高位挂线法）

消肿止痛予 0.1% 亚甲蓝；预防感染予抗生素；清热解表，祛湿利水，止血活血予苦参汤加减熏洗坐浴。

四、肛裂术后（纵切横缝术、侧位内括约肌切开术等）

治则：清热祛湿，消肿止痛。

方药：氯己定合一效膏。

五、肛周脓肿术后（一次性切开挂线疗法）

治则：活血化瘀，祛湿收敛，消肿止痛。

方药：一效散。

六、直肠前突导致的抑郁焦虑

治则：化瘀通络，补气活血，行气解郁。

方药：化瘀通便汤。

七、慢传输型便秘

治则：①活血化瘀，解毒通络。②疏肝润肠，健脾润下。

方药：①化瘀通便汤加减。②小柴胡汤加减。

八、肠易激综合征

治则：补脾柔肝，祛湿止泻。

方药：痛泻要方加减。

九、溃疡性结肠炎

治则：清热燥湿，调和气血。

方药：芍药汤加减。配合通灌液（组成：苦参、地榆、黄柏、白及、白矾、升麻等）灌肠。

十、便秘

治则：润肠通便。

方药：制何首乌、芦荟、枸杞子、阿胶、人参、麸炒枳实、麸炒白术、炒决明子。

十一、术后熏洗

熏洗方用药：枯矾、没药、苦参、黄柏、槐花、苍术、紫花地丁、白及、地肤子、五倍子等。

第三章

名医验案

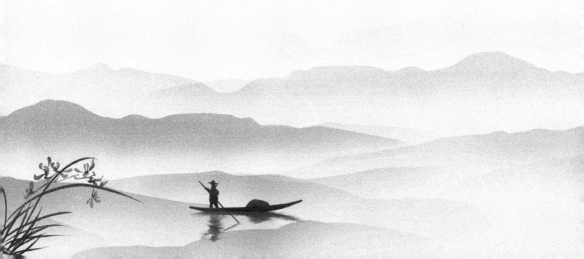

第一节　直肠前突医案

病案 1

患者女，76 岁，离退休人员。

首诊时间 2022 年 10 月 6 日。

主诉：排便困难 10 年，加重 1 周。

现病史：排便困难，有排便不净感，便意频，大便日排 3～5 次，每次 30 分钟以上，质软或不成形，量少，需指压会阴部协助排便。近期口服泻剂或使用甘油灌肠剂灌肠方可排便。否认便血及疼痛。为求系统中医治疗，遂来我院就诊。现小便正常，病来无发热。

既往史：否认高血压、糖尿病、冠心病等内科疾病。

手术 / 输血 / 传染病史：否认手术外伤史、输血史、传染病史。

过敏史：否认药物过敏史，否认食物及其他接触物过敏史。

月经 / 产育史：16 岁初潮，49 岁绝经，既往月经期、色、质、量正常。适龄结婚，产下一女，女儿及配偶体健。

专科检查：肛门外形不整，前后位肛缘皮肤隆起，指诊可触及肛管上方直肠前壁凹陷的薄弱区。嘱患者做排便动作时可使薄弱区向阴道方向突出更为明显，无勒指感。肛门镜检查见前后位齿线处黏膜隆起，色暗红。

辅助检查：结肠镜检查及妇科检查未见占位性病变。经直肠指诊及排粪造影检查回报：Ⅲ度直肠前突。

舌脉：舌红，苔黄，脉弦。

中医诊断及辨证：便秘（肝郁脾虚证）。

西医诊断：Ⅲ度直肠前突。

手术记录：入院后，清洁肠道，在骶管麻醉下行经肛直肠前突闭式切除修补术。根据前突大小，用长弯钳（长 24cm）纵向钳夹直肠前突部位的肠壁黏膜并带部分肌层，钳夹范围应大于前突。剪除钳上组织，然后从钳尖开始用2-0可吸收线自上而下绕钳连续缝合。拉出长弯钳并抽紧可吸收线，再从远心端自下而上连续包埋缝合原切口，切口周围以1：1的消痔灵注射液注射。然后根据术前检查情况处理其他原发病及松解部分内外括约肌和耻骨直肠肌。改变肛直角，降低粪便对直肠前壁的侧压力。止血，消毒，包扎，丁字带固定。

术后予换药、抗炎等对症治疗。化瘀通便汤（自拟方）加减口服。术后1周出院。术后15天行肛门指诊，可触及突向阴道侧的前位直肠前突消失，并形成一条柱状瘢痕。

复诊时间2022年10月24日。

病情变化：患者排便困难的症状消失。

舌脉：舌淡红，苔薄黄，脉弦。

按语：此病多见于慢性便秘致腹内压长期增高的女性、多产妇、排便习惯不良者、会阴松弛的老年女性等。男性前列腺摘除后偶可形成轻度或中度直肠前突。女性直肠阴道隔薄弱，直肠壁突入阴道内，是造成排便困难的主要因素之一。直肠前壁由直肠阴道隔支撑，该隔主要由骨盆内筋膜组成，内有肛提肌的中线交叉纤维组织及会阴体。若直肠阴道隔松弛，则直肠前壁易向前膨出，类似疝突出。长期排便习惯不良者、多产妇、会阴松弛的老年女性可有肛直角的改变。女性直肠前突是直肠阴道壁松弛造成的直肠阴道凹陷。粪块进入凹陷并积存，可引起排粪障碍。排粪困难是直肠前突的主要症状。用力排粪时，腹压增高，粪块在压力的作用下冲向前突内；停止用力后，粪块又被挤回直肠，造成排粪困难。由于粪块积存在直肠内，患者即感下坠、排便不尽而用力努挣，结果腹压进而增加，使已松弛的直肠阴道隔承受更大的压力，从而加深前突，如此形成恶性循环，使排粪困难越来越严重。少数患者需在肛周、阴道内加压协助排粪，甚至需要将手指伸入直肠内挖出粪块。部分患者有便血及肛管疼痛症状。

此外，并非所有直肠前突患者都需采取手术治疗。需严格掌握手术适应证：①长期便秘经保守治疗无效者。②排除结肠性便秘或混合型便秘（mixed constipation，MC）。③有明确的排粪造影诊断。④排除盆底肌痉挛等反常括约肌收缩。⑤排除更年期或便秘受情志影响严重者。

病案 2

患者女，66 岁，离退休人员。

首诊时间 2023 年 8 月 14 日。

主诉：肛门疼痛伴间断性便血 1 年，加重 2 个月。

现病史：患者于 1 年前无明显诱因出现便后肛门疼痛，便后带血，量少色鲜红，未予重视。其间病情反复发作，近 2 个月无明显诱因而出现便后肛门疼痛及便血加重，排便费时费力。为求系统中医治疗，遂来我院就诊。现症见：肛门疼痛，呈持续性，便后带血，量多色鲜红，大便每日 1 次，量可，质软成形，排便费时费力，每次排便约 1 小时。伴肛门堵胀感，便后不尽感。小便正常，纳眠尚可，病来无发热。

既往史：否认高血压、心脏病、糖尿病、高脂血症、脑梗死、脑出血等慢性疾病病史。

手术 / 输血 / 传染病史：否认手术外伤史、输血史、传染病史。

过敏史：否认药物过敏史，否认食物及其他接触物过敏史。

月经 / 产育史：15 岁初潮，50 岁绝经，既往月经期、色、质、量正常。适龄结婚，产有一子，儿子及配偶体健。

专科检查：患者取胸膝位。视诊：肛门外形不整，右前位、右后位及左侧肛缘皮肤隆起，与内相连，色如肤。触诊：牵开皮肤见后位有一深约 0.5cm 纵行裂创，基底色灰白，隆起，肛缘皮肤触痛轻微。肛门指诊：进指顺利，将脱出物还纳入肛，距肛缘 6cm 以下直肠末端未触及硬性肿物，可触及柔软黏膜堆积于肛门口。嘱其做排便动作，直肠黏膜向阴道方向突入，指套退出无血染。肛门镜检查示患者在做用力排便动作时可见松弛黏膜壅塞镜腔，右前位、右后位及左侧齿线上黏膜隆起，隆起黏膜充血、水肿、色暗红。

辅助检查：暂无。

舌脉：舌红，苔黄，脉弦。

中医诊断及辨证：混合痔、便秘（湿热下注证）。

西医诊断：混合痔，直肠黏膜脱垂，直肠前突，肛裂。

手术记录：患者取截石位。术区常规消毒，铺无菌巾，麻醉起效后，于肛门内及阴道用碘伏消毒 3 次。视诊：肛门外形不整，右前位、右后位及左侧肛缘皮肤隆起，与内相连，色如肤。肛门指诊：距肛缘 6cm 以下直肠末端未触及硬性肿物。直肠前壁扪及一凹陷。肛门镜检查：右前位、右后位及左侧齿线上黏膜隆起、充血水肿、色暗红。后位肛管见纵行裂创。

操作：首先用止血钳提起右后位皮赘予以剪除，然后剔除后位裂创至齿线处，深至裂创基底部。于同部位松解肛门内括约肌及外括约肌皮下部，至麻醉状态下可顺利通过两指。以右食指伸入阴道内，将直肠前壁凹陷处轻顶向肛内。放置三孔扩肛镜于肛内。于右位、前位、左位齿线上约 3.0cm 处缝一连续支持线，置吻合器于肛内，结扎固定，旋紧。见切缘平整，用电刀断开黏膜桥，残端少量渗血，予 3-0 可吸收线行黏膜下缝扎以充分止血。取部分切除组织送病理检查。剥离右前位皮赘至齿线处，钳下皮赘后予慕丝线结扎，修剪创缘，双极电凝充分止血。查无活动性出血后重新消毒，取配比亚甲蓝溶液注射于创缘及后位长强穴行长效止痛封闭治疗。将油纱条嵌入创口内，塔形敷料包扎，丁字带固定，术毕，患者安返病室。

术后给予换药、抗炎等对症治疗。化瘀通便汤（自拟方）加减口服。术后 1 周，患者临床治愈，予以出院。

复诊时间 2023 年 8 月 24 日。

病情变化：患者入院症状消失，术区疼痛轻微。大便已排，1 次 / 日，量可质软尚成形，小便通畅，纳眠均可。生命体征平稳，精神状态可。

换药时见术区清洁，创面无附着分泌物，创面肉芽组织生长正常，创面上皮组织生长正常。肛门功能正常，无失禁，无狭窄。排便困难症状消失。

舌脉：舌淡红，苔薄黄，脉滑。

按语：嘱患者出院后继续于门诊换药。嘱其出院后积极进行提肛锻炼以促进瘢痕软化，使肛门功能尽快恢复，保持健康生活方式，忌食辛辣刺激食物，养成良好排便习惯，保持大便通畅及肛门清洁、干燥，避免腹泻及便秘的发生。

病案 3

患者女，24 岁，职员。

首诊时间 2022 年 12 月 26 日。

主诉：排便困难伴肛门下坠感 5 年，加重 5 个月。

现病史：患者排便困难、无力，有肛门阻塞感、排便不净感，排便时肛门外有持续下坠感，排便时偶有肛门疼痛，更甚时需在肛门周围加压或将手指插入阴道内才能排便。伴见周身乏力，倦怠懒言，纳差，夜寐不安。

既往史：否认高血压、心脏病、糖尿病、高脂血症、脑梗死、脑出血等慢性疾病病史。

手术 / 输血 / 传染病史：否认手术外伤史、输血史、传染病史。

过敏史：否认药物过敏史，否认食物及其他接触物过敏史。

月经 / 产育史：11 岁初潮，行经 3~5 天，月经周期 28~30 天，末次月经时间 2022 年 12 月 25 日，既往月经期、色、质、量正常。未婚。

专科检查：肛门指诊可于肛管上端直肠前壁扪及易凹陷的薄弱区。嘱患者做用力排便动作，该凹陷变深。

辅助检查：排粪造影示直肠壶腹部远端囊状突向前方，深约 32mm，Ⅲ度直肠前突。可见排便时直肠前下壁呈囊袋状向前突出，相应部位的直肠阴道隔被推移变形，钡剂残留于向前突出的囊袋中。

舌脉：舌质紫暗或有紫斑，脉沉弦。

中医诊断及辨证：出口梗阻型便秘（脾虚证）。

西医诊断：Ⅲ度直肠前突。

手术记录：术前清洁灌肠，备皮。0.1% 利多卡因骶管内麻醉。患者取仰卧位，常规术区消毒，四指扩肛 30 秒，用分叶型窥镜暴露直肠前壁之陷凹。用长弯钳（长 24cm）纵向钳夹直肠前突部位的肠壁黏膜并带部分肌层，钳夹范围应大于前突，剪除钳上组织，然后从钳尖开始用 2-0 可吸收线自上而下绕钳连续缝合，拉出长弯钳并抽紧可吸收线，再从远心端自下而上连续包埋缝合原切口，切口周围以硬化剂注射。然后将左手食指插入直肠，向下顶起耻骨直肠肌，用弯血管钳沿肠壁使其与耻骨直肠肌间隙分离。用两把止血钳相距 1.5cm 宽夹住游离的耻骨直肠肌，并切除这段耻骨直肠肌，两断端缝扎止血。于肛门后位行减压切口，松解外括约肌皮下部和部分耻骨直肠肌，试肛内纳二指。重新消毒，用无痛生肌散同凡士林纱条填塞，塔形纱布固定，丁字带外固定。

术后中药调节：旨在活血化瘀，健脾润肠。

处方：柴胡 15g，半夏 15g，党参 15g，黄芪 25g，当归 40g，川芎 15g，黄芩 25g，厚朴 30g，杏仁 15g，桃仁 25g，枳实 15g，龙骨 30g，牡蛎 30g，延胡索 15g，白术 15g，山药 20g，甘草 15g。上方 7 剂。每剂浓煎 3 次，每次取 100mL，混合后分 3 次口服，每日 1 剂。

入院第八天自诉服药期间，大便每日 2~3 次，粪质软成形，腹胀、腹痛等症状有所缓解，纳佳。舌质淡红，苔微黄。

处方：柴胡 15g，半夏 15g，党参 15g，枳壳 15g，当归 30g，川芎 15g，黄柏 15g，厚朴 30g，杏仁 15g，桃仁 25g，熟地黄 15g，龙骨 30g，牡蛎 30g，延胡索 15g，白术 15g，黄精 30g，甘草 15g。再服 10 日。

复诊时间 2023 年 1 月 24 日。

病情变化：经过 20 天的积极治疗，现患者大便通畅，日 1~2 次，质软成形，脾虚之证候表现已基本消失。行肛门指诊及复查排粪造影，发现之前的症状和体征完全消失。嘱患者多食富含粗纤维的食物，调整心态。

舌脉：舌淡红，苔薄黄，脉弦。

后随访半年，未见复发。

按语：此为临床较为常见且有代表性的病例。患者以排便困难、无力，有肛门阻塞感、排便不净感，排便时肛门外有持续下坠感，排便时偶有肛门疼痛，更甚时需在肛门周围加压或将手指插入阴道内才能排便等为主要证候表现，伴见周身乏力，倦怠懒言，食少纳差，夜寐不安，舌质紫暗或有紫斑，脉沉弦。结合肛门指诊和排粪造影等检查，确诊为直肠前突（脾虚型）。患者符合手术指征，故行直肠前突闭式切除修补术加硬化剂注射术。术后给予中药汤剂以调节肠胃。于师以活血化瘀，健脾润肠为治疗原则，通涩兼顾，消补并进。脾气虚弱，胃失和降，大肠传导失司，则见排便困难，大便不行。气机不畅，不通则痛，则见腹痛、腹胀。脾气虚弱，后天失养，则见周身乏力。舌质紫暗或有紫斑，脉沉弦等均为脾虚夹瘀之征象。治疗以当归、黄芪为主药，健脾和血；以白术、党参、黄芩、山药为臣药，加强健脾益肾，祛湿养血之功；佐以川芎、半夏、柴胡、桃仁、枳实、延胡索、厚朴等行气活血，消肿祛湿；以杏仁、龙骨、牡蛎等润肠通便，滋阴益血。7 天后，患者脾虚之证候表现有所缓解。又加入黄精、熟地黄等补血滋阴，填精益髓；加入枳壳以清热行气，燥湿厚肠。患者出院时，症状已基本消失，但正气尚未完全恢复，遂嘱其调整饮食，以巩固疗效。

第二节 功能性便秘医案

病案 1

患者女，56 岁，工人。

首诊时间 2021 年 10 月 14 日。

主诉：排便困难 2 年，加重 1 个月。

现病史：患者 2 年前无明显诱因出现排便困难，大便 4~5 日 1 次，粪质略干。近 1 个月，患者病情加重，自行口服泻剂或开塞露灌肠辅助排便。现症见：大便 6~7 日 1 次，粪质干结，量少，呈球状，伴见胁肋胀痛，口干口苦，心烦失眠。

既往史：否认高血压、冠心病、糖尿病等慢性疾病病史。

手术 / 输血 / 传染病史：否认手术外伤史、输血史、传染病史。

过敏史：否认药物过敏史，否认食物及其他接触物过敏史。

月经 / 产育史：14 岁初潮，48 岁绝经，既往月经期、色、质、量正常。23 岁结婚，产有一女，女儿及配偶体健。

专科检查：患者取胸膝位。肛门外形略整，食指探肛顺利，肛内未触及肿物，指套退出无血染。窥肛未见痔及裂。

辅助检查：B 型血，Rh 血型呈阳性。血常规、尿常规检查未见异常。传染病四项检查呈阴性。便常规检查未见异常。尿酸（UA）：449μmol/L ↑。肝肾功能检查、血糖检测未见明显异常。心电图检查示窦性心律不齐。胸部 CT 检查示肺间质性改变、局限性气肿，肺内小结节，随诊观察。心脏增大、动脉硬化，必要时详查心脏。建议详查甲状腺。肝胆脾胰彩超检查示轻度脂肪肝。

舌脉：舌紫暗有瘀点，苔黄腻，脉弦涩。

中医诊断及辨证：便秘（气滞血瘀证）。

西医诊断：功能性便秘。

治疗方法：行气活血，润肠通便。

处方：柴胡 15g，黄芩 15g，龙骨 30g，牡蛎 30g，大黄 5g，芒硝 10g，白术 20g，党参 15g，茯苓 15g，厚朴 20g，枳壳 15g，桔梗 10g，桃仁 15g，山楂 30g，延胡索 15g，牡丹皮 15g，炙甘草 15g。7 剂，水煎服。

复诊时间 2021 年 10 月 21 日。

病情变化：1 周后复诊。患者自述用药期间大便 3~4 日 1 次，粪质变软成条状，胁痛、口苦症状略缓解，偶见心烦失眠。

舌脉：舌淡暗，苔薄黄，脉弦。

治疗方法：上方去茯苓、厚朴、大黄，加炒酸枣仁 20g、火麻仁 15g。7 剂，水煎服。嘱患者养成定时排便的习惯，饮食方面不能过于精细，要适当吃一些粗粮。

三诊时间 2021 年 10 月 28 日。

病情变化：1 周后进行三诊。患者自述用药期间大便 1~2 日 1 次，成形质软量可，无明显不适。嘱患者续服上方 1 周，以巩固疗效。

舌脉：舌淡暗，苔薄黄，脉弦。

治疗方法：上方继续口服 1 周。嘱患者避免进食辛辣刺激性食物，避免饮酒，避免剧烈运动，多食新鲜水果蔬菜，多做提肛运动。

后随访 3 个月，未见复发。

按语：该患者排便困难，舌质紫暗，脉弦或涩等证候表现提示其病机为瘀毒内阻，损伤肠络。于永铎教授以柴胡、黄芩、龙骨、牡蛎、芒硝、白术、党参、茯苓、桃仁、山楂、延胡索、炙甘草等药组成基本方，用以活血通络，润肠通便。方中柴胡苦平，透泄少阳之邪，并疏泄气机郁滞；黄芩苦寒，清泄少阳之热。柴胡、黄芩相伍，一散一清，共为君药，可解少阳之邪。邪实入里化热扰及心神，则见心烦易惊，故臣药用龙骨、牡蛎，以平肝潜阳，镇静安神，收敛固涩；血瘀肠络，大肠传导失司，糟粕内停，故又臣以延胡索调气活血，芒硝泻下通便，润燥软坚。佐以白术、党参、茯苓扶正以祛邪，益气以御邪内传，使正气旺盛，邪无内传之机；又佐以桃仁活血祛瘀，润肠通便，山楂消食健胃，行气散瘀。炙甘草扶正兼以调和诸药，用为佐使药。"气为血之帅。"气滞者，血无以行，血瘀日久酿毒，损伤肠络，佐用厚朴、枳壳、桔梗，行气调中；气虚者，无力行血，血瘀肠络，日久致病，佐用黄芪、当归、山药，健脾益气。诸药合用，功专效宏，调气活血，润肠通便，则脏腑和，病瘥。

病案 2

患者男，45 岁，职员。

首诊时间 2021 年 3 月 3 日。

主诉：排便困难 7 年。

现病史：患者 7 年前无明显诱因出现排便困难，大便 3~5 日 1 次，粪质略干，未经系统治疗，症状逐渐加重。现症见：大便 5~6 日 1 次，粪质干硬，量少，排出无力，有便后不尽感，伴见腹胀，纳差，小便不利，神疲易惊。

既往史：否认高血压、冠心病、糖尿病等慢性疾病病史。

手术 / 输血 / 传染病史：否认手术外伤史、输血史、传染病史。

过敏史：否认药物过敏史，否认食物及其他接触物过敏史。

月经 / 产育史：25 岁结婚，育有一子，儿子及配偶体健。

专科检查：患者取胸膝位。肛门外形略整，食指探肛顺利，肛内未触及肿物，指套退出无血染。窥肛未见痔及裂。

辅助检查：O 型血。Rh 血型呈阳性。血常规检查示白细胞计数（WBC）：$6.08×10^9$/L，中性粒细胞百分比（NEUT%）：65.1%，血红蛋白（HGB）：156g/L。红细胞沉降率（ESR）：15mm/h。血生化检查示胆碱酯酶（CHE）：14170U/L ↑，间接胆红素（IBIL）：15.67μmol/L ↑，谷氨酰转肽酶（GGT）：85U/L ↑，谷丙转氨酶（ALT）：88U/L ↑，谷草转氨酶（AST）：53U/L ↑，甘油三酯（TG）：3.09mmol/L ↑，总胆固醇（CHOL）：5.43mmol/L ↑，尿素（UREA）：3.9mmol/L，肌酐（CREA）：86μmol/L，尿酸（UA）：502μmol/L ↑，葡萄糖（GLU）：5.83mmol/L。便常规检查未见异常。传染病四项检查呈阴性。肝胆脾胰彩超检查示中重度脂肪肝；胆囊壁欠光滑，胆囊附壁胆固醇结晶或息肉；脾稍大。心电图检查示窦性心律，正常心电图。胸部 CT 检查示右肺微小结节，随诊观察；肺内少许慢性炎症及陈旧性病变。

舌脉：舌质暗，苔白腻，脉弦细（尺脉弱）。

中医诊断及辨证：便秘（气虚血瘀证）。

西医诊断：功能性便秘。

治疗方法：益气活血，润肠通便。

处方：柴胡 10g，黄芩 10g，龙骨 20g，牡蛎 20g，芒硝 5g，火麻仁 30g，桃仁 15g，白术 15g，茯苓 15g，党参 15g，山楂 30g，延胡索 10g，黄芪 20g，升麻 10g，当归 20g，山药 30g，炙甘草 15g。7 剂，水煎服。

复诊时间 2021 年 3 月 10 日。

病情变化：1 周后复诊。患者自述用药期间大便 3~5 日 1 次，粪质变软，便后不尽感、小便不利等症状明显缓解，腹胀、纳差略有缓解。

舌脉：舌淡暗，苔薄白，脉弦细。

治疗方法：上方去白术、延胡索，加莱菔子 20g。7 剂，水煎服。嘱患者以脐为中心，然后在肚脐周围做顺时针方向按摩，以缓解便秘。

三诊时间 2021 年 3 月 17 日。

病情变化：1 周后进行三诊。患者自述用药期间大便 2~3 日 1 次，成形质软，排出顺畅，便后不尽感消失，腹胀明显缓解，食欲增进，精神状态良好。

舌脉：舌淡，苔白，脉平。

治疗方法：上方去芒硝，继续服药 1 周。嘱患者注意饮食，改饮食为低盐低脂低嘌呤饮食。

四诊时间 2021 年 3 月 24 日。

病情变化：1 周后进行四诊。患者自述大便 1~2 日 1 次，成形质软量可，无明显不适。嘱其续服上方 2 周，以巩固疗效。

舌脉：舌淡，苔白，脉平。

治疗方法：续服上方 2 周，以巩固疗效。嘱患者多食新鲜水果蔬菜，增加营养，以协助排便。

后随诊 3 个月，未见复发。

按语：该患者大便干硬，有便后不尽感，伴见神疲纳差，舌暗，脉弦细。这些证候表现均提示气虚无力。血行不畅，瘀于肠络是其病机关键。治疗当益气、活血、通络以通便。方中柴胡、黄芩透泄少阳邪实；龙骨、牡蛎镇惊安神，敛阴软坚；芒硝、火麻仁、桃仁润肠通便，逐瘀通经；党参、白术、茯苓、炙甘草健脾和胃；山楂、延胡索活血祛瘀；黄芪、升麻益气固表，升阳举陷；山药、当归养血生津。复诊时，患者排便习惯略有改善，便后不尽感明显缓解，舌苔薄而不腻，故去白术、延胡索；仍有腹胀，故加莱菔子20g，以健脾益气，消食除胀。三诊时，患者排便习惯明显改善，故去峻泻之芒硝，防其伤阴。四诊时，患者无明显症状，故继续巩固疗效。

病案3

患者男，30岁，职员。

首诊时间2022年5月12日。

主诉：排便困难4年，加重2个月。

现病史：患者自诉4年前无明显诱因出现排便费时费力，经常自觉腹部刺痛，按之疼痛加剧。自服泻药（具体不详）辅助排便，后因效果不佳，1年前开始使用开塞露肛注辅助排便。近2个月排便困难症状明显加重。现症见：排便费时费力，大便4~5日1次，便质干，腹部胀闷刺痛，面色晦暗，乏力倦怠，心烦易怒，食欲尚可，夜寐差。

既往史：否认高血压、冠心病、糖尿病等慢性疾病病史。

手术/输血/传染病史：否认手术外伤史、输血史、传染病史。

过敏史：否认药物过敏史，否认食物及其他接触物过敏史。

月经/产育史：26岁结婚，育有一子，儿子及配偶体健。

专科检查：患者取胸膝位。肛门外形略整，食指探肛顺利，肛内未触及肿物，指套退出无血染。窥肛未见痔及裂。

辅助检查：O型血，Rh血型呈阳性。血常规检查示白细胞计数（WBC）：5.85×10^9/L，红细胞计数（RBC）：5.39×10^{12}/L，血红蛋白（HGB）：167g/L，血小板计数（PLT）：207×10^9/L，C反应蛋白（FR-CRP）：0.12mg/L。血生化检查示总蛋白（TP）：76.92g/L，谷丙转氨酶（ALT）：20U/L，谷草转氨酶（AST）：19U/L，甘油三酯（TC）：1.07mmol/L，总胆固醇（CHOL）：4.77mmol/L，尿素（UREA）：5.1mmol/L，肌酐（CREA）：83μmol/L。尿常规、便常规检查未见异常。传染病四项检查呈阴性。胸部CT检查示肺内陈旧性病变。肝胆脾胰彩超检查未见异常。心电图检查示正常心电图。

舌脉：舌质紫暗，苔薄黄，脉弦涩。

中医诊断及辨证：便秘（气滞血瘀证）。

西医诊断：功能性便秘。

治疗方法：活血化瘀，理气通便。

处方：麦冬 20g，杏仁 20g，赤芍 20g，陈皮 20g，生地黄 20g，当归 30g，柴胡 15g，桃仁 15g，川芎 15g，半夏 15g，白术 15g，枳壳 15g，甘草 15g。7 剂，水煎服。

复诊时间 2022 年 5 月 19 日。

病情变化：1 周后复诊。患者自述服药期间排便 1～2 日 1 次，便质较前稍改善，自觉排便较前明显通畅，腹胀、腹痛稍有缓解，气力增加，仍心烦易怒，食欲尚可，夜寐差。

舌脉：舌淡，苔白，脉平。

治疗方法：上方去生地黄，加薄荷 15g、酸枣仁 15g。7 剂，水煎服。嘱患者合理饮食，吃富含膳食纤维的食物，增加饮水量，从而增加大便的含水量，使排便畅通。

三诊时间 2022 年 5 月 26 日。

病情变化：1 周后进行三诊。患者自述现大便频率为 1～2 日 1 次，大便成形质软，便意明显，无明显腹痛腹胀，饮食及睡眠明显好转。

舌脉：舌淡，苔白，脉平。

治疗方法：上方去酸枣仁，继服 2 周。嘱患者积极调整心态，合理安排生活和工作，做到劳逸结合。

按语：该患者排便费时费力，大便 4～5 日 1 次，便质干，腹部胀闷刺痛，面色晦暗，乏力倦怠，心烦易怒，食欲尚可，夜寐差，舌质紫暗，苔薄黄，脉弦涩。这些证候表现均提示其病机为气机不畅，血行瘀阻。治以活血化瘀，理气通便。赤芍、当归、川芎、桃仁为君药，以活血化瘀；臣药以陈皮理气健脾、枳壳理气宽中、杏仁润肠通便、柴胡疏肝解郁、麦冬润燥养阴、生地黄清热凉血，祛瘀却不伤阴血，升达清阳；半夏、白术健脾益气，利水渗湿；甘草为使药，调和诸药。复诊时，患者排便 1～2 日 1 次，便质较前稍改善，舌淡苔白，脉平，故去生地黄。患者仍心烦易怒，故加薄荷15g；仍夜寐差，故加酸枣仁15g。三诊时，患者排便恢复正常，睡眠明显好转，则去酸枣仁，继服两周，以巩固疗效。

第三节　肠易激综合征医案

病案1

患者男，32岁，职员。

首诊时间2022年8月23日。

主诉：腹痛腹泻反复发作5年，饭后加重。

现病史：该患者5年前无明显诱因出现腹泻，腹痛部位不固定，大便每日3~4次，呈水花样便，偶有黏液，小便正常。曾自行外用奥替溴铵片，具体药量不详，症状逐渐缓解，但反复发作。近日来，上述症状加重，饭后尤重。今为求明确诊断及治疗，遂来我院就诊。病来无发热，睡眠可。

现症见：腹痛，痛处不固定，腹泻，日行3~4次，伴纳呆、恶心。

既往史：否认高血压、糖尿病、冠心病等慢性疾病病史。

手术/输血/传染病史：否认手术外伤史、输血史、传染病史。

过敏史：否认药物过敏史，否认食物及其他接触物过敏史。

专科检查：患者取胸膝位。肛门外形略整，食指探肛顺利，肛内未触及肿物，指套退出无血染。窥肛未见痔及裂。

辅助检查：暂无。

舌脉：舌淡，苔白腻，脉濡滑。

中医诊断及辨证：泄泻（脾虚湿盛证）。

西医诊断：肠易激综合征。

治疗方法：健脾渗湿，温中止泻。

处方：党参15g，茯苓15g，白术15g，砂仁8g，白扁豆15g，山药15g，苍术15g，石榴皮15g，肉豆蔻10g，鸡内金15g，泽泻15g，延胡索15g，炒山楂15g。7剂，水煎服。

嘱患者避免进食辛辣刺激性食物，避免饮酒，避免剧烈运动，多食新鲜水果蔬菜，多做提肛运动，注意保持肛门局部清洁。

复诊时间 2022 年 8 月 31 日。

病情变化：1 周后复诊。患者自述用药期间大便每日 2~3 次，粪质略成形，腹痛、纳呆等症状略缓解。

舌脉：舌淡，苔白，脉濡。

治疗方法：上方去鸡内金、泽泻，加炒甘草 15g、桔梗 15g。7 剂，水煎服。

三诊时间 2022 年 9 月 7 日。

病情变化：1 周后进行三诊。患者自述用药期间大便每日 1~2 次，成形质软量可，无明显不适。

舌脉：舌淡，苔薄，脉滑。

治疗方法：上方继续口服 1 周。

后随诊 3 个月，未见复发。

按语：该患者腹痛，腹泻，纳呆，舌淡，苔白腻，脉濡滑等证候表现提示其病机为脾虚湿盛。于永铎教授以参苓白术散作为基本方用以健脾渗湿，温中止泻。方药组成：党参、茯苓、白术、砂仁、白扁豆、苍术、山药、石榴皮、肉豆蔻、鸡内金、泽泻、延胡索、炒山楂。方中党参补脾胃之气；白术、茯苓健脾渗湿；山药、肉豆蔻健脾温阳；石榴皮有涩肠止泻之功，可助党参、白术健脾益气，兼以厚肠止泻；白扁豆健脾化湿，泽泻利水渗湿，两药可助白术、茯苓健脾止泻；延胡索行气止痛；鸡内金、炒山楂健胃消食；佐以砂仁芳香醒脾，行气和胃，既助除湿之力，又畅达气机。诸药相合，益气健脾，渗湿止泻。复诊时，患者大便每日 2~3 次，粪质略成形，腹痛、纳呆等症状略缓解，舌淡，苔白，脉濡。故去鸡内金、泽泻，加炒甘草 15g、桔梗 15g。桔梗开宣肺气，通利水道，并能载药上行，以益肺气而成培土生金之功。炒甘草健脾和中，调和药性。三诊时，患者基本恢复，继服 1 周巩固疗效。

病案 2

患者女，35 岁，教师。

首诊时间 2023 年 7 月 16 日。

主诉：腹泻、便秘交作半年，加重 3 天。

现病史：该患者半年前无明显诱因出现腹泻、便秘交作，偶有腹部隐痛，部位不固定。腹泻时大便每日 2~3 次，质稀如水。时有排便困难，腹胀，肛门重坠，排便不尽感。小便正常。近日来，上述症状加重，情绪紧张，焦虑时症状加重。今为求明确诊断及治疗，遂来我院就诊。病来无发热，饮食可。现症见：腹泻，腹部隐痛，伴口苦，眼干涩，睡眠差。

既往史：否认高血压、糖尿病、冠心病等慢性疾病病史。

手术 / 输血 / 传染病史：否认手术外伤史、输血史、传染病史。

过敏史：否认药物过敏史，否认食物及其他接触物过敏史。

专科检查：患者取胸膝位。肛门外形略整，食指探肛顺利，肛内未触及肿物，指套退出无血染。窥肛未见痔及裂。

辅助检查：暂无。

舌脉：舌红，苔略黄，脉弦细。

中医诊断及辨证：泄泻（肝郁脾虚证）。

西医诊断：肠易激综合征。

治疗方法：疏肝解郁，健脾止泻。

处方：陈皮 15g，白术 10g，白芍 15g，山药 15g，砂仁 5g，芡实 15g，龙胆 12g，夏枯草 15g，五味子 15g，厚朴 15g，竹茹 15g，佛手 15g，海螵蛸 15g，延胡索 10g。7 剂，水煎服。

嘱患者避免进食辛辣刺激性食物，避免饮酒，避免剧烈运动，多食新鲜水果蔬菜，多做提肛运动，注意保持肛门局部清洁。

复诊时间 2023 年 7 月 24 日。

病情变化：1 周后复诊。患者自述用药期间腹泻、便秘交替症状缓解，排便次数日 1~2 次，口苦、眼干等症状明显缓解，偶见心烦失眠。

舌脉：舌红，苔略黄，脉弦。

治疗方法：上方去龙胆、夏枯草，加香附 10g、合欢花 10g。7 剂，水煎服。

三诊时间 2023 年 8 月 3 日。

病情变化：1 周后进行三诊。患者自述用药期间大便每日 1~2 次，成形质软量可，无明显不适。

舌脉：舌淡，苔薄，脉弦。

治疗方法：嘱患者续服上方 1 周，以巩固疗效。

后随诊 3 个月，未见复发。

按语：该患者腹泻与便秘交替发作半年，偶有腹痛，心烦失眠，因情绪加重等症状。这些症状提示其病机为肝郁脾虚，郁久化热。治疗以疏肝解郁，健脾止泻为原则。方中陈皮、佛手、厚朴疏肝理气健脾；白芍养血柔肝；夏枯草、龙胆又有清泻肝火之功；白术、山药、砂仁扶正以祛邪，实土御木，健脾祛湿；芡实、海螵蛸涩肠止泻，祛邪固脱。气滞郁久化火，火扰心神则心烦失眠，佐以竹茹、五味子清心火、宁心神；使药用延胡索，以活血行气止痛。诸药合用，功专效宏，调和气血，扶正祛邪，病瘥。复诊时，患者腹泻、便秘较前改善，口苦、眼干等症状明显缓解，偶有心烦失眠，故去龙胆、夏枯草，加香附、合欢花。三诊时，患者基本恢复，故上方继服 1 周，以巩固疗效。

第四节　克罗恩病医案

患者男，20 岁，学生。

首诊时间 2022 年 1 月 20 日。

主诉：大便不成形 1 年。

现病史：患者 1 年前出现大便每日 5~6 次，不成形，伴腹部隐痛，否认便血及脱出。2021 年 10 月于当地医院就诊，诊断为小肠克罗恩病、肠梗阻。行小肠部分切除术，术后恢复良好，但排便次数较前增加。现症见：大便每日 5~6 次，伴腹部隐痛，平素怕冷、乏力。

既往史：否认高血压、糖尿病、冠心病等慢性疾病病史。

手术 / 输血 / 传染病史：2021 年行小肠部分切除术，否认输血史及传染病史。

过敏史：否认药物过敏史，否认食物及其他接触物过敏史。

专科检查：患者取胸膝位。肛门外形略整，食指探肛顺利，肛内未触及肿物，肛门指诊指套退出时可见少量鲜血。窥肛未见痔。肛门镜检查可见结肠黏膜充血水肿，出现散在糜烂点。

辅助检查：小肠镜检查提示小肠克罗恩病。

舌脉：舌质淡红，苔薄白，脉弱。

中医诊断及辨证：泄泻（脾胃虚弱证）。

西医诊断：小肠克罗恩病。

治疗方法：补益脾胃。

处方：柴胡15g，法半夏10g，党参15g，黄芩20g，苦参15g，枳壳15g，枸杞子15g，吴茱萸10g，干姜15g，山楂30g，鸡内金20g，五味子15g，白术20g，防风15g，当归30g，茯苓15g，黄芪30g。7剂，水煎服。

复诊时间2022年2月17日。

病情变化：排便次数减至每日3次。

舌脉：舌红，苔薄白，脉略弱。

治疗方法：因排便次数减少，所以当归减至10g。

按语：患者为青年男性，素体脾胃虚弱，学业压力较大，肝气不舒，肝郁致脾虚更重，脾胃运化失常。后因确诊克罗恩病，行小肠部分切除术，耗气伤血，加重脾胃后天之本的损伤。舌质淡红，苔薄白，脉弱，均为脾胃虚弱之象。治疗以党参、黄芪、茯苓、白术补益脾胃，柴胡、半夏、枳壳、陈皮疏肝行气，黄芩、苦参清热祛湿。

第五节 溃疡性结肠炎医案

病案1

患者男，59岁，职员。

首诊时间2022年7月28日。

主诉：大便次数增多10余年，加重半个月。

现病史：患者10余年前无明显诱因出现大便每日4~5次，质稀不成形，伴里急后重，脐周胀痛反复发作，时有便血，量少，色鲜红，伴肛门坠胀。2021年年初于某西医院行电子结肠镜检查，提示溃疡性结肠炎。其间，自行口服中药调理，症状无明显好转。现症见：大便每日4~5次，伴里急后重。

既往史：否认高血压、糖尿病、冠心病等慢性疾病病史。

手术/输血/传染病史：否认手术外伤史、输血史、传染病史。

过敏史：青霉素过敏。

专科检查：患者取胸膝位。肛门外形略整，食指探肛顺利，肛内未触及肿物，指套退出时可见少量鲜血。窥肛未见痔及裂。肛门镜检查可见结肠黏膜充血水肿，出现散在糜烂点。

辅助检查：电子结肠镜检查示溃疡性结肠炎。

舌脉：舌质暗红，苔黄腻，脉弦滑。

中医诊断及辨证：泄泻（大肠湿热证）。

西医诊断：溃疡性结肠炎。

治疗方法：清热利湿，健脾止泻。

处方：山药10g，白及10g，黄连10g，郁金15g，莲子15g，神曲10g，白芍20g，白术10g，陈皮10g，柴胡10g，黄芩10g，甘草10g，豆蔻15g，煅龙骨15g，煅牡蛎15g，川楝子6g，补骨脂15g。7剂，水煎服。

复诊时间2022年9月15日。

病情变化：大便减至每日1~2次，质软成形，偶有肛门坠胀感。

舌脉：舌质淡红，苔根腻，脉弦滑。

治疗方法：上方加香附10g、姜半夏10g、茵陈10g、黄柏10g，煅龙骨、煅牡蛎加至20g。

按语：患者为老年男性，平素情绪不畅，湿伤肠胃，郁久化热，传化失常，清浊不分，而至泄泻。自行口服理中丸等中成药。患者本身舌质暗红，苔黄腻，脉弦滑，病久湿化热，过服理中丸反倒使症状加重。方中山药、白术、莲子健脾利湿；黄芩、黄连清热燥湿；柴胡、郁金疏肝解郁，行气止痛；陈皮、川楝子疏肝行气；白及、补骨脂收敛固涩。复诊时病情发生变化，可见舌根苔腻，故加黄柏以清下焦湿热，重用龙骨、牡蛎以重镇安神。

病案 2

患者男，67 岁，离退休人员。

首诊时间 2022 年 5 月 5 日。

主诉：便血反复发作 1 年，加重 3 个月。

现病史：患者 1 年前无明显诱因出现大便带血，量较多，色鲜红或暗红，便中夹有脓血。大便每日 3~4 次，质软不成形。于北京某医院行电子结肠镜检查示溃疡性结肠炎。口服汤药治疗后好转，但症状反复发作。近 3 个月上症加重，便血量多，大便每日 5~6 次，伴上肢疼痛不适。

既往史：否认高血压、糖尿病、冠心病等慢性疾病病史。

手术 / 输血 / 传染病史：否认手术外伤史、输血史、传染病史。

过敏史：否认药物过敏史，否认食物及其他接触物过敏史。

专科检查：患者取胸膝位。肛门外形略整，食指探肛顺利，肛内未触及肿物，指套退出无血染。窥肛未见痔及裂。肛门镜检查可见结肠黏膜充血水肿，出现散在糜烂点。

辅助检查：电子结肠镜检查示溃疡性结肠炎。

舌脉：舌质暗，苔白，脉弦。

中医诊断及辨证：便血（肝郁脾虚证）。

西医诊断：溃疡性结肠炎。

治疗方法：疏肝健脾，收敛止血。

处方：补骨脂 10g，茯苓 10g，神曲 15g，白术 20g，山药 20g，石榴皮 15g，白及 5g，黄芪 15g，炙甘草 10g，白豆蔻 10g，地榆炭 15g，黄柏 10g，鸡内金 15g，白芍 15g，仙鹤草 15g，黄连 10g。7 剂，水煎服。

复诊时间 2022 年 5 月 15 日。

病情变化：大便每日减至 2~3 次，便血量减少，腹部不适减轻。

舌脉：舌质暗，苔白腻，脉弱。

治疗方法：调整上方，减少补骨脂用量，加干姜 10g。

按语：患者便血日久，后天生化乏源，气血亏虚，气机不畅，肝郁脾虚，脾虚则不统血，肝郁气机不畅，不通则痛，因此上肢疼痛不适。方中补骨脂温肾助阳，温脾止泻；石榴皮、仙鹤草、鸡内金收涩止痢；地榆炭收敛止血；茯苓、白术、山药健脾；白豆蔻渗湿止泻；神曲健脾消食；黄连、黄柏清热燥湿；白芍养血调经，柔肝止痛。复诊时病情发生变化，大便次数减少，故减少补骨脂用量；患者仍有腹部不适，故可加干姜以温中止痛。

病案 3

患者男，51 岁，职业不详。

首诊时间 2021 年 3 月 15 日。

主诉：大便不成形 1 个半月。

现病史：该患者 1 个半月前无明显诱因出现大便每日 3~4 次，不成形，便中混有较多黏液，伴便前腹痛，便后痛减，伴肛门坠胀不适，有便不净感。否认便血及脱出，无肛门疼痛。2021 年 1 月 28 日曾就诊于当地某西医院行电子结肠镜检查，诊断为炎症性肠病，病理诊断为直肠重度黏膜慢性炎，局部淋巴组织增生。建议入院治疗，患者拒绝。半个月前，就诊于当地某肛肠医院，予口服美沙拉秦、三七粉、康复新散等（具体用量不详），外用美沙拉秦栓 1 枚，日 1 次肛门用药，以对症治疗。服药后上症未见明显缓解。今为求中医中药系统治疗，遂来我院就诊。病来无发热，饮食、睡眠一般，小便正常。

既往史：否认高血压、糖尿病、冠心病等慢性疾病病史。

手术 / 输血 / 传染病史：1991 年因肛周脓肿行手术治疗（具体不详）。否认输血史及传染病史。

过敏史：否认药物过敏史，否认食物及其他接触物过敏史。

月经 / 产育史：育有两子。

专科检查：患者取胸膝位。肛门外形规整，食指探肛顺利，肛内未触及肿物，指套退出无血染。窥肛未见痔及裂。

辅助检查：传染病四项检查呈阴性。胸部 CT 检查示右肺上叶陈旧性病变、纤维灶；动脉硬化。

舌脉：舌质红，苔白腻，脉弦。

中医诊断及辨证：泄泻（肝郁脾虚证）。

西医诊断：溃疡性结肠炎。

治疗方法：益气健脾止泻。

处方：陈皮 15g，麸炒白术 15g，甘草 10g，防风 15g，麸炒山药 15g，茯苓 15g，石榴皮 15g，麸煨肉豆蔻 15g，黄连 10g，醋延胡索 15g，炒神曲 15g，炒麦芽 15g，麸炒薏苡仁 25g，白及 8g。7 剂，水煎服。

按语：患者以大便次数增多，黏液脓血便，里急后重，伴有腹痛等症状为主，舌红，苔白腻，脉弦，结合既往电子结肠镜检查回报可确诊为溃疡性结肠炎（肝郁脾虚型）。方中白术、山药、防风益气健脾，燥湿止泻；茯苓、薏苡仁健脾利湿，渗湿止泻；石榴皮、白及收敛止血；肉豆蔻温中行气，涩肠止泻；陈皮、延胡索行气止痛；神曲、麦芽消食和胃。待食欲恢复后，可去神曲、麦芽。

病案 4

患者男，52 岁，企业管理人员。

首诊时间 2020 年 10 月 29 日。

主诉：便血反复发作 1 年。

现病史：该患者 1 年前无明显诱因出现便血，量少，色鲜红，便与血相混，伴有黏液。大便每日 3~4 次，不成形，便前下腹疼痛，便后痛减。曾就诊于我院并行电子结肠镜检查，诊断为溃疡性结肠炎。口服美沙拉秦（具体用量不详）治疗后好转。近 1 年来，上症于饮酒后反复发作。今为求中医中药系统治疗，来我院就诊。病来无发热，饮食睡眠可，小便正常。

既往史：否认高血压、糖尿病、冠心病等慢性疾病病史。

手术 / 输血 / 传染病史：1998 年及 2000 年因骑马致双侧肋骨多发性骨折、左锁骨骨折。否认输血史及传染病史。

过敏史：否认药物过敏史，否认食物及其他接触物过敏史。

月经 / 产育史：育有一子。

专科检查：患者取胸膝位。肛门外形略整，食指探肛顺利，肛内未触及肿物，指套退出无血染。窥肛未见痔及裂。

辅助检查：传染病四项检查呈阴性。

舌脉：舌淡，苔白，脉滑。

中医诊断及辨证：便血（脾胃虚弱证）。

西医诊断：溃疡性结肠炎。

治疗方法：健脾益气，收敛止血。

处方：黄芪 15g，茯苓 15g，麸炒白术 15g，陈皮 15g，白芍 15g，山药 15g，炒莲子 15g，麸炒薏苡仁 25g，炒川楝子 15g，败酱草 15g，石榴皮 15g，地榆炭 15g，侧柏炭 15g，白及 10g，黄连 10g，仙鹤草 15g，甘草 10g，海螵蛸 15g。7 剂，水煎服。

复诊时间 2020 年 11 月 9 日。

病情变化：无腹痛，大便每日 1 次，质软成形，偶有少量便血，色鲜红，小便正常。

舌脉：舌淡，苔薄白，脉滑。

治疗方法：调整中药汤剂，于前方加入三七 3g，以止血治疗。

按语：患者以大便次数增多，黏液脓血便，里急后重，伴有腹痛等症状为主，舌淡，苔白，脉滑，结合既往电子结肠镜检查回报可确诊为溃疡性结肠炎（脾胃虚弱型）。治以益气健脾，收敛止血。方中黄芪、白术益气健脾；茯苓、薏苡仁、莲子健脾渗湿止泻；败酱草消痈排脓，祛瘀止痛；白及、石榴皮、海螵蛸、仙鹤草收敛固涩止血；地榆炭、侧柏炭凉血止血；白芍养血敛阴，柔肝止痛；川楝子、陈皮疏肝行气止痛。待患者病情好转之后，加入三七以进一步止血，直至康复。

第六节　混合痔医案

病案 1

患者女，45 岁，职员。

首诊时间 2021 年 10 月 13 日。

主诉：肛门突出肿物伴疼痛 3 天。

现病史：该患者于 3 天前无明显诱因肛门突出一肿物伴疼痛，疼痛呈持续性，活动后加重。大便每日 1 次，质软成形，需口服肠清茶辅助排便。否认便血及脱出，小便正常。曾自用药物治疗，具体药名及药量不详，症状无缓解。今为求明确诊断及系统治疗，遂来我院就诊。病来无发热，饮食、睡眠一般。

既往史：否认高血压、冠心病、糖尿病等慢性疾病病史。

手术／输血／传染病史：否认手术外伤史、输血史、传染病史。

过敏史：否认药物过敏史，否认食物及其他接触物过敏史。

月经／产育史：15岁初潮，行经3~5天，月经周期28~30天，末次月经时间2021年9月20日，既往月经期、色、质、量正常。适龄结婚，产有一女，女儿及配偶体健。

专科检查：患者取胸膝位。肛门外形不整，前位肛缘皮肤突起，皮色红肿光亮。触之疼痛，指诊探肛顺利，肛内未触及肿物，指套退出无血迹。窥肛见前位齿线上黏膜隆起，色暗红。

辅助检查：暂无。

舌脉：舌红，苔黄，脉滑。

中医诊断及辨证：混合痔（湿热下注证）。

西医诊断：混合痔。

治疗方法：手术治疗，行混合痔外剥内扎术＋肛裂切除加松解术。

手术记录：腰麻成功后，患者取截石位，肛周常规消毒，铺无菌敷布。食指探肛顺利，肛内未触及异常。窥肛见前位、右后位齿线上黏膜隆起，分别与同侧外痔相连，后位肛管皮肤见一较深裂创。操作：首先，钳夹前位内痔，剥离同侧外痔至齿线处，内痔部分以7号线"8"字缝扎，剪除残端多余部分，同法处理另外一处混合痔。然后，切除后位裂创至齿线处。最后，于右后位切口松解外括约肌皮下部及部分内括约肌，行指法扩肛，以容纳两指为度。修剪切口，以利引流通畅。切除组织送病理。止血、消毒、包扎、压迫、固定，术终。

复诊时间2021年10月16日。

病情变化：术后第三天，患者一般状态良好，饮食、睡眠可，二便通畅。术区切口引流通畅，肛缘皮肤无水肿。

舌脉：舌质红，苔黄，脉滑。

治疗方法：①二级护理，半流食，心电监测，血氧监测，血压监测，中流量吸氧2小时。②予0.9%氧化钠注射液100mL、头孢地嗪钠2.0g日2次静点，以控制术区感染。③予中药汤剂100mL，加水1000mL，便后熏洗，以清热利湿，消肿止痛。处方：枯矾20g，没药10g，苦参20g，槐花20g，苍术20g，紫花地丁20g，五倍子10g，黄柏30g，延胡索30g，白及10g，地肤子30g，蛇床子30g。④术区用一效膏中药涂擦，每日2次，以滋润创面而止痛。⑤明日起予局部红光照射，每日2次，以收敛止痛。⑥穴位按摩日3次以止痛。⑦穴位敷贴治疗（通便贴）+TDP神灯照射，每日1次，以助通便。选穴：双天枢、双腹结、神阙、关元。处方：大黄30g，玄明粉30g，地黄30g，当归30g，枳实30g，陈皮15g，木香15g，槟榔15g，桃仁15g，红花15g。⑧予中药汤剂100mL日3次口服，以润肠通便。处方：黄芪15g，麸炒枳实15g，厚朴15g，炒火麻仁15g，柏子仁15g，生地黄15g，麦冬15g，苦杏仁10g，白芍15g，酒苁蓉15g，甘草10g，大黄10g，瓜蒌15g，炒莱菔子15g，炒神曲15g，炒麦芽15g，芒硝5g，北沙参20g。⑨早期预防术后并发症。⑩嘱患者侧卧于床，使肛门括约肌松弛，以缓解疼痛。

按语：患者以"肛门突出肿物伴疼痛3天"为主诉前来就诊，行专科检查，见肛门外形不整，前位肛缘皮肤突起，皮色红肿光亮。触之疼痛，指诊探肛顺利，肛内未触及肿物，指套退出无血迹。窥肛见前位齿线上黏膜隆起，色暗红。因患者疼痛剧烈，符合手术标准，遂收入院行手术治疗。入院后二级护理，半流食，完善各项入院检查，明确无禁忌证后，于当日在骶管麻醉下手术。术中查：食指探肛顺利，肛内未触及异常；窥肛见前位、右后位齿线上黏膜隆起，分别与同侧外痔相连，后位肛管皮肤见一较深裂创。故行混合痔外剥内扎术+肛裂切除加松解术。术中顺利。术后予抗生素静脉滴注以控制术区感染；予中药汤剂便后熏洗，以清热祛湿，消肿止痛；术区予一效膏日2次涂擦，以滋润止痛；予局部红光照射，以收敛止痛；予通便方穴位敷贴+TDP神灯照射，日1次，以助通便；穴位按摩日3次以止痛；予中药汤剂100mL日3次口服，以润肠通便。患者出院时为术后第十日，一般状态良好，饮食、睡眠可，二便通畅，术区无疼痛，否认便血，舌质红，苔薄黄，脉滑。术区切口引流通畅，创面肉芽组织新鲜，部分上皮组织形成，无异常分泌物。指诊肛内未触及异常，肛门自制功能良好。嘱患者出院后慎起居，避风寒，节饮食，畅情志，若有病情变化随诊。1周内避免剧烈活动，每日做提肛运动。又过1周，患者于门诊复查，见创口生长良好，无异常。嘱其养成良好饮食及生活习惯。

病案 2

患者女，55 岁，离退休人员。

首诊时间 2022 年 2 月 7 日。

主诉：便后肛内有物脱出 25 年，加重伴疼痛 1 个月。

现病史：该患者于 25 年前无明显诱因出现便后肛内有物脱出，可自行还纳入肛，否认便血，大便每日 1 次，质软成形，小便正常。近 1 个月来自觉脱出物增大，伴肛门疼痛，呈持续性，活动后加重。今为求明确诊断及系统治疗，遂来我院就诊。病来无发热，饮食、睡眠可，大便每日 2~3 次，质软成形，伴里急后重感，小便正常。胃脘部隐痛不适。现症见：便后肛内有物脱出，可自行还纳入肛，伴肛门疼痛，呈持续性，活动后加重，大便每日 2~3 次，伴里急后重感。

既往史：否认高血压、冠心病、糖尿病等慢性疾病病史。

手术 / 输血 / 传染病史：否认手术外伤史、输血史、传染病史。

过敏史：否认药物过敏史，否认食物及其他接触物过敏史。

月经 / 产育史：15 岁初潮，50 岁绝经，既往月经期、色、质、量正常。适龄结婚，产有一女，女儿及配偶体健。

专科检查：患者取胸膝位。肛门外形不整，右前位、右后位、左侧位肛缘皮肤突起，皮色如常；左后位肛缘见一约 1.0cm×1.0cm×1.0cm 大小肿物，皮色紫暗，边界清楚，质地较硬，触之疼痛。指诊探肛顺利，肛内未触及肿物，指套退出无血染及脓液。窥肛可见右前位、右后位、左侧位齿线上黏膜隆起，色暗红。

辅助检查：暂无。

舌脉：舌红，苔黄，脉滑。

中医诊断及辨证：混合痔（湿热下注证）。

西医诊断：混合痔。

治疗方法：手术治疗，行复杂性混合痔外剥内扎术。

手术记录：骶管麻醉成功后，患者取截石位，肛周常规消毒，铺无菌敷布。术中查：肛门外形不整，右前位、右后位、左侧位肛缘皮肤突起，皮色如常。食指探肛顺利，肛内未触及异常。窥肛见右前位、右后位、左侧位齿线上黏膜隆起，分别与同侧外痔相连。操作：首先，钳夹右前位内痔，剥离同侧外痔至齿线处，内痔部分以 7 号线"8"字缝扎，剪除残端多余部分，依同法处理另外两处混合痔。然后，于右后位切口松解外括约肌皮下部及部分内括约肌，行指法扩肛，以容纳两指为度。修剪切口，以利引流通畅。切除组织送病理。止血、消毒、包扎、压迫、固定，术终。

复诊时间 2022 年 2 月 10 日。

病情变化：复杂性混合痔外剥内扎术后第一天，现一般状态良好，饮食、睡眠可，小便已排，大便未排。术区偶有疼痛，术区切口引流通畅，肛缘皮肤无水肿，术区无异常分泌物。

舌脉：舌质红，苔黄，脉滑。

治疗方法：①二级护理，半流食。②予 0.9%氯化钠注射液 100mL、头孢甲肟 2.0g 日 2 次静点，以控制术区感染。③予中药汤剂 100mL，加水 1000mL，便后熏洗，以清热祛湿，消肿止痛。处方：枯矾 20g，没药 10g，苦参 20g，槐花 20g，苍术 20g，紫花地丁 20g，五倍子 10g，黄柏 30g，延胡索 30g，白及 10g，地肤子 30g，蛇床子 30g。④术区用一效膏中药涂擦，每日 2 次，以滋润创面而止痛。⑤予局部红光照射，每日 2 次，以收敛止痛。⑥穴位按摩日 3 次以止痛。⑦穴位敷贴治疗（通便贴）+TDP 神灯照射，每日 1 次，以助通便。选穴：双天枢、双腹结、神阙、关元。处方：大黄 30g，玄明粉 30g，地黄 30g，当归 30g，枳实 30g，陈皮 15g，木香 15g，槟榔 15g，桃仁 15g，红花 15g。⑧早期预防术后并发症。⑨嘱患者侧卧于床，使肛门括约肌松弛，以缓解疼痛。

按语：患者以"便后肛内有物脱出 25 年，加重伴疼痛 1 个月"为主诉前来就诊。行专科检查，见肛门外形不整，右前位、右后位、左侧位肛缘皮肤突起，皮色如常；左后位肛缘见一约 1.0cm×1.0cm×1.0cm 大小肿物，皮色紫暗，边界清楚，质地较硬，触之疼痛。指诊探肛顺利，肛内未触及肿物，指套退出无血染及脓液。窥肛可见右前位、右后位、左侧位齿线上黏膜隆起，色暗红。因患者病程较长且疼痛剧烈，符合手术标准，遂收入院行手术治疗。入院后二级护理，半流食，完善各项入院检查，明确无禁忌证后，于入院第三日在骶管麻醉下行复杂性混合痔外剥内扎术。术中顺利。术后予抗生素静脉滴注以控制术区感染；予中药汤剂便后熏洗，以清热祛湿，消肿止痛；术区予一效膏日 2 次涂擦，以滋润止痛；予局部红光照射，以收敛止痛；予通便方穴位敷贴 +TDP 神灯照射日 1 次，以助通便；穴位按摩日 3 次以止痛；予中药汤剂 100mL 日 3 次口服，以润肠通便。患者出院时为复杂性混合痔外剥内扎术后第十二日，一般状态佳，饮食、睡眠良好，大便每日 1 次，质软成形，小便顺畅，舌质红，苔薄白，脉滑。否认肛门疼痛及便后肛内有物脱出。术区切口引流通畅，肛缘皮肤无水肿，肉芽组织生长良好，并见上皮组织逐渐生长。术区无异常分泌物。嘱患者出院后清淡饮食，避免进食辛辣刺激性食物。病情变化随诊。又过 1 周，患者于门诊复查，见创口生长良好，无异常。嘱其养成良好饮食及生活习惯。

第七节　肛裂医案

病案 1

患者女，43 岁，职员。

首诊时间 2022 年 8 月 1 日。

主诉：便时、便后肛门疼痛反复发作 3 年，加重 5 天。

现病史：该患者 3 年前无明显诱因出现排便时肛门部疼痛，呈撕裂样，便后持续数分钟方能缓解，伴便血，量少，色鲜红，血与便不相混淆，否认脱出。大便每日 1 次，质软成形，小便正常。曾自行外用药（具体不详）治疗，症状逐渐缓解，但反复发作。近 5 日，上述症状加重，疼痛持续不缓解，活动后加重。今为求明确诊断及系统治疗，遂来我院就诊。病来无发热，饮食、睡眠可。现症见：肛门部疼痛，呈持续性，伴阵发性加剧，伴便血，量少，色鲜红，血与便不相混淆。

既往史：否认高血压、糖尿病、冠心病等慢性疾病病史。

手术 / 输血 / 传染病史：2013 年行阑尾手术。否认输血史、传染病史。

过敏史：否认药物过敏史，否认食物及其他接触物过敏史。

月经 / 产育史：12 岁初潮，行经 4~7 天，月经周期 28~30 天，末次月经时间 2022 年 7 月 19 日，既往月经期、色、质、量正常。28 岁结婚，产有一女，女儿及配偶体健。

专科检查：患者取胸膝位。肛门外形不整，前位肛缘皮肤突起，皮色如常；右后位肛周皮肤红肿，范围约 2.0cm×2.0cm，触之疼痛明显；牵开臀部，可见后位肛管皮肤有一裂创，底深，色灰白，边缘不整，触之疼痛。因患者疼痛，未行肛内指诊及肛门镜检查。

辅助检查：B 型血，Rh 血型呈阳性。传染病四项检查呈阴性。心电图检查示正常心电图。

舌脉：舌红，苔黄，脉弦数。

中医诊断及辨证：肛裂（燥热伤津证）。

西医诊断：肛裂，肛周脓肿，混合痔。

治疗方法：手术治疗，行肛裂切除术＋肛旁括约肌间脓肿切开排脓术＋混合痔外剥内扎术。

手术记录：骶管麻醉成功后，患者取截石位，肛周常规消毒，铺无菌敷布。术中查：肛门外形不整，前位肛缘皮肤突起，皮色如常；右后位肛周皮肤红肿，范围约 2.0cm×2.0cm；后位肛管皮肤可见一裂创，底深，色灰白，边缘不整。指诊探肛顺利，肛内未触及肿物。窥肛见前位齿线上黏膜隆起，与同侧外痔相连。操作：首先，于右后位脓肿中央做一放射状切口，溢出黄稠脓汁约 15mL，食指探查脓腔，破坏其间隔，探知脓腔延伸至齿线处，持探针沿脓腔基底向肛内探查，于同侧直肠壁菲薄处最高点穿出（距齿线上约 1cm），探针穿入直肠，引入橡皮筋，松紧适宜后结扎固定。然后，切除后位裂创至齿线处，行指法扩肛，肛内可纳两指。最后，钳夹前位内痔，剥离同侧外痔至齿线处，内痔部分以 7 号线 "8" 字贯穿缝扎，将残端多余部分压缩后剪除，切除组织送病理。修剪切口，以利引流通畅。止血、消毒、包扎、压迫、固定，术终。术中顺利，患者无不良反应，术后安返病室。

复诊时间 2022 年 8 月 18 日。

病情变化：现一般状态良好，饮食、睡眠可，大便每日 1 次，质软成形，小便正常。查术区切口，上皮组织生长良好，无异常分泌物，肛门自制功能良好，排便时肛门疼痛感较前明显减轻，偶有便时出血，较前亦有所减轻。

舌脉：舌淡红，苔薄，脉弦。

治疗方法：嘱患者避免进食辛辣刺激性食物，避免饮酒，避免剧烈运动，多食新鲜水果蔬菜，多做提肛运动，注意保持肛门局部清洁。

按语：患者以"便时、便后肛门疼痛反复发作 3 年，加重 5 天"为主诉前来就诊。行专科检查，见肛门外形不整，前位肛缘皮肤突起，皮色如常；右后位肛周皮肤红肿，范围约 2.0cm×2.0cm，触之疼痛明显；牵开臀部，可见后位肛管皮肤有一裂创，底深，色灰白，边缘不整，触之疼痛。因患者疼痛，故未行肛内指诊及肛门镜检查。因其病程较长，局部裂创较深，且伴发肛周脓肿，患者自述痛苦异常，符合手术标准，遂收入院行手术治疗。入院后二级护理，半流食，完善各项入院检查，明确无禁忌证后，于次日在骶管麻醉下行肛裂切除术＋肛旁括约肌间脓肿切开排脓术＋混合痔外剥内扎术。术中顺利。术后予抗生素静脉滴注以控制术区感染；予中药汤剂便后熏洗，以清热祛湿，消肿止痛；术区予一效膏日 2 次涂擦，以滋润止痛；予通便方穴位敷贴＋TDP 神灯照射，日 1 次，以助通便。10 日后，一般状态良好，饮食、睡眠可，大便每日 1 次，质软成形，小便正常。查术区切口逐渐缩小，创面肉芽组织新鲜，创缘上皮组织生长良好，无异常分泌物，肛门自制功能良好。舌质淡红，苔薄，脉弦。予出院。又过 1 周，患者于门诊复查，见创口生长良好，无异常。嘱其养成良好饮食及生活习惯。

病案 2

患者女，36 岁，职员。

首诊时间 2022 年 6 月 20 日。

主诉：便时、便后肛门疼痛反复发作 20 天。

现病史：该患者 20 天前无明显诱因出现排便时肛门部疼痛，呈撕裂样，便后持续数分钟方能缓解，否认便血及脱出。大便每日 1 次，质软成形，小便正常。曾自行外用栓剂、膏剂、散剂等，联合口服通便茶治疗，具体药量不详，症状无明显缓解。今为求手术彻底治疗，遂来我院就诊。

病来无发热，饮食、睡眠可。现症见：便时、便后肛门部疼痛，呈撕裂样，便后持续数分钟方能缓解。

既往史：否认高血压、糖尿病、冠心病等慢性疾病病史。

手术／输血／传染病史：否认手术外伤史、输血史。肺结核病史 10 年，现已治愈。否认肝炎及其他传染病史。

过敏史：否认药物过敏史，否认食物及其他接触物过敏史。

月经／产育史：13 岁初潮，行经 5~7 天，月经周期 26~28 天，末次月经时间 2022 年 6 月 3 日，既往月经期、色、质、量正常。22 岁结婚，产有一子，儿子及配偶体健。

专科检查：患者取胸膝位。肛门外形不整，前位、后位肛缘皮肤突起，皮色如常；牵开臀部，于后位肛管皮肤见一裂创，底深，色灰白，边缘不整，触之疼痛。因患者疼痛，未行肛内指诊及肛门镜检查。

辅助检查：AB 型血，Rh 血型呈阳性。传染病四项检查呈阴性。心电图检查示正常心电图。血常规检查、血生化检查未见明显异常。

舌脉：舌红，苔黄，脉弦。

中医诊断及辨证：肛裂（燥热伤津证）。

西医诊断：肛裂，混合痔。

治疗方法：手术治疗，行陈旧性肛裂切除术＋混合痔外剥内扎术。

手术记录：骶管麻醉成功后，患者取截石位，肛周常规消毒，铺无菌敷布。术中查：肛门外形不整，前位、后位肛缘皮肤突起，皮色如常；牵开臀部，于后位肛管皮肤见一裂创，底深，色灰白，边缘不整。指诊探肛顺利，肛内未触及肿物。窥肛见前位齿线上黏膜隆起，与同侧外痔相连，色暗红。操作：首先，钳夹前位内痔，剥离同侧外痔至齿线处，内痔部分以 7 号线 "8" 字贯穿缝扎，剪除残端多余部分。然后，切除后位哨兵痔及裂创至齿线处，于后位切口松解外括约肌皮下部及部分内括约肌，行指法扩肛，肛内可纳两指，切除组织送病理。修剪切口，以利引流通畅。止血、消毒、包扎、压迫、固定，术终。术中顺利，患者无不良反应，术后安返病室。

复诊时间 2022 年 7 月 11 日。

病情变化：现一般状态良好，纳可，寐可，大便每日 1 次，质软成形，小便正常。查术区切口基本愈合，无异常分泌物，肛门自制功能良好，排便时肛门疼痛感渐无。

舌脉：舌淡红，苔薄，脉弦。

治疗方法：嘱患者避免进食辛辣刺激性食物，避免饮酒，避免剧烈运动，多食新鲜水果蔬菜，多做提肛运动，注意保持肛门局部清洁。

按语：患者以"便时、便后肛门疼痛反复发作 20 天"为主诉前来就诊。行专科检查，见肛门外形不整，前位、后位肛缘皮肤突起，皮色如常；牵开臀部，于后位肛管皮肤见一裂创，底深，色灰白，边缘不整，触之疼痛。因患者疼痛，故未行肛内指诊及肛门镜检查。因其局部裂创较深，患者自述疼痛难忍，要求行手术治疗，遂收入院行手术治疗。入院后二级护理，普通饮食，完善各项入院检查，明确无禁忌证后，于次日行陈旧性肛裂切除术＋混合痔外剥内扎术。术中顺利。术后予抗生素静脉滴注以控制术区感染；予中药汤剂便后熏洗，以清热祛湿，消肿止痛；术区予一效膏日 2 次涂擦，以滋润止痛；予通便方穴位敷贴＋TDP 神灯照射，日 1 次，以助通便；日 2 次局部红光照射，以收敛止痛。术后第三天，患者自述排便量少，予复方聚乙二醇电解质散 26.25g 日 2 次口服，予中药汤剂口服以利排便。术后第十三日，一般状态良好，纳可，寐可，大便每日 1 次，质软成形，小便正常。查术区切口逐渐缩小，创面肉芽组织新鲜，创缘上皮组织生长良好，无异常分泌物，肛门自制功能良好。舌质淡红，苔薄白，脉滑。予出院。又过 1 周，患者于门诊复查，见创口生长良好，无异常。嘱其养成良好饮食及生活习惯。

病案 3

患者女，50 岁，专业技术人员。

首诊时间 2022 年 6 月 30 日。

主诉：便时肛门疼痛反复发作半年。

现病史：该患者半年前无明显诱因出现排便时肛门部疼痛，呈撕裂样，便后缓解。伴肛门瘙痒，呈持续性，夜间尤甚。偶有便血，量少，色鲜红，血与便不相混，否认脱出。大便每日 1 次，不成形，小便正常。曾自行外用痔疮栓、痔疮膏（具体药名、药量不详）等药物治疗，症状无明显缓解。

今为求明确诊断及系统治疗，遂来我院就诊。病来无发热，饮食、睡眠可。

既往史：否认高血压、糖尿病、冠心病等慢性疾病病史。

手术/输血/传染病史：否认手术外伤史、输血史、传染病史。

过敏史：否认药物过敏史，否认食物及其他接触物过敏史。

月经/产育史：12岁初潮，50岁停经（现已停经），既往月经期、色、质、量正常。24岁结婚，产有一女，女儿及配偶体健。

专科检查：患者取胸膝位。见肛周潮湿，皮纹增宽，皮肤增厚，肛门外形不整，后位肛缘皮肤突起；牵开臀部，于后位肛管皮肤见一裂创，底深，色灰白，边缘不整，触之疼痛。因患者疼痛，未行肛内指诊及肛门镜检查。

辅助检查：A型血，Rh血型呈阳性。传染病四项检查呈阴性。尿常规检查未见明显异常。心电图检查示大致正常心电图。胸部CT检查示肺内少许陈旧性病变，双侧少量胸腔积液，左侧胸膜增厚、钙化。肝胆脾胰彩超检查示脂肪肝。

舌脉：舌红，苔黄，脉弦。

中医诊断及辨证：肛裂（燥热伤津证）。

西医诊断：肛裂，肛乳头肥大，肛周湿疹，肺内少许陈旧性病变，脂肪肝。

治疗方法：手术治疗，行肛裂切除术＋肥大肛乳头切除术＋混合痔外剥内扎术＋肛周药物注射封闭术。

手术记录：骶管麻醉成功后，患者取截石位，肛周常规消毒，铺无菌敷布。术中查：肛门外形不整，前位肛缘皮肤突起，皮色如常，后位肛管皮肤见一较深裂创。指诊探肛顺利，肛内未触及肿物。窥肛于左侧齿线上见一大小约0.5cm×0.5cm×0.5cm肥大肛乳头。前位齿线上黏膜隆起，色暗红，并与同侧外痔相连。操作：首先，钳夹前位内痔，剥离同侧外痔至齿线处，内痔部分以7号线"8"字缝扎，剪除残端多余部分。然后，切除后位哨兵痔及裂创至齿线处，以7号线单纯结扎左侧肥大肛乳头，于后位切口松解外括约肌皮下部及部分内括约肌，行指法扩肛，肛内可纳两指，切除组织送病理。最后，取长效止痛剂美兰注射液2mL+罗哌卡因注射液5mL+0.9%氯化钠注射液13mL于肛周皮下注射。修剪切口，以利引流通畅。止血、消毒、包扎、压迫、固定，术终。术中顺利，患者无不良反应，术后安返病室。

复诊时间 2022 年 7 月 22 日。

病情变化：现一般状态良好，饮食、睡眠可，大便每日 1 次，质软成形，小便正常。查术区切口恢复良好，创面平整光滑，肛周湿疹较前也有所改善。肛门自制功能良好。患者自述肛门疼痛、肛门瘙痒及便血症状已无。

舌脉：舌淡红，苔薄黄，脉弦。

治疗方法：嘱患者避免进食辛辣刺激性食物，避免饮酒，避免剧烈运动，多食新鲜水果蔬菜，多做提肛运动，注意保持肛门局部干燥清洁。

按语：患者以"便时肛门疼痛反复发作半年"为主诉前来就诊。行专科检查，见肛周潮湿，皮纹增宽，皮肤增厚，肛门外形不整，后位肛缘皮肤突起；牵开臀部，于后位肛管皮肤见一裂创，底深，色灰白，边缘不整，触之疼痛。因患者疼痛，故未行肛内指诊及肛门镜检查。因其局部裂创较深，病程较长且反复发作，缠绵难愈，患者自述痛苦难忍，要求行手术治疗，遂收入院行手术治疗。入院后二级护理，普通饮食，完善各项入院检查，明确无禁忌证后，于次日在骶管麻醉下行肛裂切除术 + 肥大肛乳头切除术 + 混合痔外剥内扎术 + 肛周药物注射封闭术。术中顺利。术后予抗生素静脉滴注以控制术区感染；予中药汤剂便后熏洗，以清热祛湿，消肿止痛；术区予一效膏日 2 次涂擦，以滋润止痛；予通便方穴位敷贴 +TDP 神灯照射，日 1 次，以助通便；日 2 次局部红光照射，以收敛止痛；予穴位按摩，每日 3 次，以利恢复。术后第二天，患者未排便，自觉肛门堵塞感明显，伴轻微腹胀腹痛，予 500mL 温肥皂水灌肠，以利排便。术后第十四日，患者一般状态良好，纳可，寐可，大便每日 1 次，质软成形，小便正常。查术区切口已基本愈合，创缘上皮组织生长良好，无异常分泌物，肛门自制功能良好。舌质淡红，苔薄黄，脉弦。予出院。又过 1 周，患者于门诊复查，见创口生长良好，无异常。嘱其养成良好饮食及排便习惯，并注意保持肛门局部清洁干燥，以防止复发。

第八节　肛瘘医案

病案1

患者男，21岁，学生。

首诊时间2023年8月15日。

主诉：肛旁反复肿痛5年。

现病史：该患者5年前无明显诱因出现肛旁肿痛，呈持续性，伴阵发性加剧，端坐受限。偶有便血，量少，色鲜红，血与便不相混。大便每日1次，质软成形。否认脱出，小便正常。上述症状反复发作，今为求明确诊断及系统治疗，遂来我院就诊。病来无发热，饮食、睡眠尚可。

既往史：否认高血压、冠心病、糖尿病等慢性疾病病史。

手术/输血/传染病史：2018年因自发性气胸行手术（具体术式不详）治疗，术后恢复良好。否认输血史及传染病史。

过敏史：否认药物过敏史，否认食物及其他接触物过敏史。

专科检查：患者取胸膝位。肛门外形略整，肛门右侧距肛缘约5cm处可见一外口。可触及自外口沿右前位向肛内走行之条索。食指探肛顺利，肛内未触及肿物，指套退出未见血迹及脓液。

辅助检查：肛内彩超检查示右侧臀部皮下弱回声团。

舌脉：舌红，苔黄腻，脉滑。

中医诊断及辨证：肛漏（湿热下注证）。

西医诊断：低位单纯性肛瘘。

治疗方法：手术治疗，行低位单纯性肛瘘切除术。

手术记录：骶管麻醉成功后，患者取截石位，肛周常规消毒，铺无菌敷布。术中查：肛门外形略整，肛门右侧距肛缘约5cm处可见一外口，并可触及自外口向右前位走行之条索。食指探肛顺利，肛内未触及肿物，窥肛未见痔及裂。操作：首先，持球头探针自右侧外口沿瘘管走行探查，探知瘘管向右前位走行止于阴囊根部。沿瘘管走行分别于右侧外口及阴囊根部行一梭形切口，两切口基底部相通，用刮匙充分搔刮瘘管壁上的坏死组织及瘢痕组织，使之暴露新鲜创面。修剪切口皮肤和皮下组织，使引流通畅。切除组织送病理。止血、消毒、包扎、压迫、固定，术终。术中顺利，患者无不良反应，术后安返病室。

复诊时间 2023 年 8 月 31 日。

病情变化：患者一般状态良好，饮食、睡眠可，大便每日 1 次，质软成形，小便正常。查术区切口上皮组织生长良好，无异常分泌物。肛门自制功能良好。排便时肛门疼痛感较前明显减轻，无便血。

舌脉：舌淡红，苔薄，脉弦。

治疗方法：中药汤剂 100mL，加水 1000mL 便后熏洗，以清热祛湿，消肿止痛。处方：枯矾 20g，醋没药 10g，苦参 20g，槐花 20g，麸炒苍术 20g，紫花地丁 20g，五倍子 10g，关黄柏 30g，醋延胡索 30g，白及 10g，蛇床子 30g，地肤子 30g。嘱患者避免进食辛辣刺激性食物，避免饮酒，避免剧烈运动，多食新鲜水果蔬菜，多做提肛运动，注意保持肛门局部清洁。

按语：该患者肛周脓肿反复发作，脓肿破溃后形成肛瘘。手术是治疗肛瘘最有效、最彻底的方法。若肛瘘患者前来就诊，建议及早治疗，避免外口堵塞，脓液引流不畅，从而引发新的窦道造成脓毒血症等不良后果。结合患者专科检查结果及肛内超声检查结果，诊断确定为低位单纯性肛瘘，故行低位单纯性肛瘘切除术。该手术成功的关键是明确肛瘘内口并彻底处理窦道。术后除应用抗生素控制感染外，还需使用具有清热祛湿、消肿止痛作用的中药汤剂熏洗坐浴，以及涂抹外用制剂，使药物有效成分直接作用于创面。同时联合红光照射、穴位敷贴、TDP 神灯照射等减轻术后创面疼痛，并能减少排便不畅等并发症的发生。在日常生活中，要注意养成良好饮食及生活习惯，从而避免该病的发生。

病案 2

患者男，39 岁，职员。

首诊时间 2021 年 4 月 8 日。

主诉：肛旁反复肿痛流脓 1 个月。

现病史：该患者2个月前无明显诱因出现肛旁肿痛，疼痛呈持续性，伴阵发性加剧，端坐受限，于当地医院行手术（具体术式不详）治疗，术后切口愈合良好。1个月前无明显诱因出现手术部位肿痛流脓，时作时止，反复发作。大便每日1次，质软成形。否认便血及肛内有物脱出，小便正常，溃口至今未愈。近来，上述症状反复发作。今为求明确诊断及系统治疗，遂来我院就诊。病来无发热，饮食、睡眠尚可。现症见：肛旁流脓，量少，色黄，质黏稠。

既往史：否认高血压、冠心病、糖尿病等慢性疾病病史。

手术/输血/传染病史：2023年2月8日因肛旁肿痛行手术（具体术式不详）治疗，术后切口愈合良好。否认输血史、传染病史。

过敏史：否认药物过敏史，否认食物及其他接触物过敏史。

专科检查：患者取胸膝位。肛门外形略整，肛门右侧位距肛缘约1cm处可见一外口。按压外口周围，有少许黄稠脓汁流出，并可触及向肛内走行之条索。食指探肛顺利，肛内未触及肿物。指套退出未见血迹及脓汁。窥肛未见痔及裂。

辅助检查：腔内超声检查示腔内探头入肛0~7cm，于直肠肛管右侧软组织可见范围约55.4mm×15.9mm混合性回声区，形态不规则，内以液样成分为主，可见絮状点状强回声漂浮，边界欠清晰，周边见彩色血流，似可见宽约5.5mm窦道样回声与肛管壁相连。考虑直肠肛管右侧混合回声区，注意肛周脓肿。

舌脉：舌红，苔黄，脉滑。

中医诊断及辨证：肛漏（湿热下注证）。

西医诊断：低位复杂性肛瘘。

治疗方法：手术治疗，行低位复杂性肛瘘切除术＋肛周药物注射封闭术。

手术记录：腰麻成功后，患者取截石位，肛周常规消毒，铺无菌敷布。双合诊触及条索由右位外口沿肛缘绕行至右后位。窥肛未见痔及裂。操作：首先，于右位做一放射状切口，持球头探针自右位外口沿瘘管走行探查，探知瘘管绕行至右后位，再于右后位做一放射状切口，持球头探针自右后位外口沿瘘管走行向肛内探查，探知内口位于同侧齿线上约1.5cm处。探针穿入直肠，引入橡皮筋。切开内外口之间的皮肤，剔除瘘管壁上的坏死组织，使之暴露新鲜创面。切除组织送病理。修剪切口两侧的皮肤和皮下组织，使创腔呈底小口大的"V"字形，松紧适宜后，结扎橡皮筋。两切口间挂浮线，以利引流。电凝黏膜桥出血点，查无活动性出血后，碘伏消毒肛管及右位切口。取配比亚甲蓝注射液（氯化钠注射液15mL＋罗哌卡因注射液5mL＋亚甲蓝注射液1mL）于肛周点状注射。以油纱布包裹直肠引流管1枚置入肛内，塔形纱布加压，包扎。术中顺利，患者无不良反应，术后安返病室。

复诊时间2021年4月29日。

病情变化：现一般状态良好，饮食、睡眠可，二便通畅，术区无疼痛，否认便血。术区切口引流通畅，无异常分泌物。指诊肛内未触及异常，肛门自制功能良好。

舌脉：舌淡红，苔薄白，脉滑。

治疗方法：中药汤剂100mL，加水1000mL，便后按时熏洗以清热祛湿，消肿止痛。处方：枯矾20g，没药10g，苦参20g，槐花20g，苍术20g，紫花地丁20g，五倍子10g，黄柏30g，延胡索30g，白及10g，地肤子30g，蛇床子30g。术区用一效膏涂擦，以滋润创面，止痛。嘱患者避免进食辛辣刺激性食物，避免饮酒，避免剧烈运动，多食新鲜水果蔬菜，多做提肛运动。

按语：该患者有肛周脓肿反复发作史，未彻底治愈而发展为肛瘘。确诊肛瘘后，应及早进行手术治疗，手术要兼顾根治瘘管和保护肛门功能。单纯多切口一次性根治术在复杂性肛瘘的治疗中有良好效果。在治疗的过程中，首先要确定内口的位置，不仅要切除内口周围的炎性组织，还要通过搔刮等方式，帮助患者完全清除病灶组织；其次要了解管道的走行，在病变位置菲薄处最高点挂线，还需要掌握挂线的松紧度，使其起到缓慢切割肛管直肠环及充分引流的作用。此外，在两切口间挂浮线，以利引流的通畅，从而加快患者的切口愈合速度，促进患者肛门功能的恢复。

第九节　肛周脓肿医案

病案 1

患者男，33 岁，职员。

首诊时间 2021 年 10 月 21 日。

主诉：肛旁肿痛 3 天。

现病史：该患者 3 天前无明显诱因出现肛旁肿痛，疼痛呈持续性，伴阵发性加剧，端坐受限。大便每日 3 次，略成形，否认便血及脱出，小便正常。曾就诊于某西医院，诊断为肛周脓肿，予药物（具体药名及药量不详）治疗，症状无明显缓解，且自觉肿痛范围逐渐增大。今为求手术治疗，遂来我院就诊，门诊以"肛痈（热毒炽盛证）"收入院治疗。病来一般状态良好，无发热，饮食、睡眠一般。

既往史：否认高血压、冠心病、糖尿病等慢性疾病病史。

手术 / 输血 / 传染病史：否认手术外伤史、输血史、传染病史。

过敏史：否认药物过敏史，否认食物及其他接触物过敏史。

专科检查：患者取胸膝位。肛门外形不整，肛门后位见大小约 2.0cm×3.0cm 的红肿范围，触之皮温升高，压痛明显，波动感（＋）。因患者疼痛难忍，故未行肛门指诊及肛门镜检查。

辅助检查：血常规检查示白细胞计数 $13.48×10^9$/L，中性粒细胞百分比 73.1%。乙肝表面抗体阳性。纤维蛋白原 5.73g/L。

舌脉：舌质红，苔黄，脉弦数。

中医诊断及辨证：肛痈（热毒炽盛证）。

西医诊断：肛管后间隙脓肿。

治疗方法：手术治疗，行肛管后间隙脓肿切开挂线术。

手术记录：骶管麻醉成功后，患者取截石位，肛周常规消毒，铺无菌敷布。术中查：肛门外形不整，肛门后位可见大小约 2.0cm×3.0cm 的红肿范围，波动感（+）。肛内未触及肿物。操作：首先，于肛门后位做一放射状切口，溢出黄稠脓汁约 20mL，食指探查脓腔破坏其间隔，探知脓腔沿后位向肛内蔓延，持探针沿脓腔基底向肛内探查，于同侧直肠壁菲薄处最高点穿出（距齿线上约 1.0cm），探针穿入直肠，引入橡皮筋，松紧适宜后结扎固定。然后，修剪切口，以利引流通畅。切除组织送病理。止血、消毒、包扎、压迫、固定，术终。术中顺利，患者无不良反应，术后安返病室。

复诊时间 2021 年 11 月 22 日。

病情变化：患者术后经中药内服、外用等处理，于术后 18 天出院，出院后每天熏洗治疗。2 周后复诊，患者肛旁肿痛症状消失，一般状态良好，大便每日 2~3 次，略成形，肛旁无肿痛，小便可，纳寐正常。肛门自制功能良好。术区上皮组织生长良好，无异常分泌物。

舌脉：舌质红，苔薄黄，脉滑。

治疗方法：继续以中药汤剂 100mL，加水 1000mL 便后熏洗。处方：枯矾 20g，醋没药 10g，苦参 20g，槐花 20g，麸炒苍术 20g，紫花地丁 20g，五倍子 10g，关黄柏 30g，醋延胡索 30g，白及 10g，蛇床子 30g，地肤子 30g。保持肛门清洁。若脓液较多或出现肛周湿疹时，洗净肛门，将一效散撒于伤口表面。此外，忌食寒凉、辛辣等食物。

按语：于永铎教授在临床中总结出一套完整的肛周脓肿辨证治疗思想体系，即在术中要重视保护肛门括约肌的功能；手术成功的关键在于找到内口及脓腔的处理；选择适宜的挂线技术可加速创面的恢复及保证肛门功能的正常；术中要将肛周脓肿一网打尽，避免形成后遗肛瘘的可能。此外，于教授认为，药物治疗上强调内外并治。内治法重在辨证。肛周脓肿的病因病机多在于湿热下注、热毒炽盛、阴液亏虚，故多选用清热祛湿、托里解毒、养阴清热之品，患者还要积极改善体质。外治法重在辨脓肿的位置及创面的颜色。其常使用黄柏、苦参、紫花地丁等药物外用，以清热解毒，消肿止痛；后期服用补益药物，以顾护脾胃之气。总之，勿轻视肛门结肠疾病，应积极预防和治疗肛窦炎、结肠炎、肛裂、痔疮等肛门直肠疾病。肛门有外伤时，要及时处理。

病案 2

患者男，69 岁，离退休人员。

首诊时间 2023 年 8 月 12 日。

主诉：肛旁肿痛 3 天。

现病史：该患者于 3 天前无明显诱因出现肛旁肿痛，疼痛呈持续性，伴阵发性加剧，端坐受限。大便每日 1~2 次，质软成形，否认便血及脱出，小便正常。曾自行外用中药（具体药物及用量不详）治疗，自觉肿痛范围逐渐增大。今为求明确诊断及系统治疗，遂来我院就诊，门诊以"肛痈（湿热下注证）"收入院治疗。病来一般状态良好，有发热，最高达 38.5℃，自服对乙酰氨基酚、罗红霉素（具体用量不详）治疗。饮食、睡眠可。

既往史：高血压病史 5 年，血压最高达 180/100mmHg，口服苯磺酸氨氯地平 2.5mg 日 1 次，血压控制尚可。否认冠心病、糖尿病等其他慢性疾病病史。

手术 / 输血 / 传染病史：1983 年行阑尾手术（具体术式不详）。否认输血史、传染病史。

过敏史：青霉素过敏。

专科检查：患者取胸膝位。肛门外形不整，肛门右位可见肛缘皮肤突起，皮色如常；肛门右后位可见大小约 3cm×3cm 的红肿范围，触之皮温升高，压痛明显，波动感（＋）。因患者疼痛难忍，故未行肛门指诊及肛门镜检查。

辅助检查：血常规检查示白细胞计数 $10.56×10^9$/L，中性粒细胞百分比 80.2%。传染病四项检查呈阴性。纤维蛋白原 9.15g/L。

舌脉：舌质红，苔黄，脉滑数。

中医诊断及辨证：肛痈（湿热下注证）。

西医诊断：右后位肛门括约肌间脓肿。

治疗方法：手术治疗，行右后位肛门括约肌间脓肿切开挂线术。

手术记录：骶管麻醉成功后，患者取截石位，肛周常规消毒，铺无菌敷布。术中查：肛门外形不整，肛门右后位可见大小约 3cm×3cm 的红肿范围，触之皮温升高，波动感（＋）；后位肛缘皮肤突起，皮色如常。食指探肛顺利，肛内未触及肿物。双合诊于肛门右后位触及炎性包块，大小约 3cm×3cm×3cm。窥肛未见异常。操作：首先，于肛门右后位做一放射状切口，溢出黄稠脓汁约 30mL，食指探查脓腔破坏其间隔，持球头探针沿脓腔基底向肛内探查，于同侧直肠壁菲薄处最高点穿出（距齿线上约 3cm）。探针穿入直肠，引入橡皮筋，松紧适宜后结扎固定。然后修剪切口，以利引流通畅。切除组织送病理。止血、消毒、包扎、压迫、固定，术终。术中顺利，患者无不良反应，术后安返病室。

复诊时间 2023 年 9 月 12 日。

病情变化：患者一般状态良好，饮食、睡眠可，术后排便正常，大便平均 1 次 / 天，质软成形。排便功能良好，无肛门不适感。术区切口引流通畅，创面逐渐愈合，无异常分泌物。肛门指检食指进入通畅，无肛门狭窄。

舌脉：舌质红，苔薄白，脉滑。

治疗方法：术后使用院内制剂一效散配合穴位敷贴治疗。选穴：双天枢、双腹结、神阙、关元。处方：大黄 30g，玄明粉 30g，地黄 30g，当归 30g，枳实 30g，陈皮 15g，木香 15g，槟榔 15g，桃仁 15g，红花 15g。此外，要忌食寒凉、辛辣等食物。

后随访 3 个月，未见复发。

按语：目前，肛周脓肿的根治方法仍以手术为主。在术前就需要考虑选择合理的术式及创面设计，明确内口的位置及脓肿的范围，这是手术的关键。手术要围绕安全、有效、微创、护肛四大原则进行。安全是指规避危险，最大程度减轻疼痛；有效是指彻底治愈，防止炎症范围扩大；在清理脓腔时，选择好合适的位置后可适当引入橡皮筋，以起到清除坏死组织和引流通畅的作用；同时要注意最大程度地保护括约肌。术后应将中药治疗和物理治疗应用于创面的管理中。院内熏洗药的熏洗配合 TDP 神灯的照射，能够起到抗感染、促进肉芽组织生长的作用。

第四章

学术传承

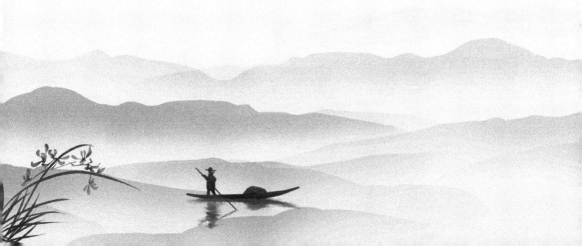

第一节 排便障碍性疾病

一、直肠前突、直肠黏膜内脱垂

（一）三联术治疗直肠脱垂的临床疗效观察

直肠脱垂（又称脱肛）是指肛管、直肠黏膜、直肠全层和部分乙状结肠向下移位而脱垂于肛门外的一种疾病。在中医学中，该病属于"盘肠痔""重叠痔""脱肛""脱肛痔""截肠"等范畴。清代《疡科心得集》曰："老人气血已衰，小儿气血未旺，皆易脱肛。"西医学认为，习惯性便秘，久泻久痢或频频增加腹压，会削弱盆底筋膜、直肠侧韧带、肛提肌复合体对直肠的固定作用，加上小儿骶曲未成，固脱力弱，故更易诱发直肠脱垂。而隐性脱垂多发生在中老年人及长期便秘人群中，主要症状为肛门下坠感、排便困难、排便不尽感及梗阻。一部分患者排便时有下腹部疼痛及骶尾、会阴部酸胀感，严重者需用手指协助排便。尽管手术方法有很多种，但直肠脱垂仍然是当今肛肠疾病中的难题，仍然严重影响着患者的生活质量。随着医学的不断发展和对直肠脱垂认识的不断深入，近年来治疗该病的方法颇多。但在症状改善和远期疗效上，仍没有一种最可观的方法。

笔者对于永铎采用三联术（直肠黏膜排列结扎术、直肠周围间隙注射、肛门环缩术）方法治疗直肠脱垂进行了临床观察，主要对治疗前后患者的排便频率、排便时间、肛门坠胀感、直肠脱出情况等临床表现进行对比。结果表明，在 16 例（包括Ⅱ度直肠脱垂 6 例、Ⅲ度直肠脱垂 10 例）采用三联术治疗的直肠脱垂患者中，治愈 13 例，好转 3 例，总有效率为 100%，且无并发症和后遗症。

直肠全层脱垂常为黏膜脱垂年久失治，逐渐加重而使肌层牵拉下移所致。排列结扎使黏膜紧缩，注射消痔灵又使黏膜与肌层粘连，因此黏膜不再牵拉肌层，故不脱出。但因直肠壁松弛，且与其周围组织分离，故仅靠黏膜的张力阻止肌层脱垂作用有限，时间一长，已被分离、松弛的肌层不断被冲击，又逐渐失去张力而复发。如不结扎黏膜，只注射消痔灵使黏膜与肌层粘连，则松弛的黏膜张力极小，容易下垂而复脱，环缩的肛门不能持久承托下垂的黏膜，使硅胶管松弛，用力排便可将其撑开而导致复发。因此，必须在直肠周围注射消痔灵。其中含有的铝离子可游离引发无菌性炎症而与周围组织粘连。如此内外双层粘连固定直肠肌层，故患者自觉直肠坠胀感、堵塞感消失，排便通畅，且有轻快感。直肠全层反复脱出，致使肛门括约肌极度松弛，甚至肛门失禁，收缩和支持作用减弱。即使结扎黏膜，但因肛门括约肌无力承托，黏膜也会逐渐下移而又脱出或外翻，故必须环缩肛门。

通过临床观察三联术治疗直肠脱垂，可见 3 种术式联合应用，取长补短，相辅相成，比单一的手术和仅两种术式联合作用强。而且，该法可避免开腹手术存在的吻合口狭窄、瘘及粘连、腹腔感染等并发症。三联术手术方法简单、患者痛苦小、住院时间短、费用低、并发症少，是目前治疗直肠全层脱垂比较理想的手术方法。

马永勋（辽宁中医药大学）

（二）中西医结合治疗 Ⅲ 度直肠前突的临床研究

直肠前壁向阴道突出，使排便时直肠内压力突向阴道，而不突向肛门，粪块积存于前突的隐窝内，从而出现排便困难、便秘、排便时疼痛等症状，这种情况称为直肠前突。直肠前突是引起出口梗阻型便秘的一个主要原因。

便秘是多种疾病的一个症状，表现为大便量太少、质地太硬、大便排出太困难，或合并一些特殊症状，如长时间用力排便、直肠胀感、排便不尽感，有时甚至需用手法帮助排便。在不使用泻剂的情况下，7 天内自发性排空粪便不超过 2 次或长期无便意，就属于便秘。长期便秘的患者因排便努挣，故易出现头痛、头晕、乏力；粪便长期滞留，故易出现腹胀；因长期不排便，故会减少饮食；因滞留肠内的毒素排不出去，故易造成皮肤粗糙，使痤疮的发病率增高。另外，长期便秘的女性患乳腺癌的概率比不便秘女性高。便秘还会影响小儿脑神经系统的发育，使其记忆力下降，还能影响逻辑思维能力和创造力。充满粪便的直肠压迫膀胱，可导致小儿白天尿频，夜晚遗尿。对于患有动脉粥样硬化的老年人，或高血压或脑血管畸形的患者，排便用力可引起脑出血而导致瘫痪，甚至死亡。长期便秘，粪便干硬，排便时可造成肛裂，疼痛不堪，进而还会引起肛乳头肥大、肛周脓肿等疾病。粪块摩擦内痔，常会引起内痔喷射状出血，长此以往，则会导致贫血。长期排便努挣还可导致直肠脱垂。这些都会使人们焦虑不安，严重影响工作和学习。长期服用含蒽醌类物质的大黄、番泻叶等药物，容易造成结肠黑变病。若对此类泻药形成依赖，则会更加加重便秘，逐渐形成恶性循环，甚至导致死亡。

西医学非手术疗法对直肠前突的治疗效果不显著；手术治疗方式虽多种多样，却总有不尽如人意的地方。故急需一种有效而又容易让患者接受的手术治疗方式。许多患者尝试了多种治疗方法但仍反复受便秘的折磨，从而失去了对生活的信心。经肛闭式切除修补术及中药辅助治疗Ⅲ度直肠前突为我们提供了一种有效的方法。

临床选择Ⅲ度直肠前突患者76例，对其采用经肛闭式切除修补术的手术方法及中药润肠通便辅助治疗，并观察近远期疗效。后随诊0.5~6年，疗效满意。

中西医结合治疗Ⅲ度直肠前突的机制：这种采用中西医结合治疗Ⅲ度直肠前突的方法操作简便，能够重建坚固的直肠阴道隔；同时切除直肠前壁脱垂的黏膜，增加了直肠的有效通过面积；双重缝合既减少了出血，又降低了术后感染的发生率。同时配合中药辅助治疗，可以取得良好效果。

中西医结合治疗Ⅲ度直肠前突的优势：①疗效显著，长期效果好。②安全，无不良反应。③治疗时间短，患者痛苦小。④简便易行，适用范围广。

经肛闭式切除修补术在治疗直肠前突方面，弥补了患者对药物的依赖和手术创伤大，患者难以接受的不足，为临床治疗提供了一种更有效的方法，值得广大临床医务工作者进一步进行临床研究，并推广应用。

逄金伟（辽宁中医药大学）

（三）穴位埋线治疗盆底失弛缓综合征型便秘的临床体会

便秘是消化系统疾病中的常见病，严重影响患者的生活质量。现在，科技飞速发展，人们的生活水平日益提高，因此对便秘的治疗也逐渐重视。便秘是影响人们生活质量的重要病症之一。盆底失弛缓综合征就是导致便秘的一个常见原因。唐清珠等认为，盆底失弛缓综合征是以盆腔脏器松弛为主要表现的多部位、多系统、多脏器松弛性改变，年龄偏大的女性更为多见。患者多消瘦，可有便秘或排便不畅史。该病的症状表现主要与盆底受压、出口梗阻有关。盆底、肛门、会阴部的下坠感或坠痛、堵满感，与体位有关，站立或坐位时明显。腰背部的胀痛，在平卧休息后可缓解。盆底肌松弛主要会导致会阴下突、直肠前突、会阴包块等。排粪造影显示直肠前突、会阴下突、肠疝、骶直分离、直肠黏膜脱垂或内套等表现。

西医学保守治疗盆底失弛缓综合征型便秘的方法包括改善生活方式、适当给予通便药物等。长期使用通便药物，如番泻叶、大黄等可造成结肠黑变病，时间过长更是容易形成依赖，进而导致便秘加重。手术治疗创伤大、花费高，令很多患者难以接受。保守治疗效果不持久，也不明显。因此，临床急需一种有效、费用低，患者容易接受的治疗方式。穴位埋线为患者提供了一种治疗盆底失弛缓综合征型便秘的方法。其依据中医学经络理论，在目标穴位处埋入羊肠线这种异体蛋白，依赖羊肠线的持续刺激，来治疗盆底失弛缓综合征型便秘。

穴位埋线是在中医学针灸治疗基础上逐步演变而来的。传统的针灸对慢性、顽固性疾病效果不明显。因此，为了追求针刺效应、延长刺激时间，就产生了留针这种治疗方法。留针正是穴位埋线产生的重要基础。中华人民共和国成立之初，我国医务人员在治疗小儿脊髓灰质炎的过程中受到启发，而摸索出一种疗效显著的方法，即治疗时把羊肠线埋入体内穴位。他们发现，每次埋线的治疗时间都能达到 1 个月以上，大大减少了治疗次数。后来，该法的治疗范围逐渐扩大，治疗疾病种类涉及内、外、妇、儿等各科。

从中医学角度看，穴位埋线有疏通经络、调整阴阳等作用。任晓艳认为，穴位埋线初期对穴位造成的刺激强，能调节脏腑阴阳的亢盛部分；后期对穴位造成的刺激弱，能改善脏腑阴阳之不足。这种刺激方法能够在整体上对机体进行调节，使之达到"阴平阳秘"的正常生理状态。另外，用特殊的针具和羊肠线进行穴位埋线，产生了比一般传统针刺方法更为强烈的针刺效应。羊肠线的粗细也能进行调节。

崔瑾等在足三里埋线对脾虚证大鼠免疫功能影响的研究中发现，该法对脾虚证大鼠淋巴细胞的转化功能有着很显著的增强作用，对提高巨噬细胞的吞噬功能作用也很明显，说明了穴位埋线对脾虚证的治疗机制应该与调节机体特异性免疫和非特异性免疫有关。陈耀龙分别在对人体的临床研究中和对大鼠的实验研究中发现，穴位埋线对胃肠电节律能起到有效的调整作用，从而可以增加胃肠容量，增强胃动力，增强胃窦收缩力。这对干预胃肠运动功能障碍的发生、发展有很好的效果。羊肠线作为异体蛋白，可通过诱导人体组织内产生变态反应，而达到让淋巴组织致敏，配合抗体、巨噬细胞来破坏、分解、液化羊肠线，把它分解成多种成分，如多肽、氨基酸等，从而提高机体营养的代谢。因此，用羊肠线埋线能提高人体的免疫功能。穴位局麻后，针刺与羊肠线的留置，都对穴位及穴位局部的神经，甚至整个神经中枢产生一种整体综合的刺激作用。这种作用加快了血液循环与淋巴回流，增强了局部的新陈代谢，进而能够改善营养状态。通过持续作用产生的疼痛信号，会传达到相应的脊髓后角内，能引起脊髓水平上的抑制效应，从而对支配的内脏器官起到调节作用。而羊肠线这种蛋白在体内的软化分解、液化吸收，能对穴位产生物理及生物化学刺激，时间最长可达 20 天。该法弥补了针刺持续作用时间短、疗效巩固困难、疾病易于复发等缺点。

穴位埋线治疗盆底失弛缓综合征型便秘疗效显著，且容易让患者接受。因此，可以对该法进行深入研究，并将其推广应用。

单雁鹏（辽宁中医药大学）

（四）中西医结合治疗直肠脱垂的临床研究

《诸病源候论》云："脱肛者，肛门脱出也。"脱肛即西医所称直肠黏膜脱垂，是指直肠黏膜、肛管、直肠全层和部分乙状结肠向下移位而脱出肛门外的一种疾病。此病可见于各年龄层，但多发于幼儿、老年人、久病体弱者及身高瘦弱者。而女性因骨盆下口较大及分娩等因素，该病发病率高于男性。该病以直肠黏膜及直肠反复脱出肛门外，并伴随肛门松弛为主要特点。脱肛临床多表现为肛门有物脱出，可手托或自行还纳，多伴有排粪不畅及肛门阻塞感，抑或出现肛门潮湿、瘙痒，或因直肠黏膜充血糜烂而破裂出血，甚或嵌顿于外。其病因尚不十分明确。该病起病缓慢，病程缠绵，可给患者带来身体上的痛苦及心理上的伤害，也给临床治疗带来巨大挑战。

治疗该病的方法有很多，但也多不规范。目前为止，还没有一种手术方式适合治疗所有直肠脱垂；在远期疗效上，也没有一种最为理想的方法，能彻底解决患者身体及精神上的巨大痛苦。因此，应该总结不同患者的发病机制，探析其局部功能及结构的改变，同时在中医理论指导下，根据患者的年龄、性别、身体状况和临床分期进行辨证施治，拟定最适合患者个体的综合治疗方案，从而取得较为理想的疗效。

为寻找治疗直肠脱垂行之有效的方法，故对直肠脱垂三联术与直肠脱垂注射疗法（直肠黏膜下注射术、直肠周围间隙注射术）进行临床比较。笔者对2000年3月至2009年3月于辽宁中医药大学附属第三医院（辽宁省肛肠医院）住院的92例直肠脱垂患者，依据随机对照原则分为治疗组和对照组，每组各46例患者。治疗组患者予以直肠脱垂三联术治疗，对照组患者予以直肠脱垂注射疗法治疗。结果表明：三联术治疗直肠脱垂疗效显著，治疗组明显优于对照组。两种治疗方案在改善脱出方面都具有很好的疗效。治疗后，在两组患者的肛门括约肌功能改善方面，治疗组明显优于对照组。在疾病复发方面，笔者随访2年发现，治疗组患者无一例脱出复发，治疗组优于对照组。通过三联术治疗，可以明显改善直肠脱垂患者的症状及体征，尤其是在改善脱出及排便障碍方面，效果显著。三联术治疗直肠脱垂复发率低。三联术疗法不仅可以使脱出的黏膜与肌层、直肠与周围组织粘连固定，还可以使肛门括约肌功能得到明显改善，远期疗效优越。三联术治疗直肠脱垂值得深入研究、普及推广。

注射疗法是将药物注入黏膜下层或直肠周围间隙，产生无菌性炎症使直肠黏膜与肌层，或直肠与周围组织粘连固定，而不发生脱出。该法操作简便、创伤小。但注射时要注意以下几点：①严格无菌操作，疑有污染时应及时更换手套及针头，重新消毒术区。②注药时一定要以食指在肛门内做指引。直肠黏膜下注射法注射深度要求注入黏膜下层，避免过深注入肌层而引起坏死，或过浅注入黏膜层而引起黏膜溃疡，影响疗效。直肠周围间隙注射法要使针尖位于直肠壁外侧，可自由滑动，不能刺穿肠壁，以免发生组织坏死、感染。这是防止感染的关键。③勿向肛前给药，以防止损伤阴部神经及诱发前列腺炎。④注药时应尽量均匀。每次注药前要回抽一下注射器，防止将药液注入血管内，以免造成坏死和静脉炎等并发症。

排列结扎术是柱状结扎部分直肠黏膜，使脱出的黏膜与肌层、直肠与周围组织粘连固定，形成柱状瘢痕固定带，从而达到不再脱出的目的。结扎时要注意以下几点：①通常选取截石位1点、5点、9点位，避开母痔区3点、7点、11点位，以防损伤直肠动脉血供。②用弯止血钳沿直肠壁纵轴钳夹直肠黏膜，注意不要钳夹直肠肌层。③结扎点要避免处在同一环形平面，以防张力过大，黏膜撕裂而出血，或造成术后直肠狭窄。

肛门环缩术适用于直肠脱垂伴有肛门括约肌松弛无力的患者。但要注意以下几点：①常用的环缩材料有羊肠线、橡胶圈、硅胶管、金属丝、涤纶网带或医用塑料管等。橡胶圈、硅胶管富有弹性，但环缩无力，丝线、金属丝又无弹性，所以我院一般采用一次性输液器细塑料管作为环缩材料。该材料有弹性但不大，可以较好地起到收缩作用，且不易折断。②切口多选择肛门前位、后位以免使切口处于肛门部的承重部位。③环缩管接头如结扎不紧，则临厕用力时容易挣脱，通常牢固结扎3~4点，松紧以可容纳1根食指为度（直径约2cm）。④塑料管两断端尽量剪成钝圆形，以防断端锋利划伤肛门周围组织。环缩医用塑料管不能植入肛管皮下，应贯穿外括约肌皮下部中间，这样才能使松弛的括约肌紧缩。⑤取环时间一般为术后6~12个月。老年人若无不良反应也可不取。

李金龙（辽宁中医药大学）

（五）穴位埋线联合生物反馈治疗盆底失弛缓综合征型便秘的临床观察

随着临床诊断技术和治疗方法的不断进步，根据罗马Ⅱ标准制定的功能性便秘分类标准已经不再适用。所以，在2006年5月的美国消化疾病周

（DDW 2006）会议上，国际学者利用循证医学方法制定了新的国际功能性胃肠疾病罗马Ⅲ标准。根据该标准，盆底失弛缓综合征型便秘属于出口梗阻型便秘中的中重度类型。在诊断中，淡化了器质性和功能性界限，但在治疗上强调重视精神心理因素。

盆底失弛缓综合征型便秘危害甚重，不仅可直接引起或加重肛门直肠疾病（如直肠炎、肛裂、痔疮、肛瘘等），而且可以引起胃肠神经功能紊乱，而致食欲不振、腹胀、嗳气、吞酸、口苦口干、矢气多等消化系统症状。更严重的是，代谢产物久滞于消化道，菌群失调，会产生大量如甲烷、酚、氨等有害物质，这些物质扩散进入中枢神经系统或其他系统，不仅会引起结直肠癌，而且会诱发心脑血管疾病等，还会导致患者精神心理异常，进而形成恶性循环。

在正常生理情况下，结肠内容物通过压力感受器和结肠神经反射产生推动力，将形成的大便送入直肠壶腹暂存，当直肠壶腹内粪便达到一定量时便会产生压力。排便压力会反射给大脑中枢，当条件允许时，中枢发出指令，使肛门外括约肌、耻骨直肠肌松弛，肛提肌收缩，导致肛管上拉致肛直角变钝，并引起肛管扩张，当腹压升高大于直肠压、直肠压大于肛管压时，粪便可排出体外。值得一提的是，肛门内括约肌具有很大的随意性，故通过辨别气体、粪便的性状，能更好地辅助排便。若条件不允许排便，大脑中枢则会发出抑制命令，使肛门外括约肌收缩，同时耻骨直肠肌收缩使肛直角变锐，并通过内括约肌的抑制作用，使直肠反射敏感性降低，进而阻止粪便排出。平滑肌和横纹肌共同组成盆底肌，两者可高度一致地协调运动，并随意存留粪便，可使正常人在排便时肛门外括约肌、耻骨直肠肌松弛，肛管直肠角度增大。若排便时外括约肌、耻骨直肠肌不松弛，反而收缩，肛提肌不收缩，反而松弛，就会导致出口梗阻而致便秘，临床表现为肛直角不增大或反而缩小、肛管压力增高、耻骨直肠肌反常收缩等。这样盆底肌肉就形成失弛缓反射，这是此病的典型特征。有学者还认为，盆底失弛缓综合征型便秘患者是由于盆底神经支配先天异常或后天损伤，导致盆底肌肉顺应性差。该病早期尚处于功能紊乱期，病情较轻，无明显临床症状，通过增加排便压力，延长排便时间，可克服失弛缓造成的阻力，而正常排便；后期不及时治疗，长期代偿作用于失弛缓的盆底肌，最终使肛管功能长度逐渐延长，耻骨直肠肌逐渐肥大，出口阻力逐渐增加，导致排便困难。再加上一些外力作用，如长期、大量地使用各种泻剂，进一步损害直肠神经和黏膜，直肠的感觉阈值降低，从而导致更严重的便秘，形成恶性循环。这正是盆底失弛缓综合征型便秘越来越重的原因。

生物反馈治疗便秘的机制：生物反馈疗法是利用现代科学仪器，结合生理、心理、物理原理，把人体内生理或病理信息反馈给大脑皮质，进而大脑发出指令，通过神经体液系统进行有意识的"意念"控制和心理训练，从而消除病理过程、恢复身心健康的新型治疗手段。对于盆底失弛缓患者，应主要训练其正确地控制肛门外括约肌、耻骨直肠肌为主的盆底肌的舒缩活动，有效降低外括约肌静息电位，使内括约肌随意性能随着机体神经体液调节而发挥功能。有文献表明，生物反馈治疗对盆底失弛缓患者中枢神经系统具有调节作用，主要原理为通过大脑皮层的高级中枢对排便反射进行调控，实现支配Ⅰ型肌纤维（外括约肌和耻骨直肠肌等）的锥体外系和支配Ⅱ型肌纤维（内括约肌等）的锥体系功能活动的协调一致。伊曼纽尔等认为，生物反馈治疗能增加直肠黏膜的血流量，使直肠自主神经调节功能改善，缓解盆底肌肉的失弛缓。另外，还有学者认为，其机制是生物反馈治疗便秘可使支配肠道的神经递质活性水平升高。

综上所述，生物反馈治疗便秘的机制就是利用机体自身的神经体液等调节系统，使机体自身调整和恢复病变的肌肉功能，形成正确的排便反射，缓解盆底肌肉失弛缓。这样在排便时，肛门周围的盆底肌就能正常开合，进而能够顺利排便。因此，该法是治疗此类型便秘的有效方法。

以罗马Ⅲ标准及实验室检查结果为诊断标准，收集盆底失弛缓综合征型便秘患者50例，其中男11例，女39例，年龄为25~75岁，病程为3~20年。按照随机数字表的方法分为治疗组25例和对照组25例。治疗组采用穴位埋线联合生物反馈的治疗方法，对照组仅用生物反馈疗法。治疗7次为1个疗程，一共治疗3个疗程。经过3个疗程的治疗，治疗组与对照组治疗后的相关症状（包括便感、排便次数、大便性状、便时等）都有所改善，具有统计学意义（$P < 0.05$），且治疗组疗效明显优于对照组。治疗后，对患者排便情况随访2个月，发现治疗组复发率较低，远期疗效较好。

穴位埋线联合生物反馈疗法治疗盆底失弛缓综合征型便秘，是一种疗效好、简单适用的可行方法，其疗效优于单纯采用生物反馈的治疗方法。穴位埋线联合生物反馈训练治疗盆底失弛缓综合征型便秘远期疗效较好，值得临床研究、借鉴和推广。

李向东（辽宁中医药大学）

（六）改良闭式修补术加消痔灵注射术治疗直肠前突临床疗观察与评价

直肠前突，实际上是阴道后壁的疝，属于中医"便秘""大便难""脾约"的范畴。早在《黄帝内经》中就有关于便秘病因的记载。引起便秘的病因很多，大致包括以下几种：①饮食所伤和不良的排便习惯。②由于情志不遂等导致的精神障碍或神经异常。③内分泌异常。④滥用药物导致的胃肠功能紊乱。⑤结肠或直肠的功能性障碍或器质性病变。

直肠前突属于直肠器质性病变范畴。轻度直肠前突一般采用保守治疗便能取得满意的疗效，方法如下：嘱患者养成良好的饮食习惯，多喝水，多吃蔬菜水果等富含纤维素的食物；多运动，如跑步、做仰卧起坐、打太极拳等，这些均可增强胃肠的蠕动功能，进而可以防止便秘，或者改善便秘症状；养成良好的生活习惯，每日晨起按时如厕，忌蹲厕过久；进行肛门功能的锻炼；对于年老津亏导致大便燥结的患者，适当少用一些润肠通便的缓泻剂，不仅可以防止便秘的发生，而且可以避免患者因排便努责而引发脑出血等情况；积极治疗引起便秘的原发病等。中重度 RC 患者如采用上法治疗效果不理想，则采用手术治疗。

部分 RC 的发生与女性特殊的盆底结构有关。从组织学角度分析，位于直肠前壁前面的直肠阴道隔是由直肠子宫陷凹与腹膜黏合而成。德兰西认为，直肠阴道隔是悬吊与支持阴道和直肠的关键结构。但是它与直肠间的缝隙较大，与阴道后壁紧密贴合，因此导致了直肠前壁比较空虚。当存在直肠阴道隔结构松弛或扩张、先天发育缺陷，以及分娩损伤等一种或多种情况时，便削弱或破坏了直肠阴道隔对直肠前壁的支持功能，直肠前壁易向阴道突出，在排便压力的反复刺激下，逐渐发展成为囊袋状，进而导致排便的方向发生转变，由肛管转向阴道，从而出现了排便困难、肛门阻塞感等一系列临床症状。患者只得在排便时使用更大的力气，这又进一步施力于前突的囊袋，形成恶性循环。男性的直肠前壁因有前列腺和尿道等的支撑，故很少发生此病。若存在肛裂、痔疮及直肠黏膜内脱垂等肛门疾病引起的肛管狭窄，先天的肛管过长等肛门器质性病变，以及内括约肌失弛缓，耻骨直肠肌痉挛、肥厚和异常收缩等肛门功能性改变，便会导致粪便排出困难，从而增加了粪便对直肠前壁的侧压力，亦可导致形成 RC。

此类患者单纯行传统直肠前突闭式修补术效果欠佳。于永铎对传统直肠前突闭式修补术进行了改良，并配合消痔灵注射术，取得了满意的临床疗效。该术式是传统 RC 闭式修补术的改良，故容易操作；通过切除多余的直肠前壁黏膜，使肠腔增宽，增加了有效的直肠通过面积；双重修补不仅加固了直肠阴道隔，而且减少了出血，降低了术后感染的风险。通过切口周围"U"字形注射 1∶1 消痔灵注射液，使局部产生无菌性炎症反应，使组织纤维化，可以有效预防直肠肌层与黏膜层分离，直肠阴道隔得到了进一步的加固，因此增加了直肠前壁的承托能力。部分患者配合松解部分外括约肌皮下部和部分内括约肌及部分耻骨直肠肌，使肛管扩大，不仅暴露了术野，而且改变了肛直角，缩短了外科肛管的有效长度，从而降低了肛管直肠的静息压，减弱了排便时的肛门阻力，从而打破了排便时肛管直肠内压力增高、括约肌反常收缩的恶性循环，达到了根本性治疗的目的。经肛门手术还可以同时治疗其他肛门直肠疾病，可在解决患者痛苦的同时减轻患者的经济负担。治疗时应在肛门的各创缘点状注射 20∶1 的亚甲蓝注射液，亚甲蓝注射液更容易作用于神经组织，故可通过阻断肛门部的神经传导而达到减弱或消除疼痛的目的，且亚甲蓝注射液的阻滞作用一般持续 15 天便可以自行恢复。但是，亚甲蓝注射液注射后 2~4 小时会有灼痛，且起效慢，一般在 4~6 小时后方能起效，故于永铎在稀释亚甲蓝注射液时加入了利多卡因注射液、甲磺酸罗哌卡因注射液等局麻药，使麻醉不留间隙，达到真正术后无痛的目的。这种改良也防止了患者因为肛门局部疼痛，导致的肛门、膀胱、尿道括约肌挛缩而引起的排便困难或排尿费力的症状。因为患者肛门局部不痛，故避免了肛门括约肌痉挛，使局部的血液循环畅通，进而加快了创面的愈合速度。

在采用直肠前突闭式切除修补术配合消痔灵注射术治疗的 98 例中重度直肠前突型便秘的患者中，治愈 79 例，显效 11 例，有效 8 例，无效 0 例，总有效率高达 100%。术后随访半年，复发 1 例。

通过对该术式多年的临床观察，我们可以得出以下结论：①该术式是传统直肠前突闭式修补术的改良，故操作简单。②该术式切除了多余的直肠前壁黏膜，使肠腔增宽，增加了有效的直肠通过面积。③双重缝合不仅加固了直肠阴道隔，而且减少了出血，降低了术后感染的风险。④切口周围 "U" 字形注射 1 : 1 消痔灵注射液，通过无菌性炎症反应，使组织纤维化，进一步加固了直肠阴道隔。⑤配合松解部分内外括约肌及耻骨直肠肌，不仅扩大了肛管，而且改变了肛直角，消除了排便时粪便对直肠前壁的侧压力，降低了复发的风险。⑥创缘点状注射 20 : 1 的亚甲蓝注射液，通过阻滞神经传导达到止痛的目的，做到真正的术后无痛；因避免了疼痛痉挛导致的局部血行不畅，故加快了创面的愈合。⑦该术式可同时治疗其他肛门直肠疾病，一次性解决患者的多种疾病。⑧该术式疗效可靠、疗程短、并发症少、不良反应少、复发率低，是治疗直肠前突型便秘的首选术式，值得广大临床医师进一步研究和推广。

张志红（辽宁中医药大学）

（七）TST 加消痔灵注射术治疗直肠前突的临床疗效评价

直肠前突又称直肠前膨出，是指因直肠阴道隔松弛，压力方向改变，朝向前下方的阴道，排便时直肠前壁呈囊袋状突向阴道，致使部分粪块陷入其内不能排出。该病患者多以排便困难、排便时间长、肛门下坠感等症状为主诉就诊。因长期便秘，有的患者需要借助开塞露、复方聚乙二醇电解质散、番泻叶等药物来帮助排便，严重者甚至需用手协助排便。排便困难的患者多数会伴有精神紧张、情绪不安、恐惧排便的情况，严重影响了生活质量。直肠前突的高发人群为女性，以中老年女性居多，也可见于少数行前列腺切除术的男性。从解剖学角度分析，女性的直肠前壁由直肠阴道隔支持，其主要构成组织为骨盆内筋膜，有腹膜会阴筋膜通过，其内部包括耻骨直肠肌及肛提肌的中线交叉纤维组织（即会阴体），其本身就是人体的一个生理性的薄弱区。加上直肠阴道隔发育缺陷、分娩时的损伤、盆腔及肛门部位的手术、筋膜退变及不良排便习惯等多种不良因素作用，使直肠阴道隔更加薄弱，进而影响直肠腔内的压力压向阴道后壁使之逐渐向前突出。每次排便时，压力作用于前突部分，久而久之，前突部分逐渐增大，就需要患者排便时使用更大的力气，这更加重了直肠前突，形成越用力，直肠前突越严重的恶性循环。

直肠前突按照其深度分为3度。轻度（Ⅰ度）：6~15mm；中度（Ⅱ度）：16~30mm；重度（Ⅲ度）：≥31mm。现对直肠前突的治疗大致分为保守治疗和手术治疗。对轻度的直肠前突患者和直肠前突术后患者可以结合中医的理法方药协助治疗。对于中重度直肠前突的患者来说，应运用手术治疗的办法从根本上解决其直肠阴道隔薄弱的问题。治疗直肠前突的手术方式大体上分为以下几种：经肛门手术、经阴道手术和经会阴手术。

于永铎应用选择性痔上黏膜切除吻合术加硬化剂注射术治疗中重度直肠前突患者，疗效显著。该方法具有操作简单、手术时间短、术后疼痛轻、恢复时间短的特点。TST术中只需用1把吻合器就可以切除多余的直肠黏膜组织，解决了STARR手术成本高的问题，也比其操作简单，手术时间大约为15分钟。术后患者疼痛轻，术后第一天即可下床走动，不影响正常生活，也缩短了住院时间。而且，此术式在选择性切除松弛黏膜组织的同时，保留了正常的黏膜组织和黏膜桥，减少了对肛门的损伤，从而避免了PPH术后肛管直肠狭窄环的形成，降低了吻合口感染的发生率。操作过程中也应注意缝合的深度，以包括直肠黏膜、黏膜下层及少许肌层为宜，缝合过少则影响手术效果，过多则可形成直肠阴道瘘。重新消毒后在吻合口周围注射1：1消痔灵注射液，使黏膜充血水肿，引起无菌性炎症，促进与周围组织形成纤维化，将直肠黏膜重新固定于肌壁上，加固直肠阴道隔，同时可起到止血作用。对于肛直角较小或肛门狭窄的患者，可用小针刀做一棱形切口，适度松解外括约肌和部分内括约肌，后以4号慕丝线缝合。通过此方法可以改变肛直角，降低肛管直肠的静息压，解除括约肌的反常收缩痉挛，恢复肛管直肠肌肉的正常功能。而利用小针刀做括约肌松解，实现了创面小、恢复快、疗效好的目标。再结合上述的TST、消痔灵注射术，真正实现了微创治疗直肠前突的理念。术后当天应嘱患者尽量控制排便，也应及时、足量地给予抗生素治疗，从而有效减低术后感染的发生率，还要提早预防出血、直肠阴道瘘等并发症的发生。直肠前突是长期多种因素作用下导致的器质性病变，因此手术成功后，患者也需要改变过往不良的生活习惯，保持心情愉快，还要适当运动，预防疾病的复发。

在采用 TST 加消痔灵注射术方法治疗的 22 例中重度直肠前突患者中，治愈 21 例（95.45%），显效 1 例（4.55%）。术后随访 3 个月，无 1 例复发。通过临床观察，此手术有效率达 100%，疗效满意。故 TST 加消痔灵注射术是治疗中重度直肠前突的首选方式，应在临床中得到广泛推广和应用。

赵银实（辽宁中医药大学）

（八）TST 联合消痔灵注射治疗直肠黏膜脱垂的临床疗效评价

直肠黏膜内脱垂是指在排便过程中，近侧直肠壁全层或单纯黏膜层折入远侧肠腔或肛管内，不超过肛门外缘，并在粪块排出后持续存在。临床上根据套叠的鞘部，以及套入部是累及肠壁全层，还是单纯累及黏膜层，将直肠黏膜内脱垂分为直肠黏膜脱垂和全层直肠套叠两类。直肠黏膜脱垂进一步发展将逐渐牵拉直肠全层黏膜，因此可将其视作全层直肠套叠的前期病变。在直肠黏膜脱垂阶段即采取有效而合理的治疗，具有非常重要的意义。临床将直肠黏膜脱垂按脱垂深度分为 3 度。针对Ⅱ度、Ⅲ度患者，单纯中医保守治疗效果较差，并且手术方法种类繁多，故选择合适的治疗方案，灵活联合应用多种方式是保证疗效的前提。

1998 年，Longo 发明的 PPH 首先被应用于治疗重度内痔，现亦被应用于治疗直肠黏膜内脱垂。但最近国外不断有研究指出，PPH 治疗 IRP 术后易出现严重并发症，且术后复发率高于其他手术方法。Tjandra 等对 PPH 术后并发症的发生率进行系统回顾，发现高达 20.2%。国内专家曾对 PPH 术后 15 年疗效进行评估，得出的结论为远期并发症主要包括术后吻合口狭窄、吻合口巨大瘢痕结节形成、术后复发、直肠憩室等。术后直肠憩室以吻合口上方多发，患者复查肛门指诊时可扪及肠壁有一形似袋状凹陷，多见于术后数月，症状以排便困难为主，临床发生率达 2.5%。以上并发症的发生均与手术操作中环形切除黏膜、荷包缝合不当有关，而针对 PPH 术后远期疗效下降、容易复发的情况则考虑与形成的吻合瘢痕呈环形、固定效果有限有关。

TST 是在 PPH 术式基础上进行了创新与改良，选择性切除吻合黏膜的同时，保留了部分正常黏膜组织，减少了创伤；由单纯连续缝合1个荷包改良为选择几处各缝合荷包，缝针数目减少，在降低出血发生率的同时缩短了手术时间。TST在选择性切除多余黏膜的同时还增加了肠管张力，在吻合钉的刺激下，使吻合处黏膜下层与肌层形成瘢痕粘连，增加了对黏膜层及黏膜下层的固定力量，防止再次脱垂。

消痔灵注射液主要由五倍子、明矾、甘油、三氯叔丁醇、低分子右旋糖酐、枸橼酸钠等组成，以"酸可收敛""涩可固脱"为理论基础，具有收敛、固脱、止血作用。五倍子中鞣酸含量高达60%，具有凝固蛋白的作用，可促使组织纤维瘢痕化。明矾中化学成分硫酸铝钾可对组织局部产生炎症刺激，使其发生纤维化改变；钾离子、铝离子进入血液可引起血管收缩，起到止血功效。五倍子、明矾药性酸涩，能协同起到收敛固脱之功。低分子右旋糖酐可以减缓局部对药物吸收的速度，使其作用强度缓和、作用时间持久。几种成分协同作用，使直肠黏膜收敛回缩的同时产生局部无菌性炎症，使黏膜下层与肌层之间粘连，巩固手术效果。

TST联合消痔灵注射治疗直肠黏膜脱垂应注意以下几点：①荷包缝合高度与深度是手术效果好坏的关键。缝合深度缝至黏膜下层为佳，确保黏膜下层与肌层粘连吻合，防止再次脱垂。缝合高度选择齿线上3~4cm时悬吊牵引力度最佳。对于女性患者应注意缝合前位黏膜时切勿过深，且击发吻合器前需检查阴道后壁，防止损伤形成直肠阴道瘘。②针对黏膜松弛、堆积严重者，可在同一处上下相距约1cm处进行双荷包缝合，确保切除更多黏膜。③荷包线不宜结扎过紧，否则黏膜向下牵拉进入吻合器钉筒内仓过少，切除黏膜组织不完全。④旋转击发吻合器时，吻合器杆轴纵向应与肛管直肠纵轴一致。⑤点状注射1∶1消痔灵溶液前充分消毒吻合口上下。注意严格无菌操作，防止术后注射区溃疡及继发性感染的发生。⑥注射深度至黏膜下层为宜，切勿深达肌层。注射均匀，注射液量切勿过大，以每个吻合口上下共1~2mL为度，总注射量不超过10mL，以防止组织坏死。

TST与消痔灵注射术联合应用的优势：①切除吻合后注射1∶1消痔灵溶液可以收缩周围组织血管，减少出血并发症的发生。②消痔灵溶液注射后产生局部纤维化的同时可防止吻合钉过早脱落。③手术过程定向性强，操作时间短，两者联合能互相抵消单独应用时的局限性，进一步加强治疗效果。

综上所述，手术切除过多松弛直肠黏膜及黏膜下层，通过悬吊吻合提高肠壁张力；同时注射消痔灵溶液形成局部无菌性炎症刺激，促进瘢痕形成，以使直肠黏膜层及黏膜下层与肌层间固定更加牢靠，防止再次脱垂。该方法在纠正直肠黏膜脱垂解剖学异常的同时，具有出血少、手术时间短、术后并发症发生率低、痛苦小等优点。因此，该治疗方法值得在临床中推广应用。

宋天宇（辽宁中医药大学）

（九）STARR 联合消痔灵注射治疗直肠前突的临床疗效评价

出口梗阻型便秘，又叫作直肠排空障碍型便秘。导致该病的临床常见原因包括：直肠前突、盆底痉挛、直肠黏膜内脱垂及耻骨直肠肌肥厚。而 RC 一直被认为是功能性出口梗阻型便秘的主要原因。该病主要见于围绝经期女性。然而，近年有学者经过研究对 RC 为出口梗阻型便秘的主要原因提出了不同意见。

直肠前突，也称阴道疝。有人把其归为妇科疾病。该病发病的主要原因在于直肠阴道隔薄弱，弹性降低。直肠阴道隔组织呈网状，由多种组织融合形成，包括肌纤维、会阴体及部分筋膜，上下部厚度为 0.2~0.9cm，中部厚度为 0.3~1.2cm。由于排便时腹压增大，盆底肌肉松弛，肛直角变钝，排便作用力受骶曲弯曲角度影响，水平分力直接作用于直肠前壁，在两者的共同影响下，部分直肠呈囊袋状突入阴道，以致部分粪便进入囊袋不能排出。而停止排便后，压力消失，囊袋内的大便又回到直肠内，又开始刺激直肠。故该病以排便困难、便不尽感、排便时间长、严重者需其他方法协助排便等为主要临床表现。由于前突直肠内长期残留粪便，水分过多地被吸收，故残留粪便排出后表现为大便初头干硬。同时，残留粪便不断刺激直肠形成排便反射，肠管肌肉持续收缩，括约肌代偿收缩，为维持正常压力，肌纤维做功增加，时间一长，粪便残留越来越多，进一步加重了直肠前突的程度，最终形成不可逆的囊袋结构。对于重度直肠前突，保守治疗效果不理想，应尽早行外科手术干预治疗，修复薄弱组织。

于永铎教授对直肠前突的治疗有着丰富的临床经验，其采用 STARR 联合消痔灵注射治疗重度直肠前突，临床疗效满意。手术操作：通过应用吻合器选择性弧形切除前突部位的直肠黏膜及黏膜下层，并直接吻合黏膜及黏膜下层，使松弛的直肠黏膜得到向上的提拉悬吊。再在吻合口周围注射1：1消痔灵溶液（消痔灵注射液与 0.5％利多卡因 1：1 溶液），促使吻合口及周围黏膜组织局部蛋白质凝固变性，加之该溶液有较强的抗渗透作用，可对直肠阴道壁起到加固作用，以达到手术目的；此外消痔灵可收缩注射部位血管，对多种细菌有抑制作用，大大降低了吻合口出血、感染的发生率。

该法操作简单、创伤小、术后疼痛轻微、未见明显并发症，临床效果满意，可进一步推广应用。

吕永胜（辽宁中医药大学）

（十）RPH 自动痔疮套扎术联合消痔灵注射治疗直肠黏膜内脱垂的临床疗效观察

直肠黏膜内脱垂是指在排便过程中近侧直肠壁全层或单纯黏膜层折入远侧肠腔或肛管内，不超出肛门外缘，并在粪块排出后持续存在。其是出口梗阻型便秘常见原因之一。有学者统计，其发病率是完全性直肠脱垂的3～10 倍。该病多见于中老年女性。中医将其纳入"便秘"范畴论述。该病临床表现主要为排便困难（费时费力）、排便不尽感、肛门坠胀伴堵塞感（堵塞感常因用力排便而加重），或伴有便次增多或便条变细，病甚者需手法等协助排便。

随着患者对治疗效果要求的提高，以及术后症状改善多以患者主观感受为主，故该病目前仍属于专科领域内难治疾病。由于众学者对该病的认知存在差异，故现阶段该病的治疗方法众多，但无公认统一的诊疗方案。于永铎教授建议患者经全面检查确诊后，首先进行保守治疗，经过 6 个月以上的非手术治疗，症状未见缓解者可选择手术治疗。

在疾病的诊疗过程中，研究者们受排粪造影检查的启发，将流体力学相关理论引入便秘的治疗中，为出口梗阻型便秘的手术治疗提供了新的思路和方法，丰富了出口梗阻型便秘的发病理论，解释了疾病的进展因素，从而确立了流体力学理论的实际指导意义，提高了对便秘的诊治水平，为临床进一步研究开辟了新途径。在流体力学理论指导下，用泊肃叶定律中的各项参数（影响黏性流体状态的主要参数）对排便过程所涉及因素进行分析研究，对直肠黏膜内脱垂所致便秘采用RPH自动痔疮套扎术联合消痔灵注射的方法，高平面套扎松弛下垂的直肠黏膜，在上提悬吊的同时增加直肠黏膜张力，使有效管腔半径增加，间接缩短粪便流出管腔长度，达到纠正异常形态的目的。应用消痔灵注射于套扎残端，在保证有效套扎的同时减少出血，降低术后并发症发生的风险，提高应用安全性，亦可进一步增强手术效果。该法操作相对简便，原理明确，复发率低，安全性高，疗效确切，值得临床推广应用。

通过临床观察，可见应用RPH自动痔疮套扎术联合消痔灵注射者术后半年复发率低于单纯采用消痔灵注射者。RPH自动痔疮套扎术联合消痔灵注射的方法在基于流体力学相关理论指导下通过对直肠黏膜内脱垂进行对症治疗，消除引发临床症状的异常变量因素，对形态学病理性改变进行纠正，临床疗效明显，值得临床推广应用。临床上，应用自动痔疮套扎器治疗轻中度直肠黏膜内脱垂的方法具有可行性，同时也扩大了RPH自动痔疮套扎术的适应证范围。

王静（辽宁中医药大学）

（十一）TST 联合化瘀通便汤治疗中老年女性直肠前突的临床疗效观察

直肠前突又名直肠前膨出，是导致功能性便秘中出口梗阻型便秘的主要原因之一。RC 的发病机制比较复杂，主要概括为在先天因素（如遗传因素等）或后天因素（如妊娠、手术、激素水平改变等）的影响下，盆底局部神经、肌肉、黏膜等出现结构改变和功能障碍，造成直肠阴道隔薄弱、缺损，甚至缺失，部分直肠肌层、黏膜和肠内容物向阴道方向突出，最终表现出一系列相关临床症状的慢性、进行性加重的疾病。RC 典型的临床症状主要是排便困难、排便时间延长。大多数患者存在排便不尽感、肛门及会阴部坠胀感，部分患者排便时需用手辅助，亦有少数患者出现直肠疼痛、直肠出血、进行性大便失禁、小便失禁等症状。由于生理结构特点等因素的影响，RC 的发病人群主要为女性，尤其是有婚育史的中老年女性，其发病率占女性功能性排便障碍性疾病的 30% ~60%。不过，该病也可能发生在年轻未产妇甚至幼儿身上，这可能与先天因素有关。流行病学调查显示，在被检出患有 RC 的人群中，存在便秘病史的患者只占 6.81%，因此并不是所有 RC 患者均存在便秘症状。于永铎教授也多次强调：不给没有症状的 RC 患者做手术。

生活中，迁延不愈的排便问题不仅给患者的健康带来重大的负担，还会不同程度地降低患者的生活质量。一部分患者逐渐产生了焦虑、抑郁等精神心理障碍，甚至出现自杀倾向。因此，有效治疗方案的制订对 RC 患者具有巨大益处。

RC 的诊断对富有经验的肛肠科医生来说并不复杂，一般通过肛门指检即可对其深度及病情严重程度有大致的了解，再进一步借助排粪造影检查、盆底部超声检查、动态磁共振检查、肛管压力测定等一系列辅助检查中的一项或几项，结合患者的临床症状便可确诊。

治疗上，中医和西医各有其理论和方法。中医内治法一般会根据患者的四诊信息施行辨证论治，治法概括为益气、活血、养阴、温阳、通便，从而调整 RC 患者的整体状态；另外，辅助以推拿、针灸、敷贴、耳穴压丸、硬化剂注射等外治法，可达到内外同治、标本兼顾的目的。西医在慢性功能性便秘的治疗上除常规的饮食、运动等疗法外，药物治疗发挥着重要作用。常用药物包括泻剂、促胃动力药、促分泌药（如芦比前列酮）、微生态制剂（如双歧杆菌）等。但此类方法对初发的 RC 尚有一定疗效，若病情严重则效果不佳。近年来，生物反馈疗法在治疗 OOC 方面发挥了一定作用，有助于前突深度小于 2cm 的 RC 患者肛直角的打开，增强重症 RC 患者盆底部肌肉力量和肠道的感觉功能；在与手术联合应用时，对重度 RC 的治疗效果更加确切。对于临床症状较重、排粪造影所示前突深度较深的 RC 患者，大多数西医学者会推荐手术治疗。入路途径主要包括 4 种：经直肠入路、经阴道入路、经会阴入路和经腹入路。选择性痔上黏膜切除钉合术和直肠前突闭式修补术均属于经肛门入路。手术治疗是目前临床治疗中重度 RC 的重要手段，主要目的是去掉前突的囊袋，修复损伤部位，重塑或加固直肠阴道隔，恢复肛门直肠的正常生理结构和功能，从而使 RC 患者的临床症状得以改善。而在临床实践中，单凭一种术式往往不能达到预期效果，因此需要根据患者的具体病情选择适合的术式，或选择两种甚至多种术式联合应用，也可选择中西医结合以达到更佳的治疗效果。

于永铎教授在 RC 的诊断和治疗上具有丰富的临床经验，他首次提出"隐性直肠前突"的概念，并多次强调：诊断 RC，不能过度依赖影像学检查，体格检查（尤其是直肠指检）和病史的详细询问对该病的诊断及病情程度的了解具有重要作用。

笔者基于于永铎教授的临床手术及用药经验，在中医整体观念的指导下，应用 TST 联合经验方化瘀通便汤治疗中老年女性中重度气虚血瘀型 RC，得出以下结论：TST 治疗中老年女性中重度气虚血瘀型 RC 安全有效，并具有缩短手术时间、减少术后并发症、加快术后恢复等优点。化瘀通便汤可明显改善气虚血瘀型 RC 患者的临床症状，具有很好的益气活血，化瘀通络，解毒通便的功效。TST 联合化瘀通便汤治疗中老年女性气虚血瘀型 RC 临床疗效显著，复发率低，故值得进一步推广和应用。

唐雪松（辽宁中医药大学）

二、功能性便秘

（一）中西医结合治疗慢传输型便秘方案的研究

慢传输型便秘是临床较常见的慢性消化系统疾病，属慢性功能性便秘的一个类型，是各种原因导致的肠道运动功能障碍、肠内容物传输延迟，具有慢性、原发性、功能性的特点。其中，"原发性"是指对其病因及流行病学了解不全面；"功能性"是指经钡灌肠检查和结肠镜检查除外结直肠器质性病变，而结直肠、肛管、盆底等动力检查存在与便秘相关的功能异常。临床上，由于导致便秘的病变或功能改变局限于结肠，或以结肠为主，故该病又称结肠慢传输型便秘。STC 的主要临床表现是较长时间的大便次数减少，无便意，或不能自主排便。多数患者伴有腹胀、纳呆等症状。

近年来，随着生活方式的改变，便秘患者与日俱增。而现阶段仍没有一套完善的、规范的、科学的根治慢传输型便秘的方案。目前，西医主要使用各种泻药治疗该病，虽能取得一时的疗效，但长期使用，会造成许多不良反应，如结肠黑变病，同时也容易产生药物依赖。近年来，有研究者开展多种术式手术治疗 STC，虽取得一定疗效，但并发症较多，且患者对于手术的远期疗效并不满意。因此，针对慢传输型便秘形成一套科学的、规范的治疗方案势在必行。中西医结合，先保守后手术的治疗方案，具有较大前景。

于永铎在总结前人对便秘认识及治疗经验的基础上，提出瘀血是导致便秘的重要病因病机的观点。瘀血是中医学特有的病理学说。瘀血的形成可由多种内外致病因素导致，它既是某些病因所形成的病理产物，又是导致多种疾病的病理因素，在临床上涉及的范围甚为广泛。清代名医叶天士认为"久病入络"。便秘之所以能从瘀血辨证，主要是因为便秘病程较久，且多伴有腹痛拒按、腹部硬结的表现；同时久病入络从瘀，导致气滞、津亏、郁热，大肠传导失司而发为便秘。"久病成瘀"是经历代医家通过大量临床实践而得出的结论，如今已成为不争的事实。瘀血的形成过程是漫长的，在其形成的早期或中期，患者是没有临床症状的。而瘀血导致的临床症状出现时，往往疾病已发展到后期，而呈现出"久病""怪病""顽病"的特征。

目前，我院根据临床观察，初步制订了一套治疗慢传输型便秘的方案。该方案包括以下 4 个阶段。第一阶段：采用一般疗法，包括饮食疗法、运动疗法、行为疗法、水疗等，加强结肠运动。第二阶段：辨证施治，中药口服，以达到气机顺畅、肠道润泽、脏腑通达、津液输布平衡，使结肠运动功能恢复。第三阶段：穴位埋线疗法，科学取穴，同时对药线进行科学选择，使脏腑通达，气机顺畅，而达到强化治疗的目的。第四阶段：手术治疗一般作为最后的选择，应严格掌握手术适应证，对于严格保守治疗无效的患者、慢传输试验标记物排除在 7 天以上者、本人强烈要求手术者，可考虑手术治疗。本方案集多种治疗方法于一体，有步骤、递进性地展开治疗。根据患者病情发展的不同阶段选择不同阶段的治疗，亦可两种或多种方法同时兼用，以达到更好的疗效。坚持中西并用，先保守后手术的治疗原则。该方案中的中医药物治疗有别于传统中医治疗。传统中医治疗慢传输型便秘多从虚辨证，包括气虚、血虚、阴虚、阳虚，抑或从五脏辨证。该方案则根据"久病致瘀"理论，从血瘀角度辨证治疗。此外，穴位埋线治疗慢传输型便秘是近几年来提出的一种较新的治疗方法。较以往传统针灸治疗，穴位埋线是集针灸、注射、埋针等多种效应于一体的复合疗法。该法能够产生一种持久的刺激，以达到"疏其血气，令其调达"的目的。手术治疗一般作为最后的治疗方法，要有严格的手术指征，非必要不提倡手术治疗。

陈庆庆（辽宁中医药大学）

（二）穴位埋线治疗慢传输型便秘的临床研究

便秘是多种疾病的一个症状，表现为大便量太少、便质太硬、大便排出太困难，或合并一些特殊症状，如长时间用力排便、直肠胀感、排便不尽感，甚至需用手法帮助排便等。在不使用泻剂的情况下，7天内自发性排空粪便不超过2次或长期无便意，即为便秘。

便秘的危害颇多。便秘患者排便时需久蹲努挣，故可出现头痛、眩晕、乏力，甚则脑出血等。粪便长期滞留肠内，故可引起腹胀。便秘还可导致痤疮、乳腺癌发病率升高，影响儿童脑神经发育。便秘亦可引起肛裂、肛周脓肿等肛肠科疾病。有的患者因长期便秘而焦虑，严重影响工作和学习。随着社会的发展和人们生活水平的日益提高，人们对便秘的重视程度亦逐渐提高。过去，便秘并不为人们所重视。但现在，便秘已经成为影响人们生活质量的重要病症。人们对便秘的诊治要求日益迫切。因便秘就诊的患者数量不断提高，这更要求医务工作者对此病应进行深入钻研。

慢传输型便秘是便秘中的一种。西医学非手术治疗慢传输型便秘的方法包括改善生活方式、避免药物因素、心理治疗、适当使用通便药物等。常用通便药物，如包括含有蒽醌类物质的大黄、番泻叶等。此类药物可造成结肠黑变病，长期服用还会形成药物依赖，进而反复加重便秘。非手术治疗虽然暂时有一定的疗效，但不持久，效果亦不显著。手术治疗创伤大，费用高昂。许多患者尝试了多种治疗方法但仍反复受便秘的折磨，甚至失去了对生活的信心。所以现在急需一种有效且更容易让患者接受的治疗方式。穴位埋线为我们提供了一种治疗慢传输型便秘的新方法。此方法依据中医经络理论，在选取的特定穴位处埋入羊肠线，利用羊肠线的持续刺激作用促进胃肠蠕动，达到治疗目的。

笔者采用临床随机对照方法，将辽宁中医药大学附属第三医院（辽宁省肛肠医院）门诊和住院的 43 例慢传输型便秘患者随机分为治疗组（21例）和对照组（22 例）。治疗组患者用穴位埋线治疗，对照组患者口服通便灵胶囊。观察两组患者治疗前后相关症状分级并记录总积分。结果发现，穴位埋线治疗慢传输型便秘疗效显著，且易于被患者接受。

中医学机制探讨：穴位埋线疗法由留针演变而来，所以探讨留针的作用机制亦是探讨穴位埋线疗法的作用机制。"针刺需得气，气不至，则留针"，可见留针可使针感加强。《灵枢·经脉》中有"盛则泻之，虚则补之"，亦有"热则疾之，寒则留之……不盛不虚以经取之"之言论。"以经取之"即留针定补泻先后之法。《灵枢·终始》中有"一刺则阳邪出，再刺则阴邪出，三刺则谷气至……"之言论，"三刺"都需留针。任晓艳认为，埋线方法对人体的刺激强度随着时间延长而发生变化。初期刺激强，可以克服脏腑阴阳的偏亢部分；后期刺激弱，又可以弥补脏腑阴阳之不足。这种刚柔相济的刺激过程，可以从整体上对脏腑进行调节，使之达到"阴平阳秘"的状态。另外，埋线疗法利用其特殊的针具与所埋之羊肠线，产生了较一般针刺方法更为强烈的针刺效应。羊肠线的粗细也能进行虚实的调节。所以，从中医学角度讲，穴位埋线有协调脏腑，疏通经络，补虚泻实，调整阴阳等作用。

西医学机制探讨：①综合刺激作用。穴位局部麻醉、皮肤针刺，以及羊肠线都能对穴位、神经，以及整个中枢产生一种综合刺激作用，使血液循环及淋巴回流加快，局部新陈代谢增强，营养状态得到改善。产生的疼痛信号传到相应的脊髓后角内，可以引起脊髓水平的抑制效应，进而调节其所支配的内脏器官。羊肠线在体内软化、分解、液化吸收，对穴位产生的物理及生物化学刺激可长达 20 天或更长时间，从而弥补了针刺时间短、疗效难巩固、易复发等缺点。临床治疗中，穴位埋线反复操作 3 次也是为了加强穴位的刺激作用。②诱导免疫反应。羊肠线作为一种异体蛋白，可诱导人体产生变态反应，使淋巴组织致敏，配合抗体、巨噬细胞来破坏、分解、液化羊肠线，使之分解为多肽、氨基酸等，提高机体的营养代谢，从而提高人体的应激能力，激发人体免疫功能。

实验研究机制探讨：陈耀龙通过对大鼠的实验研究及对人的临床研究认为，穴位埋线能有效调整胃肠电节律，从而使胃肠容量张力增加，胃动力增强，胃窦收缩力增强，以更好地完成胃肠节律性收缩推进运动，对纠正糖尿病患者胃肠电异常，干预胃肠运动功能障碍的发生和发展有一定作用。崔瑾等观察足三里穴位埋线对脾虚证大鼠免疫功能的影响，结果发现穴位埋线对脾虚大鼠淋巴细胞的转化功能有明显的增强作用，亦能明显提高巨噬细胞的吞噬功能。这提示穴位埋线对脾虚证的治疗机制可能与调节特异性免疫及非特异性免疫有关。

穴位埋线的注意事项：①晕针。进针时观察患者表情，若出现晕针，则立即终止治疗，予患者服温开水，按压人中，必要时采用急救措施。②进针角度。腹部、腰背部穴位应严格掌握针刺角度及深度。③出血血肿。若针孔出血或皮下血肿，可用碘伏棉球按压局部数分钟。④感染。若仅局部红肿，疼痛不重，可不予处理。若有化脓、疼痛加剧或伴有体温大于37.5℃，可予局部消毒及抗炎处理。⑤若埋线后，患者皮肤有过敏现象，如局部红肿、瘙痒等，可服用抗过敏药物。⑥夜间酸胀感明显者，可适当服用止痛药物，以保证睡眠质量。

肖光（辽宁中医药大学）

（三）小柴胡汤加减治疗慢传输型便秘的临床疗效观察与评价

便秘是消化系统疾病中的常见病。随着生活节奏的不断加快，生活压力的不断加大，精神心理问题不断影响我们的健康，而精神心理的因素与便秘的发生有一定的关系。便秘患病率逐年增长，严重影响着广大人民群众的生活质量。其中，慢传输型便秘占功能性便秘的45.5%。近年来，随着人们健康意识的不断增强，便秘的就诊率逐年上升。新的科学技术和新的医疗设备不断充实临床，目前在结肠慢传输型便秘的研究、诊断、治疗及早期预防等方面均向前迈进了一大步，特别是中医药治疗便秘具有很大的优势。

《伤寒论》言："阳明病，胁下硬满，不大便而呕，舌上白苔者，可与小柴胡汤。上焦得通，津液得下，胃气因和，身濈然汗出而解。"于永铎经多年临床潜心研究认为，中老年便秘的主要病理机制是气滞血瘀，瘀毒损络，即由于气滞血瘀，影响脾胃升降之枢，脾失升清，胃失降浊，大肠传导功能失常，致大便秘结。正如《伤寒论》所说："上焦得通，津液得下。"

故采用小柴胡汤加减治疗，多年来取得了较好的临床疗效。为了推广和应用此方法，我们进行了系统的临床观察研究以确定其临床疗效。笔者选取的 102 例患者均为辽宁中医药大学附属第三医院（辽宁省肛肠医院）门诊及住院的慢传输型便秘患者。随机将其分为两组：治疗组（小柴胡汤加减组）52 例、对照组（麻仁软胶囊组）50 例。结果表明，治疗组临床疗效优于对照组。

于永铎遵循仲景方义，综合历代医家观点，在结合自己多年临床经验的基础上提出气滞血瘀，瘀毒损络而致便秘的病因病机理论。其主张从和解少阳出发，以行气、活血、通络为基本方法，运用小柴胡汤加减治疗气滞血瘀型便秘，从而达到枢机运转，气行血畅，内外通畅之效果。

便秘的主要症状为大便秘结不通。便秘的成因多种多样。肠胃积热、情志影响、热盛伤津、气虚阳衰、气机郁滞、津亏血少等导致大肠传导功能失常，进而出现便秘。同时，便秘的发生与脏腑（特别是肝、脾、肾）功能也密切相关。古人言，"肺为生气之主""脾胃为生气之源""肾为生气之根"。脏腑气机运动处于阴阳平衡之中，既互为对立又协调统一。完成从外界摄取精微物质，然后排泄糟粕的过程，可维持机体的协调统一。气的升降出入运动的平衡状态被打破，则气机失调，出现肺气郁滞、肝气郁滞、脾胃气滞等现象。气机郁滞必然导致大肠传输糟粕不畅，大便不行而成便秘。气郁日久不愈，由气及血，久病入络，血脉瘀阻，大肠传导糟粕功能失司，故可见大便不利。如治疗及时，则瘀血尽除，经络通畅，否则瘀血久积经络，化为瘀毒，损经伤络，经络受损则进一步加重病情，形成恶性循环，故便秘之疾迁延难愈。

气滞血瘀，瘀毒损络致便秘理论根源：古人云"气为血之帅"，说明气有调控血液运行的作用；又言"血为气之母"，血可生气，说明气血相互为用。《丹溪心法·六郁》说："气血冲和，万病不生，一有怫郁，诸病生焉，故人身诸病，多生于郁。"由此说明，精神心理异常可影响气血的功能，进而影响机体产生疾病。《医经溯洄集·五郁论》说："凡病之起也，多由于郁。郁者，滞而不通之义。"由此看出，情志异常，则气机郁滞，气滞不畅，久则血运不畅，滞而不通，瘀阻肠络，所以血瘀可直接或间接导致便秘的发生。《血证论·便闭》言："内有瘀血，停积不行，大便闭结。"此句阐述了大便秘结为瘀血所致。经脉及络脉构成网络联系全身脏腑。《灵枢·本脏》说："经脉者，所以行血气而营阴阳。"由此说明，经络有沟通内外、行血气、传输营养、协调完成脏腑功能和维持人体生命活动的作用。经脉、络脉，以及奇经八脉循行全身，输布津液，共同完成机体的生理活动。《类经》言："经即大地之江河，络犹原野之百川也。"由此说明，全身上下，经络无处不在。经络是运行气血之通道，瘀血久积经络，无不损经伤络，机体得不到濡养，无力祛邪，大肠传导失司，形成便秘，迁延难治成为顽疾。

于永铎治疗慢传输型便秘的观点：慢传输型便秘的主要特点是结肠传输无力，病程较长，多以大便排出不畅、腹胀伴疼痛为主要临床表现，病位在肠。临床上多因气机郁滞而致便秘，后又久治不愈，由气及血，血瘀肠络，瘀血久积化毒，伤经损络，进一步加重便秘的病情，使疾病迁延难愈。于永铎教授从多年临床经验出发，提出气滞血瘀，瘀毒损络是便秘的病因病机这一观点，并以行气活血通络为基本方法，治疗从"少阳为枢"入手，运用小柴胡汤加减治疗慢传输型便秘。组方如下：柴胡24g，半夏15g，党参15g，木香6g，黄芩20g，白术15g，当归30g，大枣4枚，川芎15g，枳壳15g，厚朴15g，炙甘草9g。若气郁日久化火，证见口苦咽干，苔黄，脉弦数者，可加栀子、牡丹皮以清热泻火；若气虚明显者，可加黄芪以增强补气之力；若郁火伤津，出现烦热、口干、舌燥者，去半夏，予玄参、生何首乌、麦冬以清热生津；若喜热怕冷者，予肉桂、黄精以助阳化热。

方药分析：小柴胡汤为和解少阳的代表方剂。全方攻补兼施，升降并用，有和解少阳，调畅气机，通达上下的作用，故无腑气不降，便秘之忧矣。方中柴胡为君药，味甘性平，能疏泄郁滞之气机；黄芩苦寒，以清半表半里之热，为臣药，与柴胡相配伍，一升一降，可辛开苦降以疏利气机，畅通上下；配以辛温之当归，以活血止痛，润肠通便，又配以川芎，行气活血，止痛散瘀，两药可活血行气通络，以助柴胡疏散气机之功；又以中央土以灌溉四旁，故用半夏和胃降逆，又以党参、大枣、白术益气健脾而润泽其他脏腑；厚朴苦辛以下气除满，枳壳以行气宽中，木香行气以增强通利气机之功效，三药共为佐药；炙甘草调和诸药，为使药。全方行气活血以达到气机调畅，血脉通畅。小柴胡汤在治疗便秘方面取得了较好的疗效，开展了结肠慢传输型便秘治疗新途径。

秦凯龙（辽宁中医药大学）

（四）化瘀通便汤治疗慢传输型便秘的临床观察

慢传输型便秘是一类以结肠传输时间延长，进食后结肠高振幅推进性收缩减少为主要特点的顽固性便秘，又称结肠无力或慢通过型便秘。从病理生理学机制角度讲，其是功能性便秘的一种，可能与结肠传输障碍和排便功能紊乱有关。其临床特点为便意及排便次数减少，肛门指诊时可触及坚硬的粪便，用力排便和收缩肛门时肛门功能及外括约肌收缩功能均正常。通过排粪造影检查、肛管直肠测压检查、气囊排出试验，排除出口梗阻型便秘。人们生活水平的提高、生活节奏的加快、工作压力的增大、饮食生活习惯的改变、运动时间的减少，以及泻剂的广泛应用、社会心理因素的影响、寿命的延长，都使慢性便秘的发生率逐年升高。据流行病学调查显示，国内功能性便秘的发病率可达 10%～15%，其中大约有 45.5% 的患者为结肠慢传输型便秘。

对于结肠慢传输型便秘的治疗，西医多采用药物对症治疗，但长期使用，不良反应多，且有一定的依赖性。手术治疗损伤大，术后并发症多。而中医药治疗该病具有独特的优势，临床应用广泛。

化瘀通便汤是于永铎从事中医肛肠专业医疗、教学、科研工作 30 余年所总结出来的经验方之一。其临床效果显著，得到广泛应用。于永铎认为，慢传输型便秘缠绵难愈，病程久，多有血瘀证候表现。由于久病血瘀，瘀毒损络是其主要病机，故提出以活血化瘀，解毒通络为治法。笔者通过对化瘀通便汤与麻仁软胶囊进行对照比较发现，化瘀通便汤治疗慢传输型便秘（血瘀型）有显著的临床疗效。

自拟化瘀通便汤方药组成：当归、桃仁、牡丹皮、赤芍、生地黄、党参、麦冬、半夏、茯苓、白术、柴胡、杏仁、枳壳、甘草。方药分析：当归、桃仁、牡丹皮、赤芍，治以活血化瘀，凉血止痛；生地黄、党参、麦冬，治以补血活血，滋阴生津；半夏、茯苓、白术，治以利水渗湿，补脾益气；加之柴胡解半表半里之热，升举阳气，疏肝解郁；杏仁养血除瘀，润肠通便；配枳壳以行气宽中，开胸除胀；甘草调和诸药。全方的配伍特点：补泻兼施，祛瘀而不伤正，补气而不留瘀。诸药合用，瘀去气行，则大便通。

现代药理分析：当归所含化学成分中的氨基酸、阿魏酸能促进小鼠的子宫平滑肌收缩；多糖能提高淋巴细胞的免疫作用，并能促进血红蛋白分化。桃仁所含的维生素 B_1、脂肪油等，可使小鼠出血时间及凝血时间明显延长，使肝脏纤维化受到抑制，降低小鼠血管阻力，并能润滑肠道以利排便。牡丹皮中含有丹皮酚等具有抗血小板凝聚作用的化学成分，可促使动物子宫内膜充血，有抗炎、镇痛作用。赤芍中含有脂肪油、挥发油等化学成分，能抑制多种病原微生物生长，有缓解豚鼠离体回肠痉挛作用，同时能使冠脉得到扩张，改善供血。生地黄所含化学成分中的乙酰梓醇、苯甲酸等能缩短凝血时间，使网状内皮细胞的吞噬功能有所增强，有防止肾上腺皮质萎缩的作用。党参所含化学成分中的党参苷、党参多糖等可使回肠张力升高，增强心肌耐缺氧能力，调节胃肠运动，使免疫功能得到提高，亦可延缓机体衰老，还有防辐射等作用。麦冬中含有高异黄酮、葡萄糖及维生素 A，能兴奋造血功能，提高耐缺氧能力，有镇定、抗休克作用及提高免疫力和机体适应性作用。半夏所含化学成分中的半夏蛋白、葡萄糖苷等可抑制胃液分泌，抑制咳嗽、呕吐，其抑制肿瘤生长等作用也十分显著。茯苓的有效化学成分中含有茯苓聚糖、蛋白质等，可使小鼠巨噬细胞的吞噬能力有所增强，从而可使其在体外抗病毒作用加强，并且对羧基蛋白酶有抑制作用，还能提高机体免疫能力。白术中的有效成分维生素 A 及苍术酮等的排钾利尿作用显著，能双向调节肠管活动，可明显提高血清 IgG 含量，还有扩血管作用。柴胡所含化学成分中的春福寿草醇及柴胡醇等，能增强免疫功能，还具有兴奋平滑肌及抑制中枢神经的作用。杏仁所含化学成分中的杏仁油、苯甲酸等可抑制胃蛋白酶和咳嗽中枢，具有润滑通便、止咳、镇痛和明显的抗炎及抗突变作用。枳壳所含化学成分中的橙皮苷、胡萝卜素等，对动物离体心脏有强心作用，可使肠道平滑肌兴奋、胃肠收缩节律加快，还有兴奋子宫及抑制过敏介质释放的作用。甘草酸、黄酮类糖苷等为甘草的有效成分，具有显著的解毒及镇咳等作用，可加强非特异性免疫，同时对动物离体肠管和肠管痉挛有抑制作用。

慢传输型便秘患者的日常调护：在便秘的防治方面，保持良好的日常饮食习惯及生活方式至关重要。首先，在饮食方面，要注意营养均衡，不要忽视了早餐，还要关注每日进食的纤维含量及水分的摄入。如晨起饮水（空腹饮凉白开或淡盐水）、牛奶或蔬菜汁；白天可以多吃纤维含量高的食物，如谷类（燕麦、小麦等）、豆类（大豆等）、蔬菜（胡萝卜、芹菜等）、水果（杏、香蕉、草莓、苹果等）、坚果（扁桃仁、花生、芝麻等）、蘑菇（香菇、松菇等）、海藻（紫菜、海带等）。其次，平日要增加身体的活动量。早上起床前，可以在床上适当地做腹部按摩（顺时针揉腹部，5~10分钟）。学习、工作之余，可以做前屈后伸运动，也可以适当地做肛门功能锻炼。休息时间可适当多做些体育锻炼，如走步、跑步、游泳、球类运动等。最后，要重视厕所的环境，养成良好的排便习惯，不要在如厕时看书、看报及看手机等。

叶艳（辽宁中医药大学）

（五）创新穴位埋线治疗慢传输型便秘的疗效评价

随着当今社会的不断发展，人们的饮食结构发生改变，人口老龄化加重，加之如今生活节奏快，工作压力大，精神心理受外界因素影响增多，便秘的发病率呈逐年上升趋势。当前，便秘已成为临床常见病症，严重影响现代人的生活质量和身心健康。因便秘并发的心脑血管意外甚至可危及生命。流行病学调查显示，世界成年人慢性便秘的发病率为0.7%~79%，我国慢性便秘的发病率为3.19%~11.6%。老年人、女性为该病的高发人群。我国北方慢性便秘发病率高于南方，城市高于农村。便秘已然引起了患者和医务工作者的重视，近年来患者就诊率不断提高，就更加要求临床工作者对此病应进行深入钻研。

慢传输型便秘属于功能性便秘的一种常见类型，其发病率占功能性便秘的45.5%。其特点为肠道动力障碍，结肠内容物传导缓慢；主要表现为大便次数少、便意减少甚至消失、粪质坚硬，可伴有腹胀。目前，国内外对于慢传输型便秘的治疗方法多种多样，疗效不一。归纳起来，在该病保守治疗方面有改善生活方式治疗、药物治疗、心理治疗、结肠水疗、生物反馈治疗等方法；外科方面主要是应用全结肠切除术、回肠贮袋肛管吻合术、结肠次全切除术、结肠部分切除术等术式进行治疗。由于临床保守治疗中泻剂应用比较混乱，使许多患者形成了泻药性结肠，加重病情，而造成必须行手术治疗的后果。同时，目前对手术标准的选择也存在争议，对肠管切除范围的确定，缺少一套统一、规范的治疗方案。

穴位埋线是在传统中医学理论基础上，将羊肠线埋于人体特定穴位，起到疏通脏腑经络，调整气血阴阳的作用，已广泛应用于呼吸系统疾病、消化系统疾病、神经系统疾病等的治疗中，并取得了满意的疗效。笔者通过对中药药线埋线组、羊肠线埋线组及针刺组治疗慢传输型便秘的临床研究，发现中药药线埋线组的综合疗效最优。药线埋线根据中医针灸及中药的原理，将用大黄浸泡过的羊肠线埋置于穴位中，长期刺激穴位达到恢复结肠蠕动的效果。这种创新穴位埋线疗法融合了针刺、药物、注射等多种疗法，使多种效应同时发挥作用。此疗法操作简便，安全性高，无不良反应，复发率低，易被患者接受，值得临床推广应用。

选取 2012 年 12 月至 2014 年 10 月在辽宁中医药大学附属第三医院（辽宁省肛肠医院）门诊和住院的符合纳入标准的慢传输型便秘患者 60 例。根据诊断标准、纳入标准和排除标准确定合格患者 60 例。采用随机数字表按 1：1：1 分为药线组 20 例、羊肠线组 20 例、针刺组 20 例。结论：①3 种治疗方式治疗慢传输型便秘均有效，对患者便秘症状、结肠传输率、心理状态均有改善作用。②药线组在改善便秘症状，提高结肠传输率方面的总有效率优于羊肠线组，羊肠线组优于针刺组。③3 种治疗方式在改善患者心理状态上无明显差别。随访显示，药线组、羊肠线组疗效稳定，针刺组疗效不稳定，易于复发。

过去，埋植线的选择以不同型号羊肠线为主，也有选择化学合成纤维线或胶原蛋白线的。将药物与埋植线相结合制成药线进行埋线是临床穴位埋线的创新应用。通过埋植线吸附一定量的药物而增加埋植线的药物作用，选择埋入不同功效的药线，符合中医"因人制宜"的原则。《神农本草经》记载大黄可"荡涤肠胃，推陈致新，通利水谷，调中化食，安和五脏"。现代药理研究表明，大黄能促进肠蠕动，抑制肠内水分吸收，促进排便。大黄在传统治疗便秘的中药材中有着重要地位，大黄的泻下作用疗效肯定。药理研究证明，大黄能通过刺激结肠肌电变化，改变肠神经递质和胃肠激素分泌等多种途径，使结肠蠕动增加，抑制大肠水分吸收，刺激肠黏膜分泌。ICCs 作为肠道的慢起搏细胞，决定肠蠕动的方向、节律和速度。有研究证实，大黄治疗后使便秘大鼠结肠肌间神经丛中的 ICCs 分布比较均匀，接近正常大鼠水平。但是，大黄属刺激性泻剂，含有蒽醌类物质，临床上多采用口服或灌胃方式治疗，长期应用会引起泻药性结肠和结肠黑变病，加重便秘。大黄药线穴位埋线有其独特的药物吸收途径，药物直接进入血液循环，避免了对胃肠道的刺激。而且，大黄药线埋线属一次性给药，药物剂量小，短期应用可规避大黄的不良反应而保留其泻下作用。

STC 的发病机制复杂，致病因素是多方面的，与躯体生理病理有关，也与社会心理密切相关。1977 年，美国罗彻斯特大学恩格尔教授提出了"生物 – 心理 – 社会医学模式"，这一模式的提出使临床医生逐渐提高了关于精神心理社会因素对疾病影响的认识。在实际临床中，单纯以症状及理化检查为指标的评价已经不能满足对病情全面评价的需要，患者的生活质量和心理状态日益成为临床广泛关注的疗效评价指标和治疗目标。我们在研究中发现，应用 Zung 氏焦虑自评量表（SAS）、Zung 氏抑郁自评量表（SDS）对患者治疗前心理状态进行评估显示，慢传输型便秘患者抑郁和焦虑情绪评分明显高于中国人正常水平（我国常模标准分：SAS 为 29.78 ± 10.07，SDS 为 41.88 ± 10.57）。而抑郁和焦虑往往会加重便秘。这种抑郁焦虑状态既可以作为 STC 的发病原因，也可以是 STC 导致的不良后果。医学界对于这种因果关系的阐明至今仍存在争议。但毫无疑问，这种不良情绪与便秘之间是一种恶性循环的关系。在本研究结束后，我们再次对患者进行 Zung 氏焦虑自评量表和 Zung 氏抑郁自评量表评估，发现该法在改善慢传输型便秘患者便秘症状的同时，患者的生活质量和心理状态也得到了很好的改善。国内外研究均表明，结肠功能既受自主神经的支配，又受内分泌系统的影响。穴位埋线及针刺对穴位的刺激能够通过上行激活系统激发大脑皮层，解除脑细胞的抑制状态，使减弱的脑细胞活力增强，从而缓解患者的抑郁和焦虑状态。同时，这种刺激能够加强中枢神经系统的作用，建立排便反射，使支配结肠的神经系统功能恢复，结肠蠕动增强，便秘得到改善。因此，在治疗便秘的同时也应注意对患者进行心理疏导。

杨文雯（辽宁中医药大学）

（六）化瘀通便汤治疗慢传输型便秘的临床疗效分析与评价

慢传输型便秘又称结肠无力型便秘，临床特点为便意及排便次数减少，肛门指诊时可触及坚硬的粪便，用力排便和收缩肛门时肛门功能及外括约肌收缩功能均正常。慢传输型便秘的主要病因与神经递质、Cajal 间质细胞、水通道蛋白等有关。大部分的西医治疗采用的方法是对症治疗，这种治疗方法时间久易造成结肠黑变病，导致患者对药物的依赖性增强。同时，手术治疗损伤大，疗效不确切，且术后并发症多，医疗费用高，给家庭和社会带来很大的隐患。

中医学认为，便秘可以分为虚秘和实秘两种。慢传输型便秘以老年患者多见。老年慢性便秘患者长期滥用苦寒、刺激性泻剂，导致阳气损伤，所以慢传输型便秘患者多为虚证。患者大多病程长久，久则血伤入络，造成血瘀于肠道，久而不去，不生新血，导致血虚，血虚大肠失润，传导失职，最终导致便秘的发生。有研究发现，部分慢传输型便秘患者对活血化瘀药物敏感。于永铎在传统中医辨证基础上，提出久病血瘀，瘀毒损络是慢传输型便秘的病机；并且在此病机假说的基础上，提出活血化瘀，解毒通络的治疗方法；后又在新病机及新治法的基础上，形成了具有活血化瘀，解毒通络作用的中药复方化瘀通便汤，在临床上取得较好疗效。

笔者通过化瘀通便汤与麻仁软胶囊的临床试验对照，总结出化瘀通便汤在改善血瘀证型慢传输型便秘的症状总积分，提高临床治疗有效率，提高结肠传输速率等方面疗效显著。

化瘀通便汤组方分析：当归、生地黄、麦冬，治以补血活血，滋阴生津；白术、半夏，治以利水渗湿，健脾补气；赤芍、川芎，治以凉血止痛，活血化瘀；辅以陈皮行气健脾；柴胡解半表半里之热，疏肝解郁，升举阳气；桃仁、杏仁养血除瘀，润肠通便；枳壳行气除胀；甘草调和诸药。全方治疗强调标本兼治，攻补兼施，既行血分瘀滞，又解气分郁结，活血而不耗血，祛瘀又能生新，合而用之，使瘀血去而气血行，大便自通。

当归有补血调经，活血止痛，润肠通便的作用。当归走而不守，可升可降。如《本草备要》记载，当归可使"血滞能通，血虚能补，血枯能润，血乱能抚"。《本草纲目》中也有类似记载："治头痛，心腹诸通，润肠胃筋骨皮肤……和血补血。"现代药理研究表明，当归有促进血红蛋白与红细胞的生成、扩血管、促进胃肠蠕动等作用。生地黄具有清热止血，滋阴生津的作用，用以治疗血热出血、内热津伤。《名医别录》记载生地黄可利大肠、小肠，祛胃中宿食，补五脏，通六脉。生地黄与白术同用，可有益气滋阴的作用；生地黄与玄参同用，能加强增液润肠通便的作用。现代药理研究证明，生地黄根含有 β-谷甾醇、甘露醇。有研究表明，由生地黄、玄参、麦冬组成的增液汤可以通过上调小鼠结肠中的 VIP 及 AQP3 的表达来治疗慢传输型便秘。麦冬有清心除烦，益胃生津，滋阴润肺的作用。麦冬常与玄参、生地黄配伍，以养阴清热，增液润燥通便。现代药理实验表明，麦冬可以抑制胃肠平滑肌收缩。白术有健脾益气，燥湿利水，安胎的作用。《医学启源》记载白术："除湿益燥，和中益气……其用有九，温中一也；去脾胃中湿二也；除脾胃热三也；强脾胃进饮食四也；和脾胃生津液五也；主肌热六也；治四肢困倦，目不欲开，怠惰嗜卧，不思饮食七也；止渴八也；安胎九也。"《本草求真》中提到白术是"脾脏补气第一要药"。《伤寒论》中有关于应用白术的记载："大便硬……小便自利者，去桂加白术汤主之。"重用白术可以健脾益气，推动胃肠道气机。白术与枳壳配伍，可行气导滞，破血除满。现代药理研究表明，白术可以激活胃肠道 M 受体，抑制 5-HT$_3$ 受体，促进肠道菌群的调节，同时还能调节精神心理状态，促进肠道动力，恢复 ICCs 数量及形态。生白术常规剂量及大剂量使用可增强慢传输型便秘大鼠的胃动力。大剂量使用白术在改善肠道传输功能等方面效果更佳。赤芍可清热凉血，散瘀止痛。《本草纲目》记载："赤芍散邪，能行血中之滞。"赤芍与川芎（川芎被称为"血中气药"）两药配伍使用，可以推动气血运行，使血流通畅，瘀血散去，大便自调。半夏可燥湿化痰，和胃降逆以止呕，消除痞满以散结。半夏辛开苦降，合柴胡则升，合黄芩则降，具有和胃降逆化痰之效。川芎有行气活血，祛风止痛的作用。陈皮苦辛温，可理气健脾，燥湿化痰。《本草纲目》记载："疗呕哕反胃嘈杂，时吐清水，痰痞，痎疟，大肠闭塞。"柴胡味苦，归肝、胆等经，功效有疏肝解郁，和解退热，升举阳气。柴胡能疏肝理气，升举阳气，与杏仁、陈皮、枳壳配伍使用，以疏肝解郁，宣通肺气，从而达到"上窍开则下窍通"的目的。桃仁归大肠等经，有活血化瘀，润肠通便的作用。据《珍珠囊》记载，其可"治血结、血秘、血燥，通润大便，破蓄血"。当归与桃仁两药合用，具有活血化瘀又兼润肠通便的优点。现代药理研究表明，桃仁富含脂肪油、挥发油，可以润肠道，从而促进大便排出。杏仁可清肺热，降肺气，润肠通便。《长沙药解》记载："杏仁疏利开通，破壅降逆……调理气分之郁，无以易此……润大肠，通小便，种种功效，皆其降浊消郁之能事也。"现代药理研究表明，杏仁富含脂肪油。脂肪油可以增强黏膜的润滑作用。枳壳有行气化痰，散结消痞，下气宽胸，补虚行滞的作用。《医学入门·燥结》云："痰滞不通者，二陈汤加枳壳、槟榔。"《本草衍义补遗》中也有记载："枳实泻痰，能冲墙倒壁，滑窍泻气之药。"现代药理学证明，枳壳含有挥发油等成分，可以使胃肠道兴奋。甘草可调和诸药，补中益气，缓急止痛。

许晓丽（辽宁中医药大学）

（七）基于"久病血瘀，瘀毒损络"病机下化瘀通便汤治疗慢传输型便秘的临床及实验研究

临床上，慢传输型便秘、出口梗阻型便秘、混合型便秘都属于慢性便秘。慢传输型便秘属中医"便秘"范畴，是常见病、多发病。该病具有慢性、原发性、功能性、结肠性和慢传输型等特性。"慢性"是指便秘症状持续1年以上；"原发性"是指未发现明确的发病原因；"功能性"是指无全身器质性病因及药物因素，并经钡灌肠检查和纤维结肠镜检查排除结直肠器质性病变；"结肠性"是指导致便秘的病变或功能改变局限于结肠，或以结肠为主；"慢传输型"是指由于肠道动力减弱，内容物传输时间延长。

慢传输型便秘在我国有广大的患者群。我国成年人慢性便秘发病率为3.19%～11.6%。全球慢性便秘发病率为0.7%～79%。随着人们生活节奏的加快，以及社会人口的老龄化，慢传输型便秘发病率逐年升高。该病降低了人们的生活质量。西医学多采用药物治疗慢传输型便秘，但这种治疗方法易产生药物依赖性及不良反应。中医学治疗慢传输型便秘有独特优势。

慢传输型便秘在中医学中属于"便秘"范畴。《中医内科学》将便秘分为虚秘、实秘。虚秘包括气虚秘、血虚秘、阴虚秘、阳虚秘；实秘包括热秘、气秘、冷秘。查阅相关文献，现代学者多将便秘分虚实辨证论治。但

血瘀型便秘很少被提及。中医便秘辨证分型中亦无血瘀证，所以也无血瘀型慢传输型便秘。慢传输型便秘多病程较长。久病必虚，虚则致瘀，瘀久血伤入络，故瘀血在便秘，尤其是慢传输型便秘发病过程中的影响不容忽视。

临床中，慢传输型便秘患者除排便困难以外，多病史较长。患者多有面色晦暗，舌质紫暗，脉细涩，局部刺痛等血瘀证候表现；女性患者可有痛经，伴色黑有血块，或闭经等表现。在中医辨证论治慢传输型便秘中，在"久病血瘀""久病入络"思想指导下，活血化瘀类中药一直被广泛应用。临床上，于永铎教授在传统中医辨证基础上，提出慢传输型便秘"久病血瘀，瘀毒损络"病机假说，即久病因虚致瘀；应用"活血化瘀，解毒通络"治法治之；并以此组方，形成具有活血化瘀，解毒通络作用的中药复方化瘀通便汤。该方在临床上应用，取得较好的疗效。

笔者从临床研究及实验研究两部分，分别对化瘀通便汤治疗血瘀型慢传输型便秘进行研究。临床试验可见，中药复方化瘀通便汤在临床上应用，疗效显著。通过动物实验可得出以下结论：慢传输型便秘大鼠便秘的发生可能与结肠组织中 ICCs、VIP 的表达降低有关，与结肠组织中 AQP1 及 AQP3 等的表达升高有关。化瘀通便汤治疗 STC 的机制可能与上调结肠组织中 ICCs、VIP 的表达，下调结肠组织中 AQP1、AQP3 等的表达有关，具体机制值得进一步深入研究。

陈萌（辽宁中医药大学）

（八）化瘀通便汤治疗慢传输型便秘的疗效及机制研究

慢传输型便秘是一类以结肠功能障碍为主要表现的功能性便秘。慢传输型便秘临床主要表现为排便次数减少、无便意和排便困难，具有慢性、原发性、功能性等特点。从流行病学特点来看，全球慢性便秘普遍存在，但因饮食习惯、基因、自然环境、社会环境及医疗卫生情况的不同，各地区的发病率也不尽相同，如北美洲为 3.2%～45.0%，欧洲为 0.7%～79.0%，亚洲为 1.4%～32.9%，大洋洲为 4.4%～30.7%，南美洲为 26.8%～28.0%。且有研究证实，全球女性和男性的便秘发病率比值为 1.1～10.0。我国慢性便秘发病率为 3.19%～11.6%，其中老年人约占 50%。

中医应用"活血化瘀法"治疗慢传输型便秘,疗效显著。临床上,慢传输型便秘患者病程长,常年依靠泻药辅助排便,部分患者存在焦虑、抑郁、易激动等不良精神心理状态,甚至有自杀倾向。便秘患者多面色晦暗,舌紫暗,有瘀斑、瘀点。于永铎教授通过查阅古代文献,在前人"久病血瘀""久病入络"等理论指导下,经多年临床经验,通过四诊合参,创新提出"久病血瘀,瘀损肠络"的病机假说,并提出采用"活血化瘀通络"为治法,以组方化瘀通便汤治疗慢传输型便秘,临床疗效喜人。

目前为止,慢传输型便秘的发病机制尚无定论。据文献报道,目前关于慢传输型便秘发病机制的研究主要集中在肠神经系统异常、结肠平滑肌异常、肠神经递质异常、Cajal 间质细胞异常等方面。其中,Cajal 间质细胞异常是目前慢传输型便秘病机研究的热点。Cajal 间质细胞是胃肠动力的起搏器,在控制胃肠道蠕动中起着至关重要的作用。另有文献报道,PI3K/AKT/eNOS 信号传导通路可能通过 Cajal 间质细胞抑制结肠蠕动,从而导致慢传输型便秘的发生。也有研究显示,一氧化氮为结肠抑制神经递质,eNOS 是一氧化氮合成的限速酶,PI3K/AKT/eNOS 信号通路可能通过对一氧化氮的调控,以松弛肠道平滑肌,减弱肠道慢起搏,引起慢传输型便秘的发生。

基于上述研究进展,笔者拟采用临床观察和基础研究两种方式进一步探讨化瘀通便汤治疗慢传输型便秘的疗效机制。首先,采用临床观察的方式得出结论:化瘀通便汤治疗血瘀型慢传输型便秘疗效肯定,无不良反应,临床疗效优于莫沙必利;使用后可有效降低血瘀型慢传输型便秘患者便秘症状积分、血瘀症状积分,提高血瘀型慢传输型便秘患者结肠传输功能复常率。其次,"泻剂结肠法"可成功制备慢传输型便秘大鼠模型。再次,化瘀通便汤可改善慢传输型便秘大鼠结肠微循环灌注量。其机制之一是降低慢传输型大鼠结肠组织中的一氧化氮、一氧化氮合酶、内皮素 –1 的含量。化瘀通便汤可下调慢传输型便秘大鼠结肠中胞内磷脂酰肌醇激酶(PI3K)、蛋白激酶 B(AKT)、一氧化氮合酶信使核糖核酸(eNOSmRNA)及蛋白的表达水平,提示化瘀通便汤的疗效机制与慢传输型便秘 PI3K/AKT 信号通路有关。笔者从临床研究到实验研究,从整体到部分进一步揭示了化瘀通便汤治疗慢传输型便秘的可能作用机制,为中医治疗慢传输型便秘提供实验依据。

姚秋园（辽宁中医药大学）

（九）化瘀通便汤对慢传输型便秘大鼠结肠 Cajal 间质细胞的影响

临床上，慢传输型便秘、出口梗阻型便秘、混合型便秘都属于慢性便秘。"慢传输型"指因为肠道的动力衰弱，内容物传输时间延长。慢性便秘在我国有很广大的患者群体，成年人慢性便秘的发病率为 3.19% ~11.6%。全球慢性便秘的发病率为 0.7% ~79.0%，平均发病率为 16.0%。慢传输型便秘发病率正在逐年升高，该病使人们的生活质量降低。查阅相关文献，现代学者多将便秘分虚实辨证论治，但血瘀型便秘较少被提及。中医便秘辨证分型中无血瘀证，所以亦无血瘀型慢传输型便秘。慢传输型便秘患者多病程长。久病必虚，虚则致瘀，瘀久血伤入络，故瘀血在便秘，特别是在慢传输型便秘发病过程中的影响不容小觑。慢传输型便秘患者除排便困难外，多病史较长。在中医"久病血瘀""久病入络"的思想指导下，于永铎教授一直使用活血化瘀类中药治疗慢传输型便秘。临床实践中，于永铎教授在传统中医辨证基础上，提出慢传输型便秘"久病血瘀，瘀毒损络"病机假说，即久病因虚致瘀；应用"活血化瘀，解毒通络"治法治之；并以具有活血化瘀，解毒通络作用的中药复方化瘀通便汤在临床上应用，取得较好的治疗效果。

Cajal 间质细胞是一种得到学者认可的胃肠道内非神经性间质细胞。近年来，对 ICCs 电生理学特性的研究较为深入。ICCs 的减少可延迟平滑肌细胞与起搏细胞间的电兴奋传递，表现为减弱结肠运动、延长肠内容物通过时间等。C-kit 是一种胃肠道原癌基因，位于 5 号染色体 w 位点上，是 ICCs 的特异性标记。利用 C-kit 免疫组化技术可以很好地观察 ICCs 在胃肠道中的分布。ICCs 可发生平滑肌细胞表型转化。ICCs 转化后失去正常的形态和功能，使胃肠运动产生障碍。

笔者以现代研究手段，探讨化瘀通便汤治疗慢传输型便秘血瘀证的假说。结果表明，大黄粉可成功制备慢传输型便秘大鼠模型；慢传输型便秘大鼠便秘的发生可能与结肠组织中 ICCs 表达降低有关。化瘀通便汤治疗 STC 的机制可能与上调结肠组织中的 C-kit，影响慢传输型便秘大鼠结肠

ICCs 的表达有关。这为今后开展药物靶向治疗贡献了新的思路。

王巍（辽宁中医药大学）

（十）小柴胡汤加减治疗慢传输型便秘（肠道气滞型）的临床疗效评价

慢传输型便秘又称结肠无力，是指由于结肠传导功能出现障碍，从而导致粪便在肠腔内通过缓慢、滞留时间延长而形成的便秘，属于功能性便秘的一种。其主要临床表现为大便次数减少、便意缺乏、便质干硬、排便困难等。根据流行病学调查显示，目前国内成年人慢性便秘总患病率为 3.19％~11.6％，其中女性检出率为 9.68％~13.4％，男性检出率为 2.11％~9.7％。慢传输型便秘的病因复杂，可能与精神心理、饮食结构、生活习惯、排便习惯、药物、遗传等因素有关。其发病机制尚不明确，可能与 Cajal 间质细胞异常、肠神经系统及其递质异常、水液代谢障碍、肠道动力改变等因素有关。西医一般从饮食、心理、药物、手术等方面对其进行干预治疗。其中，长期使用药物治疗，患者易出现依赖性且不良反应较大。手术治疗则造成的创伤较大，术后恢复时间较长，疗效不确切，且并发症较多，给患者和家属带来严重的精神心理压力及经济负担。中医学认为，便秘的病因主要有情志失调、饮食不节、感受外邪、先天不足、后天劳损等。其病机为大肠传导失司。虽病变在大肠，但亦与其他脏腑功能失调密切相关。中医学治疗便秘遵循"审证求因，审因论治"之原则，从脏腑气血阴阳角度辨证，故治疗时不似西医单用泻下之品，而是整体辨证，四诊合参，燮理阴阳，调理脏腑，调和气血，形神兼顾，因人施治，个体化治疗。

近年来，随着"生物－心理－社会医学模式"的提出，精神心理因素与疾病发生发展的相互关系逐渐受到人们的重视。有研究发现，多数慢性便秘患者伴有不同程度的心理障碍。针对此种情况，临床工作者在对患者给予便秘常规治疗的同时，适当给予其心理干预治疗，所得临床疗效较为满意。

于永铎教授从医 30 余载，尤擅治疗肠腑疾病，对慢传输型便秘的治疗积累了丰富的临床经验，并形成了独特的学术思想。他认为该病病程较长，患者易出现"久病肝郁""久病血瘀"之证，故提出治疗当以疏肝解郁，活血化瘀为原则，并以小柴胡汤为基础方，配用活血化瘀之品，临证加减，合理化裁，达到标本兼治的目的。此法在临床应用中常取得良效。

通过临床观察，可见小柴胡汤加减治疗慢传输型便秘（肠道气滞型）在改善患者焦虑、抑郁症状，增加结肠传输试验 72 小时标记物排出粒数，降低便秘症状总积分等方面均优于木香槟榔丸。而且该法安全有效，值得临床推广应用。

孙婉莹（辽宁中医药大学）

（十一）化瘀通便汤对 STC 模型大鼠结肠组织 P2X$_2$ 受体表达的影响

便秘是临床上较为常见的疾病，全球平均发病率为 16%。临床上将便秘按病程、病因、粪块积留部位、发病机制等方面分别做了分类。按病程或起病方式分为急性便秘和慢性便秘；按病因分为器质性便秘和功能性便秘；按粪块积留部位分为结肠性便秘、直肠性便秘；按发病机制分为慢传输型便秘、出口梗阻型便秘及混合型便秘 3 种。

慢传输型便秘具有慢性、原发性、功能性、结肠慢传输型等特点。其是由结肠传输功能障碍导致肠内容物传输缓慢引起的。STC 在老年人和育龄妇女中多见。近年来，其发病率有所升高，占便秘人群的 16%~40%，严重影响人们的生活质量。STC 约占功能性便秘的 45.5%。其主要症状有腹胀、腹痛、大便次数减少、便意消失等。随着社会环境的复杂化，生活压力与日俱增及人口老龄化，慢传输型便秘患者数量逐渐增加，该病已成为影响人们身心健康的重要因素。目前，对于该项疾病的病因及发病机制已有研究及探讨，但研究者们众说纷纭，故 STC 被公认为临床常见的难治性疾病之一。西医学常采用药物治疗此病，但易产生药物的依赖性，且易出现明显的不良反应。中医学对其治疗有着特殊的优势。

STC 属中医"便秘"范畴。根据大量古籍及文献记载，人们通常认为便秘多以虚实辨证论治，中医便秘辨证分型中并无血瘀证型。但因慢传输型便秘病程较长，且在叶天士"久病血瘀""久病入络"的思想指导下，临床研究中发现血瘀型慢传输型便秘患者较为多见。于永铎教授在传统中医辨证基础上，提出"久病血瘀，瘀毒损络"为 STC 病机假说，对慢传输型

183

便秘应用活血化瘀治法治之，并以"活血化瘀，解毒通络"为治则组方化瘀通便汤，同时将该方药应用于临床辨证治疗 STC，疗效显著。

P2X 受体属于腺苷三磷酸（adenosine triphosphate，ATP）门控的离子通道型受体。ATP 可引发肠神经系统的神经反射，并已证实有 P2X 受体的存在。肠神经系统中的运动神经元与感觉神经元中均有 $P2X_2$ 受体的存在，提示该受体可能在胃肠运动及胃肠感觉的生理功能中发挥重要作用。笔者从实验研究角度，论证 STC 大鼠模型制备的方法，证实以"活血化瘀，解毒通络"为治则的组方药物对 STC 大鼠结肠的动力学改变，研究化瘀通便汤对 STC 大鼠模型的肠道运动功能及结肠组织 $P2X_2$ 受体表达的影响，探索"活血化瘀，解毒通络"中药复方在治疗慢传输型便秘中可能的作用机制，从分子、免疫等多层次揭示"久病血瘀，瘀毒损络"是 STC 的病机，揭示"活血化瘀，解毒通络"治法治疗 STC 的机制和新的效用靶点。

本实验得出结论，STC 大鼠便秘的发生可能与大鼠远端结肠组织中 $P2X_2$ 受体的表达升高有关。化瘀通便汤治疗慢传输型便秘的机制可能与下调结肠组织中 $P2X_2$ 受体的表达密切相关。

付原琰（辽宁中医药大学）

（十二）化瘀通便汤治疗慢传输型便秘的临床及实验研究

临床上，慢传输型便秘、出口梗阻型便秘、混合型便秘都属于慢性便秘。慢传输型便秘属中医"便秘"范畴，是常见、多发的疾病，具有慢性、原发性、功能性、结肠性和慢传输型等特点。"慢性"是指便秘症状持续 1 年以上；"原发性"是指未发现明确的发病原因；"功能性"是指无全身器质性病因及药物因素，并经钡灌肠检查和纤维结肠镜检查排除结直肠器质性病变；"结肠性"是指导致便秘病变或功能改变局限于结肠，或以结肠为主；"慢传输型"是指由于肠道动力减弱，内容物传输时间延长。

慢传输型便秘在我国有广大的患者群，成年人便秘患病率为 3.19%～11.6%。全球便秘发病率为 0.7%～79.0%。随着人们生活节奏的加快及社会人口的老龄化，慢传输型便秘发病率逐年升高，降低了人们的生活质量。西医学多采用药物治疗该病，但此方法易产生药物依赖性及不良反应。中医学治疗慢传输型便秘具有独特优势。

慢传输型便秘在中医中属于"便秘"范畴。《中医内科学》将便秘按虚实辨证,虚证分为气虚秘、血虚秘、阴虚秘、阳虚秘;实证分为热秘、气秘、冷秘。但便秘血瘀证很少被提及。中医便秘辨证分型中无便秘血瘀证,所以亦无慢传输型便秘血瘀证。慢传输型便秘多病程长,久病必虚,虚则致瘀,瘀久血伤入络,故瘀血在便秘尤其是慢传输型便秘发病过程中的影响不容忽视。

临床中,慢传输型便秘患者除排便困难外,还有病史长的特点。患者多有面色晦暗、舌质紫暗、脉细涩、局部刺痛等血瘀证候表现;女性患者可有痛经伴色黑有血块,或闭经等。在中医辨证论治慢传输型便秘中,在"久病血瘀""久病入络"思想指导下,活血化瘀类中药一直广泛应用。临床上,于永铎教授在传统中医辨证基础上,提出慢传输型便秘"久病血瘀,瘀毒损络"病机假说,同时应用"活血化瘀,解毒通络"治法治之,并以此组方形成具有活血化瘀,解毒通络作用的中药复方化瘀通便汤。在临床上应用该法,取得较好的疗效。

笔者从临床研究及实验研究两部分,分别对化瘀通便汤治疗血瘀型慢传输型便秘进行研究,证明了临床常见便秘血瘀证患者,以及在临床上对其应用化瘀通便汤,疗效显著。实验部分得出结论:慢传输型便秘大鼠便秘的发生可能与结肠组织中 ICCs、VIP 表达降低有关,与结肠组织中 AQP1、AQP3 等的表达升高有关;化瘀通便汤影响慢传输型便秘治疗 STC 的机制可能与上调结肠组织中 ICCs、VIP 的表达,下调结肠组织中的 AQP1、AQP3 等的表达有关。化瘀通便汤对慢传输型便秘大鼠结肠 ICCs、VIP、AQP1 及 AQP3 间的关联性及具体机制值得深入研究。

贺迟(辽宁中医药大学)

(十三)小柴胡汤加减治疗慢传输型便秘的临床观察

慢传输型便秘属于功能性便秘,是一种由于机体结肠传输缓慢、肠道动力减弱而导致的以排便频次降低、便质干结、排便费力为主要临床症状的一类常见疾病。该病发病率占慢性便秘的 16% ~40%,占功能性便秘的 45.5%。其发病机制至今尚不明确,可能与排便习惯、饮食结构、精神因素、生活习惯或遗传等因素相关。加之现代社会,人们工作及生活压力加大，便秘发病率每年递增。

对于慢传输型便秘，西医多采用对症治疗，主要治则为缓解便秘症状，其中药物治疗为首选方案。目前，常用的药物有泻药（如聚乙二醇、乳果糖等）、促动力药（如琥珀酸普芦卡必利）、肠道微生物制剂（如益生菌）等。以上药物虽有一定效果，但停药易反复，难有长期疗效。再加上临床中患者的药物滥用现象层出不穷，长期使用，药物的不良反应不可避免。

中医学对于便秘的治疗不仅有丰富的理论基础，而且在临床实践中也积累了很多经验。早在《黄帝内经》及《伤寒杂病论》中就有对于便秘病机及治法的论述。中医治疗该病优势明显。中医治疗便秘，主要通过辨证论治、随症加减、标本同治、整体调节，提高治疗效果，改善患者生活质量。

于永铎教授根据多年临床经验，认为气滞型便秘的主要病机为肝气郁滞。肝主疏泄，调畅一身气机。气血运行不畅，大肠失司，导致糟粕停滞肠中。肝失疏泄，影响脾胃之运化，更加重便秘症状。气滞型便秘患者在临床中多伴焦虑、抑郁，而焦虑、抑郁情绪往往会影响临床疗效。故在治疗时应发挥中医优势，运用整体观念，辨证论治，以疏肝理气通便为治则，以小柴胡汤为基本方化裁，配以解郁安神之药物，随症加减，可取得满意的疗效。小柴胡汤加减治疗慢传输型便秘可有效降低便秘症状评分、增加结肠传输试验标记物排出数量。其与琥珀酸普芦卡必利效果相当，临床疗效肯定，且远期疗效较西药好。小柴胡汤加减同时能有效改善患者焦虑、抑郁等心理状态，且在缓解焦虑、抑郁等情绪方面效果优于琥珀酸普芦卡必利。该法还能提高患者生活质量。以上实验结果均体现出中医治疗该病的优势。

张斯瑶（辽宁中医药大学）

（十四）化瘀通便汤治疗血瘀型慢传输型便秘的临床观察

慢传输型便秘又称结肠无力，是因为结肠的传导功能出现障碍，时间久后导致粪便于肠腔内运行通过速度缓慢且滞留时间相对延长，从而形成便秘。其属于功能性便秘的一种。此病在临床上的表现主要是大便次数较前明显减少，并感便意缺乏，排便费力，大便干硬等。

在目前的临床研究中，慢传输型便秘血瘀证的患者比较多见。瘀血日久积聚体内，可能会导致如焦虑、抑郁等不良情志。血瘀不仅是疾病的一种证型，同时也可以作为一个病因出现在很多疾病中。而血瘀证，也表示处于血瘀状态时所表现的证候。临床上，运用活血化瘀法治疗部分慢传输型便秘者疗效显著。因此，有必要将病证结合的慢传输型便秘的治疗研究进展进行归纳、总结、分析、分享。

STC 在我国拥有广大患者群。同时，伴随社会人口老龄化的加剧及人们生活节奏的日益加快，STC 的发病率逐年上升，人们的生活质量大大降低。对于该病，西医学大多采取药物疗法进行治疗。此法虽能暂时控制病情，却易产生药物不良反应及药物依赖性。但中医学治疗此病有独特优势。

慢传输型便秘属中医"便秘"范畴，病程长且病情顽固，患者面色多晦暗，舌质紫暗，脉细涩，兼见局部刺痛等，女性多见痛经，色黑有血块，甚或闭经等。慢传输型便秘血瘀型越来越多见。中医辨证治疗慢传输型便秘，以医家叶天士"久病入络""久病血瘀"为指导思想，活血化瘀类方药常被广泛应用于临床。

于永铎教授以"久病血瘀""久病入络"为理论指导，经多年临床实践，结合望闻问切，提出慢传输型便秘"久病血瘀，瘀毒损络"病机假说，并提出以"活血化瘀，解毒通络"为治法，并以此组方，将具有活血化瘀作用的院内协定方化瘀通便汤应用于临床，同时积极配合患者的自身调护并给予适当心理辅导，临床疗效较佳。

由于该病的病因病机相对复杂，症状反复，难以根治，治疗耗时长，截至目前并没有有效方法使其痊愈，所以当务之急是以减轻患者痛苦为要。有很多学者已经在临床中进行了大量的探索及研究。于永铎教授认为，慢传输型便秘在临床上存在血瘀表现者比较多见，治疗应以治瘀为本，通便为标，应用活血化瘀法，因而提出了"久病血瘀，瘀毒损络"的治便秘病机假说，继而提出对血瘀型慢传输型便秘进行治疗的"活血化瘀，解毒通络"新方法，并以此组方为院内协定方化瘀通便汤。该方治疗血瘀型慢传输型便秘临床疗效显著。

白玉（辽宁中医药大学）

（十五）助阳通便膏方对 STC 模型小鼠结肠动力的干预作用

便秘症状可以作为亚健康状态的一种表型出现。但由于社会及生活环境等因素影响，人们对于便秘症状的重视程度和就诊意识并不高，长此反复则易导致便秘疾病发生。日久受便秘疾病困扰，可诱发肛门直肠疾病、胃肠功能紊乱、恶性肿瘤、心脑血管病变、大脑功能减退等其他多系统疾病，影响人们的工作与生活，严重者甚至危及生命。所以，有效治疗便秘疾病在临床上尤为关键。

在西医学中，便秘疾病的分类方式众多，如按病程长短分为急性便秘和慢性便秘；按病位不同分为结肠性便秘和直肠性便秘，按致病原因分为功能性便秘和器质性便秘；按发病机制分为慢传输型便秘、出口梗阻型便秘、混合型便秘。其中，按发病机制分类的方式临床应用更为广泛。临床 STC 患者群基数较大。该病在我国的平均发病率约为 6%，某些地区老年人患病率甚至可高达 20%。STC 具有慢性、原发性、功能性等特点，是一种以便次减少、排便困难为主症的疾病，属中医学便秘范畴。西医学在 STC 的治疗上，由于不了解其真正的发病原因，故临床治疗效果往往较差，病情反复不愈，且不良反应常有发生，使患者失去治疗信心。

中医学通过辨证论治认为便秘虽病在大肠，但与五脏、三焦、阴阳关系密切，常通过口服中药组方调脏腑、利三焦、和阴阳，以求通表达里，标本兼治，临床收效甚佳。中医学对便秘的证治分型并无统一标准，各医家自成体系。现代医家大多以虚实别之。全国高等中医药院校规划教材亦将便秘依虚实分类，虚证分为气虚秘、血虚秘、阴虚秘、阳虚秘，实证分为热秘、气秘、冷秘。实证便秘初期，寒热、气滞、血瘀等实邪旺盛，结聚于大肠之内，日久邪盛伤阳伤正，气津亏耗而糟粕内结，则成本虚标实之证，是为虚秘。STC 患者中，脾肾阳虚证型占比超过 65%，是主要临床类型。方药助阳通便汤可补脾强肾，宽中润肠，能整体调治慢传输型便秘脾肾阳虚证，已经临床验证为疗效确切之方，现将其制为膏剂，使效力更为缓和，且安全、方便。

笔者旨在继承中医学整体辨证之精粹，结合西医学分子理论基础优势，从实验研究出发探索中药助阳通便膏方对 STC 小鼠模型结肠平滑肌基本电活动的起搏 Cajal 间质细胞、肠道神经系统内兴奋性递质 P 物质的干预作用，尝试从细胞分子角度阐述助阳通便膏方治疗 STC 疾病的可能作用机制。实验可得出以下结论：助阳通便膏方能有效治疗 STC 模型小鼠便秘症状，并对结肠动力干预作用显著，为中医药治疗 STC 提供实验基础。

胡诗宇（辽宁中医药大学）

（十六）小柴胡汤化裁方治疗便秘（气滞血瘀证）的临床疗效评价

便秘作为功能性胃肠疾病的一种，是一类以排便障碍为主要表现的慢性疾病。临床上一般根据中国医师协会发布的《便秘外科诊治指南》，将其分为结肠慢传输型便秘、出口梗阻型便秘和混合型便秘。慢传输型便秘作为功能性便秘的一种，是结肠传输功能障碍引起的，临床以排便周期明显延长、便意不甚明显，以及粪便干结、质硬等为主要表现。研究表明，STC 患者约占功能性便秘患病总人数的 45.5%。流行病学调查显示，对于慢性便秘，我国成年人的发病率为 3.19% ~11.6%。

慢传输型便秘的发病原因及发病机制极为复杂，目前尚待继续研究与完善。一般多认为其发病原因与药物不良反应、部分疾病的伴发症状、长期卧床、不良生活习惯、异常精神心理状态等有关。现代研究表明，其发病机制主要与肠道的动力异常，胃肠道相关神经递质、相关激素水平改变，肠道神经丛结构变化，Cajal 间质细胞改变，以及水通道蛋白表达水平变化密切相关。

对于此病的治疗，西医一般使用药物治疗、手术治疗、粪菌移植等方式。其中，药物治疗易产生依赖性，且长期使用会使人体产生一定的不良反应。手术治疗因创伤较大，往往不被患者普遍接受，且临床疗效不甚确切。而使肠道菌群改善的相关疗法，亦有待于进一步研究。

中医学认为，便秘属中医"便秘"的范畴。该病病因为情志不调、饮食失节、外邪侵袭、先天与后天虚损不足等，并与肝、脾、胃、肺、肾等脏腑密切相关。其病机主要是大肠的传导及肠道的津液输布受到影响，导致粪便在肠腑中停留时间过长，而不能及时排出。现代人便秘发病率较高，且症状普遍偏重，这主要可能与生活压力大、工作节奏快等因素而导致的精神、情志亚健康状态有关。据统计学研究表明，在便秘中医证型中，气滞型较为多见，且该证型的发生和抑郁、焦虑、精神紧张等因素密切相关。现代研究表明，STC 的发病特点正如其病名"慢传输"，是由于神经、肌肉、细胞、相关激素水平等的改变而引起的结肠动力不足，这与中医"气滞"的病机不谋而合。中医理论认为，气能行血，亦能行津，且运行脏腑周身，如环无端，正如《素问·举痛论》所言"百病生于气也"。并且，不论初次发病为何种原因，慢传输型便秘由于病程较长，患者多伴有情志抑郁不畅，肝气不舒的表现，并由此而出现一系列气机不通的症状，此因素会进一步加重病情，且成为该病迁延不愈的重要原因。因此，便秘的发病，虽与多种因素相关，但总体受气机运行不畅影响。故而，慢传输型便秘的中医病机可以认为是情志抑郁等因素引起的肝气不调，肠腑气机不畅。

于永铎教授行医 30 余载，在肛肠疾病的治疗方面积累了丰富的临床经验，尤其擅长运用中医理论对便秘进行治疗，并形成了具有中医特色的学术思想。于永铎教授认为，因该病的病程较长，患者易出现"久病肝郁""久病血瘀"之证，因此提出慢传输型便秘的治疗当以疏肝解郁，活血化瘀为原则，故临床上常以小柴胡汤为基本方化裁，同时配伍活血化瘀药，对此病进行治疗，取得了满意的疗效。

胆属少阳，与肝互为表里。在中医理论中，肝胆之间关系密切，在功能上相辅相成。情志不遂，肝气不调，胆气亦不能升。《素问·阴阳离合论》有云："太阳为开，阳明为阖，少阳为枢。"清代张志聪对其注之曰"开阖如户扉，枢犹转钮，舍枢则不能开阖，舍开阖则无从运枢"，表明少阳经通过"枢转"的作用，影响阳气的出入运行，枢转不利，则开阖不通。胆腑在人体的阳气运行过程中亦起着至关重要的作用。《素问·六节藏象论》曰："凡十一脏取决于胆也。"胆气的升发决定着人体气机的通畅，而胆又易受情志所伤，因此少阳胆腑的功能与便秘的发生关系密切。人体之气血流注至胆经为阴阳相接之子时（23 时至次日 1 时），这与胆腑的"中正"之性相合，亦是"少阳主枢"功能的体现。所以便秘的发病，肠腑气机的畅通，和"少阳枢机"的功能密不可分。且从病位上看，该病属阳明大肠之腑气不通，为"阖"之病，临床上应当"运转枢机"以治之。

通过深入研究于永铎教授的思想及临床经验，并阅读相关文献，笔者认为，慢传输型便秘的病机为情志等因素导致"少阳枢机不利"，进而影响胃肠乃至全身气机，并因此而导致排便不畅，因此应当以"运枢"治之。枢机利，则气机通，大便自下。而"运枢法"的代表方剂，即为小柴胡汤。通过临床试验可见，小柴胡汤化裁方在降低慢传输型便秘（气滞血瘀证）患者的便秘症状总评分、增加慢传输试验标记物排出数量、提高总有效率及愈显率方面与对照组比较均有明显优势。其能显著改善 STC 患者的总体症状，改善结肠的传输功能，并且作用相对稳定、持久，远期疗效好，值得进一步研究与推广。

佟驰（辽宁中医药大学）

（十七）增液汤加减方治疗慢传输型便秘（气阴两虚型）的临床观察

慢传输型便秘是功能性便秘中的一种。它是一种由于机体结肠传送活动能力变缓慢、肠道动力下降，而导致的以排便频次降低、大便质地干结、粪便排出费力为主要临床症状的一类常见疾病。据调查显示，STC 发病率占总体便秘发病率的 16%～40%，占功能性便秘发病率的 45.5%。目前为止，其发病原因还未有统一的说法，可能与大便排出的频率、食物的摄入、心理因素、生活作息、社会地位，以及遗传方面等因素有一定的关联性。随着如今经济的高速发展，人们的工作、生活节奏变得越来越快，这也导致了便秘的发病率呈现逐年上升的趋势。

在治疗上，大多数情况下西医会按照对症治疗的方式对该病进行治疗，主要原则为缓解便秘症状。西医会通过调整患者作息习惯、增加膳食纤维的摄入、进行心理疏导、转移其对便秘的关注力、适当增加活动量等一系列方式进行治疗。如果在此基础上，便秘的症状仍然不能够得到确切有效的缓解，下一步西医就会采取各种各样的药物对其进行相关治疗。按照药物的作用和机制及临床应用的不同，可以将其分为促动力药、高渗性导泻药、刺激性泻药、软化粪便药、润滑剂、益生菌等。这些药物虽有一定的治疗效果，但停药易反复，很难产生长久的疗效。再加上临床中患者的药物滥用现象层出不穷，长期使用，药物的不良反应不可避免。中医学在便秘的治疗上，不仅有丰富的理论基础，而且通过临床实践积累了相当成熟的经验。早在《黄帝内经》及《伤寒杂病论》中就有对于便秘病因、病机、治法的论述。中医对于该病的治疗优势明显，至今仍发挥重要的作用。中医治疗便秘时，通过四诊合参、辨证论治，运用整体观念、随症加减、标本同治等一系列方式，不仅使便秘的治疗效果得到提高，而且明显改善了患者的生存质量。

虽然气阴两虚型便秘患者的病位在大肠，但在中医学整体观念指导下，与此病密不可分的还有气、血、津液、情志、脏腑、经络等。肺主一身之气，肺又与大肠相表里，肺气虚导致宣发与肃降失常、推动无力，因而使大肠传导功能出现障碍；脾与胃的功能主要有运化水谷精微，升清降浊，若脾气不足，则运化就会受到阻碍，糟粕不能下行，导致粪便停滞；因气能化津、生津，故气虚则会导致津液的亏虚，其中肾阴为先天之阴，若肾阴亏虚，就会出现全身津液不足的情况，肠道因此失于濡润，故在此基础上机体出现气阴两虚的证候表现，致大便难以排出。因此在治疗时发挥中医优势，运用整体观念，辨证论治，以补气养阴，润肠通便为治则，以增液汤加减方进行治疗，可有效降低便秘症状评分，且能取得满意疗效，还能有效改善患者气阴两虚的证候表现，更能提高患者的生活质量。这些均能体现中医治疗便秘的优势。

毕继发（辽宁中医药大学）

（十八）基于 PI3K/AKT/mTOR 信号通路探讨化瘀通便汤对慢传输型便秘大鼠的作用机制

慢传输型便秘作为功能性便秘的一种常见类型，特征表现以排便次数减少（每周＜3次）持续1年以上、肠道运动能力减弱、肠内容物停留时间过长、进食后结肠推进收缩减少传输缓慢为主。原发性慢传输型便秘的诊断需排除合并出口梗阻型便秘或混合型便秘及其他器质性病变。功能性便秘患病率较高，在我国高达10%～15%，其中慢性传输型便秘占45.5%。随着人口老龄化加剧，STC的发病率也呈逐年上升趋势。长期便秘可严重影响患者的精神状态，使其产生巨大的心理压力，从而诱发肛周其他病症、肠道肿瘤，以及心脑血管疾病等。大部分患者需要长期依赖口服药物或者灌肠等方法以助排便，更严重者最终需手术治疗。这不仅会加重患者经济负担，还会使其生活质量下降。

慢传输型便秘属中医"便秘"范畴。中医药对于便秘的治疗具有整体调节、不良反应少、依赖性小、远期疗效显著等优势。其在 STC 的治疗上越来越受到患者青睐。各学者、医家对中药治疗便秘有自己的见解与方法。于永铎教授通过长期临床工作发现，STC 患者多见面色晦暗，舌质紫暗，脉细涩等血瘀证候表现，故认为原发性 STC 是一个发展过程较长的疾病。久病气虚，推动无力，可致血瘀，瘀久血伤入络，肠络血行受阻，影响肠道传输功能，加重便秘症状。由此可见，血瘀对慢传输型便秘的影响不容忽视。在中医辨证论治，以及"久病血瘀""久病入络"的思想指导下，于永铎教授提出"久病血瘀，瘀毒损络"病机假说，又拟中药复方化瘀通便汤以活血化瘀，解毒通络，以助通便。化瘀通便汤组成：当归、生地黄、麦冬、杏仁、赤芍、陈皮、川芎、桃仁、半夏、白术、柴胡、枳壳、甘草。临床研究显示，其总有效率为 78.1%，疗效显著。

Cajal 间质细胞是引起胃肠平滑肌肌电活动的起搏器和传导者。研究表明，ICCs 数量、形态、分布和结构的异常变化与 STC 发病关系密切，故其有望成为治疗 STC 的靶向目标。细胞自噬调节是很多疾病潜在的治疗方式。ICCs 细胞过度自噬是 STC 大鼠模型中 ICCs 数量减少的关键，并可以导致 ICCs 功能障碍，促使 STC 发生。自噬与中医理论中阴阳平衡、血瘀病机等关系密切。自噬失调可致血管内细胞凋亡、血管壁损伤。这种机制与中医血瘀的致病机制相符合。通过调控真核细胞最重要的自噬相关信号通路 mTOR 来调控 ICCs 自噬值得探讨。

前期，团队通过对化瘀通便汤治疗 STC 患者的临床疗效观察证明其确有疗效且疗效显著。基础实验发现，化瘀通便汤可对结肠 Cajal 间质细胞形态、数量产生影响。笔者通过网络药理学技术研究发现，化瘀通便汤对疾病慢传输型便秘有多条作用途径，其中包括 PI3K/AKT/mTOR 信号通路，以及自噬相关生物过程。复方地芬诺酯 50mg/（kg·d）造模稳定性好，安全性高，死亡率较低；且结肠组织病理学检查变化明显，Cajal 间质细胞损伤及自噬标志性的蛋白变化明显。该剂量是 STC 大鼠造模的最优剂量。STC 模型结肠 ICCs 的形态受损、数量减少，这可能与模型组细胞自噬程度加剧有关。化瘀通便汤可以加快慢传输型便秘大鼠体质量的增长速度，改善和修复 Cajal 间质细胞，使 Cajal 间质细胞数量显著增加；还可修复 ICCs

形态及功能，从而影响肠道传输功能。其中以化瘀通便汤高剂量组改善作用最明显。化瘀通便汤能下调 p-mTOR、p-AKT、p-PI3K 表达，可以通过调节信号通路 PI3K/AKT/mTOR，对 STC 起治疗作用。化瘀通便汤能下调 Beclin-1、LC3B、Atg5 表达，而抑制结肠细胞自噬；能上调 P62 表达，促进结肠细胞修复，从而促进肠道蠕动，使粪便快速排出。化瘀通便汤对 STC 大鼠结肠 ICCs 的影响可能是通过调节 PI3K/AKT/mTOR 信号通路介导的自噬产生，从而对 STC 起到治疗作用。化瘀通便汤治疗 STC 的疗效与用药剂量有关，高剂量化瘀通便汤治疗 STC 效果最佳。STC 与 mTOR 信号通路介导的 ICCs 自噬之间的可能联系及中医理论指导下中药复方化瘀通便汤的干预机制，为中医药治疗 STC 提供新思路，对于治疗 STC、提高患者生活质量具有积极意义。

满如（辽宁中医药大学）

（十九）基于数据挖掘中医药治疗功能性便秘的用药规律研究

功能性便秘是指除外肠管器质性病变（如炎性疾病、肠道肿瘤、先天性肠道畸形、术后肠腔粘连等）、全身系统性疾病（如内分泌系统疾病、神经系统疾病等）、药物及化学品中毒等继发性因素所导致的便秘。

功能性便秘在临床上非常常见，其主要是胃肠道蠕动缓慢或肠道运动不协调等因素导致，临床表现主要为排便次数减少（每周排便少于 3 次），便质干结不易排出，患者自觉排便困难、费力，伴有便不净感。病情严重者可能伴有腹胀、腹痛、疲倦、乏力。食物残渣不能及时排出，长期蓄积于体内还会产生有害物质，从而引起食欲减退、头晕头痛、口腔异味、心情急躁易怒或郁郁寡欢等症状，甚至引起痔疮、肛裂、直肠脱垂、直肠溃疡等肛肠疾病。近些年的研究表明，功能性便秘可使结直肠息肉的发病率明显升高，同时其也是结直肠癌的危险因素。因此，功能性便秘已经成为影响人们健康生活的重要疾病。有流行病学研究显示，我国人群功能性便秘发病率为 10%～15%，女性高于男性，各个年龄段均可发病，其中老年人功能性便秘患病率较高。

目前，功能性便秘发病机制尚不明确，一般认为其病因可能与不良的生活习惯、饮食习惯，药物不良反应，基础疾病及某些心理因素等有关。

而其发病机制与神经递质改变、肠道动力异常、Cajal 间质细胞改变、胃肠相关激素水平变化等因素相关。

对于功能性便秘的治疗，大部分西医采用对症治疗，如长时间使用某类泻药。此种方法易产生药物依赖性，停药后病情易反复，日久更可能造成结肠黑变病。同时，若采取手术治疗，则损伤较大，疗效不确切，且术后并发症多，所需医疗费用大，给患者及其家庭造成很大影响。而其他辅助疗法还有待进一步研究和完善。

中医学将便秘的病因归为年老体虚、饮食不节、劳倦内伤及体质因素等；病位主要在大肠，然而与肾及肝等脏腑存在紧密联系；发病基础则主要是大肠传导失司。临床上，有很多便秘相关的辨证分型。笔者基于《功能性便秘中西医结合诊疗共识意见》（2017 年），将其区分为热积秘、寒积秘、气滞秘、气虚秘、血虚秘、阴虚秘、阳虚秘等证型，以分析便秘常见证型及组方用药规律。

为了系统研究中医药治疗功能性便秘的用药规律，笔者应用数据挖掘技术对其进行严格的整理、总结。具体结论如下：功能性便秘大体治则为益气养血，理气润肠，可酌情配伍清热养阴之品。这与于永铎教授提出的"补气健脾，行气润肠，活血化瘀"治则既有相同点，又有所差异。两者相辅相成，相互补充，为日后临床合理用药提供理论支撑，在更大程度上发挥中药在治疗功能性便秘中的优势。

曲天琦（辽宁中医药大学）

（二十）参苓白术散治疗儿童功能性便秘的临床观察与探讨

便秘是指大便干燥坚硬、秘结不通，排便时间间隔长（通常大于 2 天），或虽有便意而排便不爽的一种症状，是儿科临床常见的胃肠道症状。其病因多样，多长期持续存在。功能性便秘是指不是由器质性因素引起的便秘。流行病学研究发现，近年来随着社会发展，膳食结构、生活方式的改变，儿童便秘发生率逐渐升高。小儿功能性胃肠疾病罗马 III 标准认为，小儿功能性便秘的发生率为 0.3% ~8.0%，占儿科消化门诊的 25%。其中，28% ~50% 的便秘患儿有家族史。该病发病年龄高峰为 2~4 岁（相当于排便训练年龄）。国内并无该病大样本多中心的流行病学资料。王宝西等对

1001 例样本进行调查统计，显示小儿功能性便秘发病率为 3.8%，城市高于农村，女童高于男童，且功能性便秘患儿饮食结构有偏差。因功能性便秘就诊的患儿占综合性儿科门诊总数的 5%～10%，占小儿便秘的 90% 以上。小儿功能性便秘诊断确定之后，应立即开始予以治疗。因为功能性便秘虽非危及生命的疾病，但影响患儿生活质量，并给患儿及其家长造成心理负担。便秘逐渐成为影响儿童身心健康及生长发育的重要问题。

单纯采取基础综合治疗，患儿症状缓解慢；采用泻药治疗，虽然症状缓解快，但存在肠神经损害、腹痛、水电解质紊乱、变态反应、肝毒性反应及结肠黑变病等不良反应；服用接触性泻剂治疗，患者常会逐渐发展为维持排便，最后泻剂无效。中医学认为，小儿多因先天脾常不足导致升清降浊功能障碍而出现便秘。故应抓住根本，通过解决小儿脏腑娇嫩、脾气虚弱的特性来治疗该病。参苓白术散是中医学中的一个成名方剂。由于其是调理胃肠道功能和调节胃肠道动力的补益剂，能益气健脾，渗湿和胃，故可用来调理脾胃，通过健脾益气祛湿以调节胃肠道动力，解决小儿便秘问题。参苓白术散多被各代医家用以治疗小儿腹泻、结肠炎等，但鲜有治疗便秘的报道。通过临床观察发现，其治疗小儿便秘的疗效也十分显著，故在此对其原理进行探讨。

试验共收集患者 38 例，均是 2011 年 3 月至 2012 年 3 月于辽宁中医药大学附属第三医院（辽宁省肛肠医院）门诊和住院的小儿功能性便秘患者。治疗组患者予基础综合治疗，同时予参苓白术散中药治疗；对照组患者予基础综合治疗。结果表明，治疗组疗效优于对照组。

参苓白术散出自《太平惠民和剂局方》，组成：莲子肉（去皮）9g，薏苡仁 9g，缩砂仁 6g，桔梗（炒令深黄色）6g，白扁豆（姜汁浸，去皮，微炒）12g，白茯苓 15g，人参（去芦）15g，甘草（炒）10g，白术 15g，山药 15g。用法：上为细末，每服二钱，枣汤调下（现代用法：散剂。每服6～10g，大枣 3 枚，煎汤送服）。

下面是方中多味药物治疗便秘的具体药理研究论述。

桔梗为桔梗科多年生草本植物，药用其根。春秋两季采挖，洗净，除去须根，趁鲜剥去外皮或不去外皮，干燥。桔梗味苦、辛，性平，归肺经，具有宣肺，利咽，祛痰，排脓之功效，用于治疗咳嗽痰多、胸闷不畅、咽痛音哑、肺痈吐脓、疮疡脓成不溃等症。桔梗营养丰富，含有多种氨基酸、多种人体必需微量元素，还含有大量亚油酸等不饱和脂肪酸。桔梗主要含有桔梗总皂苷，还含有多聚糖、甾醇类、脂肪油、脂肪酸等。吴青梅、刘佳佳指出由果糖组成的桔梗聚糖，含糖量达 61.2%。桔梗中维生素含量丰富，每 100g 桔梗中含有胡萝卜素 8.80mg、维生素 B_1 38mg、烟酸 0.3mg、维生素 C 12.67mg。桔梗中，脂肪油含量占 0.92%，且不饱和化合物含量较高。桔梗中还含有脂肪酸，其中亚油酸、软脂酸的含量较大，亚油酸含量达 63.24%，软脂酸含量达 29.51%，此外还含有亚麻酸、硬脂酸、油酸、棕榈酸等。中医学中有"提壶揭盖，宣通肺气以通腑气"的理论。桔梗归肺经，有宣肺作用，故能开通腑气以利大便。桔梗具有宣开肺气而通二便之作用，故常用于治疗癃闭、便秘等。《本草求真》言："桔梗系开提肺气之药，可为诸药舟楫，载之上浮，能引苦泄峻下之剂。"

人参味甘、微苦，性微温，归肺、脾、心、肾经。功效：大补元气，补脾益肺，生津止渴，安神益智。本品含多种人参皂苷、挥发油、氨基酸、微量元素及有机酸、糖类、维生素等成分。人参的药理活性常因机体功能状态呈现双向作用。柴程芝认为，人参主要用于治疗各种原因引起的表现为消化功能、呼吸功能和循环功能减退的疾病。大量的统计结果也表明，人参主治的临床表现通常以几种特定的组合形式出现，除消化系统、呼吸系统或循环系统表现外，还伴有全身功能减退的表现。结合现代药理研究结果及现代临床报道，初步可以得出人参主治的疾病范围中包括便秘。在人参主治疾病临床表现的频数统计中治疗便秘的频数统计是 18 次，占总次数的 1%。在人参为主药时的主治频数统计中治疗便秘的频数统计是 3 次，占总次数的 0.17%；在人参为非主药时的主治频数统计中治疗便秘的频数统计是 15 次，占总次数的 0.83%。

白术味甘、苦，性温，归脾、胃经，具有健脾益气，燥湿利水，固表止汗之功效。现代药理研究发现，白术对胃肠道平滑肌具有兴奋和抑制的双向调节作用。白术可兴奋胃肠道 M 受体和乙酰胆碱受体，促进胃肠的蠕动与排空；还可抑制胃肠运动，治疗脾虚证。关于白术能够促进胃肠道蠕动与排空，达到治疗便秘症状的机制如下：马晓松等发现，用 M 受体阻断剂阿托品预处理后，白术对小鼠胃肠推动的兴奋作用基本消失，说明白术通过兴奋胃肠道的 M 受体激化小肠平滑肌肌电，从而推动胃肠道运动。朱金照等认为，乙酰胆碱和 P 物质是胃肠道最重要的兴奋性神经递质。由胆碱能神经元释放乙酰胆碱可兴奋胃肠平滑肌并使其产生强烈的收缩。《本草通玄》言："故补脾胃之药，更无出其右者。土旺则能健运，故不能食者、食停滞者、有痞积者，皆用之也。土旺则能胜湿，故患痰饮者、肿满者、湿痹者，皆赖之也。土旺则清气善升，而精微上奉，浊气善除，而糟粕下输，故吐泻者，不可缺也。"中医药治疗便秘具有独特的思路、方法与疗效。近年来出现的重用生白术治疗便秘的临床报道，又为便秘的治疗提供了新方法。魏龙骧认为，便秘之源在脾胃，重用生白术运化脾阳治本，再佐以他药，可有良效。

甘草味甘，性平，归心、肺、脾、胃经，可益气补中，清热解毒，祛痰止咳，缓急止痛，调和药性。《冉雪峰本草讲义》言："盖甘草能增加分泌，易使附着痰沫咳出，能刺激肠壁蠕动，使大便缓缓而下。"

参苓白术散是在四君子汤基础上加其他和胃化湿药物而组成的方剂。四君子汤组成：党参、白术、茯苓、甘草。其具有益气补中，健脾养胃等功效。任平等通过动物实验证明：四君子汤能消除脾虚模型大鼠的脾虚之证候表现。大鼠粪便内的某些有机负离子是由细菌水解未消化的糖和纤维离子化而来，占负离子总数的 50%～70%。在粪便所具有的酸碱度条件下，这些负离子都离子化，故不易被吸收。如果进入结肠的糖和纤维素增加，将提高不被吸收的负离子数量。这将引起粪便内液体容积增加，故有通便的效应。所以，桔梗、人参等含有大量糖的药物均具有一定的通便作用。

参苓白术散主治脾虚夹湿证。本方以人参补益脾胃之气，白术、茯苓渗湿健脾，共为君药。山药补脾益肺，莲子肉健脾，白扁豆健脾化湿，薏苡仁利水渗湿健脾，均为健脾之良药，共为臣药。佐以缩砂仁芳香醒脾，行气和胃；桔梗宣利肺气，一者配砂仁调畅气机，二者开提肺气，以通调水道，三者以其为舟楫之药，载药入脾肺两经，以使全方有脾肺双补之效。唐容川在《血证论》中说："肺气不降则便结。"肺气对大肠的正常传导起着重要作用。肺气虚则大肠传导失职。脾主升清，胃主降浊。炙甘草、大枣补脾和中，调和诸药，而为佐使。诸药相合，利湿和补脾并用。综观全方，补中气，渗湿浊，行气滞，使脾气健运，湿邪得去，则诸症自除。《冯氏锦囊秘录》言："脾胃属土，土为万物之母。东垣曰，脾胃虚则百病生，调理中州，其首务也。脾悦甘，故用人参、甘草、苡仁；土喜燥，故用白术、茯苓；脾喜香，故用砂仁；心生脾，故用莲肉益心；土恶水，故用山药治肾；桔梗入肺，能升能降。所以通天气于地道，而无痞塞之忧也。"故此方能通便秘。小儿先天体质"脾常不足"，且饮食不知自调，易于为乳食所伤，使脾气不充，运化失健，不能正常运化水湿，使脾与大肠湿邪壅滞，出现湿秘；"肺常不足"，肺气肃降功能不全，肺与大肠相表里，导致大肠排泄糟粕的功能失常，出现气虚秘。故治宜脾肺双补，补土生金。参苓白术散对治疗以湿秘与气虚秘为主的小儿功能性便秘有相当疗效。有研究显示，参苓白术散能显著提高阿托品和多巴胺所致胃轻瘫小鼠的胃排空能力，降低胃内固体残留率，从而可改善胃轻瘫胃排空固体的功能障碍。同时，笔者通过实验表明，参苓白术散能减少番泻叶致腹泻小鼠的排便次数并减少排便量，说明其能缓解亢进的胃肠运动。

综上可知，参苓白术散具有补脾益气，渗湿和胃的功效，对胃肠运动具有双向调节功能，能通过脾肺双补恢复胃肠的正常功能而达到治疗小儿气虚型和脾虚湿盛型便秘的目的。

刘锋（辽宁中医药大学）

（二十一）补中润肠合剂治疗脾气虚弱型便秘临床研究

便秘是肛肠科常见的疾病。慢性功能性便秘是以持续排便困难、排便次数减少或排便不尽感为主要表现的肠道功能性疾病。其定义包括：①排便努挣，粪块干硬，有便意但不能排便，便次减少或排便不尽。②每周排便少于 3 次，排便量少于 35g/ 日，或排便努挣时间大于排便时间的 25％。③全消化道或结肠运输时间延长。

长期便秘患者经常会出现头晕、烦躁、失眠、食欲不振、口干苦等症状，甚至引起抑郁，有时会出现情绪不稳定、心烦易怒等表现。随着社会发展，生活压力变大，以及人们饮食结构的改变，肛肠疾病如痔疮、肛裂、肛周脓肿、直肠脱垂等均和便秘有密切的关系，常因慢性功能性便秘而诱发。它不仅能诱发和加剧肛肠疾病，还是导致肛肠疾病术后创缘水肿、疼痛的主要原因之一。此外，便秘可导致许多内科疾病发生，如可诱发心脑血管意外等。便秘的发病率呈逐年上升趋势，严重影响人们的身体健康和生活质量。

目前研究显示，便秘的发病原因错综复杂，因此找到病因、手术干预的个性化阶梯治疗才是最科学、最合理的治疗方法。国内关于慢性便秘的诊疗水平在地域与医院之间存在显著差距。专科医院与专科医生的缺乏致使便秘患者普遍存在就医难的问题。我院收治患者群均存在曾苦于寻找专业医院与专科医生治疗的过程，因此大多数患者存在滥用泻剂、错过最佳治疗时期的现象。这给患者造成了较大的危害。

于永铎认为，便秘的病位在大肠，与肝、心、脾、肺、肾关系密切，病机主要为大肠传导失职，气机紊乱。《素问·灵兰秘典论》说："大肠者，传道之官，变化出焉。"因大肠属胃家，脾主升清，胃主降浊，故大肠的传导功能实质为脾主升清、胃主降浊的延伸。肺与大肠相表里，热邪侵袭，下迫大肠，则肠燥津枯；肝藏血，主疏泄，肝之疏泄正常，则脏腑气血调和，气机通畅；肾开窍于二阴，司二便，大肠的传导与肾的气化密切相关；心主血脉，心气充沛、心血充足则大肠传导动力十足。

脾气虚弱型便秘病因病机：患者常有饮食不节史，或由于精神紧张、工作过度劳累、工作压力大等因素伤及脾胃，使脾胃的运化和升降功能失常，而致脾胃虚弱，脾虚则血少，肠道失润，从而形成腹胀、腹痛、便秘等症。肝喜条达恶抑郁，若七情致肝失条达，气机郁滞，肝木犯脾土，则脾胃升降失调。如叶天士所云："肝病必犯土是侮其所胜也，克脾则腹胀，便或溏或不爽。"《证治要诀》言："气秘者，因气滞后重迫痛，烦闷胀满，大便结燥而不通。"综上所述，该病的基本病机是脾虚肝郁，肠失濡润。

于永铎认为，治疗此病，应从健脾入手，须以健脾为主，佐以理气通腑之品。如张锡纯《医学衷中参西录》所言："欲治肝者，原当升降脾胃，培养中宫，俾中宫气化敦厚，以听肝木之自理，即有时少用理肝之药，亦不过为调理脾胃剂中辅佐之品。"于永铎根据多年临床经验，应用补中润肠合剂（枳实消痞汤加减）治疗该病。方药组成：人参 10g，白术 10g，茯苓 10g，炙甘草 6g，枳壳 10g，厚朴 15g，郁李仁 10g。

枳壳苦、辛、酸，温，归脾、胃经，具有化气除痞，化痰消积的功效，适用于治疗胃肠积滞所致腹胀、腹痛等症。《本草纲目》曰："枳实、枳壳大抵其功皆能利气，气下则痰喘止，气行则痰满消，气通则痛刺止，气利则后重除。"《主治秘诀》云："主心痞，化心胸痰，消食，散败血，破积坚。"《神农本草经》言："主大风在皮肤中，如麻豆苦痒，除寒热结，止痢，长肌肉，利五脏。"《名医别录》言："除胸胁痰癖，逐停水，破结实，消胀满，心下急痞痛，逆气，胁风痛，安胃气，止溏泄，明目。"故枳壳为方中君药。

厚朴苦、辛，温，归脾、胃、肺、大肠经，功可下气除满。厚朴以苦味为重，苦降下气消积除满胀，为消除胀满之要药，以治实胀为主，凡气滞、湿阻、食积所致胀满均适宜。《名医别录》云："主温中，益气，消痰下气，治霍乱及腹痛，胀满……厚胃肠。"故厚朴为方中臣药，配合君药，以增强行气消痞除满之功。

白术甘、苦，温，归脾、胃经，具有健脾益气，燥湿利尿，止汗，安胎的功效。《本草求真》称其为"脾脏补气第一要药"。《王旭高医书六种》云："白术生胃肠之津液，大便硬是胃肠津液干枯，故加白术。"《伤寒论》言："渴欲得水者，加术，足前成四两半。"《金匮要略》言："若大便坚，小便自利者，去桂加白术汤主之。"

人参味甘、微苦，微温，归脾、肺、心、肾经，功效为大补元气，补脾益肺，生津安神。《本草汇言》曰："补气生血，助精养神之药也。"

茯苓甘、淡，平，归心、肺、脾、肾经，功可利水消肿，健脾渗湿。

炙甘草甘，平，归心、肺、脾、胃经，能补脾益气，缓急止痛，清热解毒，调和诸药。其与白术、茯苓、人参合用，可共奏补中健脾，祛湿和中之功，四药共为佐药。

诸药合用，具有行气消痞，健脾和胃之功效。全方消补兼施，寒热并用，为行气消痞之良剂。

总之，补中润肠合剂诸药相伍，消补兼施，补而不滞，寒热并用，通补结合，针对病因病机可充分发挥药物的药理效应，合理搭配，标本兼顾，调肝理脾，消痞散结，用药独特，在临床上取得了良好的疗效。

刘德龙（辽宁中医药大学）

第二节　炎症性肠病

溃疡性结肠炎

（一）健脾合剂治疗溃疡性结肠炎（脾虚型）的临床研究

溃疡性结肠炎是胃肠道疾病中最严重的一种类型。该病在西方国家更为常见，女性患者略多于男性患者。我国对此病尚无全面完整的统计，但就临床所见而言，近年来该病的发病率逐渐升高。该病急性暴发型死亡率高，慢性持续型易癌变。特别是病程长、病变范围广泛、年龄较轻者罹患溃疡性结肠炎慢性持续型，被公认为是结肠癌的癌前病变指征。该病的慢性期恶变率相当高，且恶性程度高，多在早期即发生转移。这可能是慢性期溃疡面修复，细胞增生过程中发生异常增生，而此时机体免疫力低下，对癌细胞的监控能力不足所致。目前，该病已被世界卫生组织列为现代难治病之一。

目前，西医学认为，导致溃疡性结肠炎发病的因素主要包括自身免疫损伤、遗传、感染、神经精神因素等。治疗此病以柳氮磺吡啶、5-氨基水杨酸、皮质类固醇为主要药物。这些药物虽能较好地控制病情，修复溃疡面，但无调节免疫机制的作用，停药后容易复发，且有较严重的不良反应，长期用药，患者难以耐受，治疗效果也不是很尽如人意。辽宁中医药大学附属第三医院（辽宁省肛肠医院）总结多年临床经验，研制出健脾合剂（原名健脾汤），1985年应用于临床，1992年作为辽宁省肛肠医院院内制剂使用至今。该方药可从整体上补中益气，健脾和胃固本，且无损伤脾胃之弊，弥补了西药存在不良反应的不足，长期应用，疗效显著。笔者采用临床随机对照方法对健脾合剂治疗溃疡性结肠炎（脾虚型）进行临床研究，客观评价其临床疗效，并进一步明确其作用机制，为临床推广应用奠定基础。

将符合标准的 100 例溃疡性结肠炎（脾虚型）患者根据随机对照原则分为治疗组和对照组各 50 例。治疗方法：①治疗组口服健脾合剂（白术 30g，党参 15g，山楂 15g，陈皮 15g，麦芽 15g），每次 150mL 温服，每日 3 次。②对照组口服柳氮磺吡啶片，规格为 0.25g。每日 4g，分 4 次口服，3~4 周症状缓解后改为每日 2g。患者服药期间忌烟酒，忌食生冷、油腻及富含纤维素食物。③ 30 日为 1 个疗程，两组患者均治疗 2 个疗程后评定疗效。结果表明，治疗组在主要症状改善方面优于对照组，治疗组能明显改善便次、大便性状、腹痛、下坠症状。

慢性溃疡性结肠炎（脾虚型）特点：临床将慢性溃疡性结肠炎分为慢性持续型和慢性复发型两种类型。该病主要表现为肠道症状持续数月或数年，可伴有肠外症状，其间可有急性发作，结肠受累较广泛，病变倾向于进行性，或腹泻等症状较轻，治疗后常有长短不一的缓解期，与发作期交替发生。中医将脾虚型溃疡性结肠炎分为脾胃气虚型与脾肾阳虚型。其主要症状为腹泻便溏，有黏液或少量脓血，腹胀肠鸣，或久泻不愈，大便清稀或伴有完谷不化，或五更泻或黎明前腹泻，脐中腹痛，喜温喜按。

我国慢性溃疡性结肠炎（脾虚型）患者临床最为多见，且多为中、轻型，特异诊断指标不典型，肠道症状迁延数月或数年不愈，或发作期与缓解期交替发生，症状轻重不一，多为腹胀、腹泻，偶有黏液或少量脓血，便质清稀或伴有完谷不化，食少纳差，神疲乏力等。该病因迁延不愈，反复发作，后期易导致肠纤维化，甚则恶变。其癌变恶性程度高，且多在早期即发生转移。

健脾合剂由党参、白术、山楂、陈皮、麦芽组成。

白术为君药，味苦、甘，性温，归脾、胃经，具有补气健脾，燥湿利水，止汗，安胎之功效。《本草汇言》曰："白术，乃扶植脾胃，散湿除痹，消食除痞之要药也。脾虚不健，术能补之；胃虚不纳，术能助之。"

党参味甘性平，归脾、肺经，有益气生津养血的功效。《本草正义》言："党参力能补脾养胃，润肺生津，健运中气，本与人参不甚相远。其尤可贵者，则健脾而不燥，益胃阴而不湿……养血而不偏滋腻，鼓舞清阳，振动中气，而无刚燥之弊。"此药为臣药，助白术益气健脾渗湿，以补虚止泻。

陈皮味辛、苦，性温，归脾、肺经，可理气健脾，燥湿化痰。《神农本草经》言："主胸中瘕热、逆气，利水谷，久服去臭，下气。"

麦芽味甘性平，归脾、胃、肝经，具有消食开胃，回乳消胀的功效。《本草纲目》言："消化一切米、面、诸果食积。"方中取其行气消胀之作用，主治腹部胀痛。

山楂味酸、甘，性温，归脾、胃、肝经，具有消食化积，行气化瘀的功效，可治泻痢腹痛。《本草纲目》言："化饮食，消肉食，癥瘕痰饮，痞满吞酸，滞血痛胀。"麦芽、山楂共为佐药消食行气化滞，以消食积、开胃。

纵观全方，以补气健脾为主，配伍消食行气活血之品，共奏健脾祛湿，行气活血之功，使脾健食消气顺，诸症自除。

现代药理研究发现，白术所含挥发油中的主要成分为苍术酮、白术内酯 A、白术内酯 B 及糖类（主要为甘露糖、果糖）等。白术具有利尿、降血糖、抗菌、抗肿瘤、抗凝血等作用。小剂量白术油有镇静作用，并有缓和胃肠蠕动的作用。白术还具有免疫调节作用，能增强网状内皮系统的吞噬功能，使小鼠腹腔吞噬细胞的吞噬百分率、吞噬指数及溶酶体消化平均值明显增加；还能提高淋巴细胞转化率，促进细胞免疫功能；而且能增加 IgG 的含量，纠正 T 细胞亚群分布紊乱状态；可使原本低下的 IL-2 水平提高，并有升高白细胞的作用。此外，白术有明显的抗氧化作用。党参中含有皂苷、微量生物碱、糖类、维生素 B_1、维生素 B_2、多种人体必需无机元素和氨基酸等。党参对神经系统有兴奋作用，能增强机体抵抗力，具有调节胃肠运动、抗溃疡、抑制胃酸分泌、降低胃蛋白酶活性等作用。陈皮中含有挥发油、黄酮苷（如橙皮苷）及维生素 B_1、维生素 C 等成分。陈皮煎剂对家兔及小鼠离体肠管的肠运动有抑制作用。其所含橙皮苷具有维生素 P 样作用，可降低毛细血管的通透性，防止微细血管出血；能拮抗组胺、溶血卵磷脂引起的血管通透性增加；能促进纤维蛋白溶解及抗血栓形成。山楂中含有胡萝卜素、糖类、解脂酶、维生素 C、维生素 B_2 及多种有机酸（如山楂酸、齐墩果酸、熊果酸等）。服用山楂能促进胃中消化酶的分泌，并能增强酶的活性，促进消化。有报道指出，山楂醇提液对受刺激的大鼠胃平滑肌活动有双向调节作用，表明口服山楂对胃肠功能紊乱有明显的调节作用，能达到健脾消食的效果。重用山楂并配合健脾药治疗小儿泄泻，可取得满意的疗效，并对大肠杆菌及痢疾杆菌有较强的抑制作用。麦芽中含淀粉酶、蛋白质分解酶、B 族维生素、麦芽糖、葡萄糖、磷脂及微量大麦芽碱等成分。麦芽所含消化酶及 B 族维生素有助于消化作用。麦芽煎剂对胃酸与胃蛋白酶的分泌有促进作用。诸药合用，具有抑菌抗炎、解痉、保护黏膜、促进血液循环、调节免疫功能、促进局部溃疡愈合、调节胃肠道功能等作用，可抑制溃疡性结肠炎的恶性病变发展，预防癌变。

穆丽萍（辽宁中医药大学）

（二）顺应四时变化中医辨证治疗溃疡性结肠炎的临床观察

溃疡性结肠炎属消化系统常见疑难病。其病因尚未完全明确，目前研究普遍认为，遗传背景及环境影响的共同作用是 UC 发病的关键。该病临床多表现为慢性非特异性的炎症反应状态，以发作、缓解及复发交替为特点，且病变呈连续性，可累及直肠、结肠不同部位，并以腹泻、里急后重、黏液脓血便等为主要表现。UC 在西方国家患病率较高，数据统计分析表明每年有 79~268/10 万人患病。与西方国家相比，亚洲地区该病患病率较低，但近 10 年有逐年上升之势。2006 年，一项涉及全国 11 个地区 23 家医院 3100 名溃疡性结肠炎患者的回顾调查研究得出，UC 患病率约为 11.62/10 万。

西医学因缺乏关于 UC 发病机制的准确认识，导致其治疗时间长、效果不理想，病情易于反复。目前，世界卫生组织已将其列为现代难治病之一。UC 的治疗途径种类多样，西医传统治疗方法多以氨基水杨酸类、糖皮质激素类及免疫抑制剂为代表的药物治疗为主，药物治疗无效者可考虑手术治疗。西药对于 UC 的治疗常缺乏特异性。研究表明，常用的水杨酸类及类固醇激素药物治疗仅有 60% ~70% 的缓解率，长期服用可导致不同程度的不良反应，病情易于反复，且西药价格较为昂贵。西医在治疗 UC 过程中往往需要权衡各种药物的利弊。而中医药在治疗 UC 上具有远期疗效好、复发率低、不良反应少、价格低廉等特点，故被广泛应用。因此，从科学的角度验证中医药治疗 UC 的疗效，深入探究其作用机制，尤为关键。

五脏属五行之内，而四时具有阴阳属性，五脏亦与阴阳相通，故《素问·金匮真言论》云:"五脏应四时,各有收受。"其具体体现了"天人相应",人与自然相通的整体观念。古代医家基于"五脏应四时"思想,分别从人体生理病理变化、临床诊断治疗、养生及预防等方面做了详细的描述,奠定了应时诊病的理论基础。目前,随着医学研究的逐步深入,医学界对UC的认识不断加深,环境因素的作用越来越被重视。国外学者Tysk等,对IBD的双生子系统性研究证实了以上假设。实验发现单卵双生子的发病一致率未达到100%,说明环境因素也起到显著的作用。亦有研究发现,慢性溃疡性结肠炎患者疾病复发有着明显的时间规律,每于季节变化时复发患者显著增多,尤其在冬春之交。这亦说明UC的发病与四时季节的作用密不可分。

于永铎教授在长期临床实践中,基于对"五脏应四时"理论的认识查阅文献,从中医理、法、方、药等方面,总结出UC的发病与四时对于机体的作用有着一定的关联。该试验结果表明,溃疡性结肠炎的发病与季节分布有一定关联性,其在冬季的患病率明显高于春季和夏季,而在秋季的患病率最低。以芍药汤应时加味或单用芍药汤,联合通灌液加止血灌肠散中药灌肠治疗溃疡性结肠炎(大肠湿热型),在临床综合疗效、黏膜病变疗效、中医证候疗效上均可见明显改善,且芍药汤应时加味联合中药灌肠法疗效更佳。以四时理论中医辨证诊疗用药,是基于四时季节对五脏、气血、阴阳的影响,集脏腑辨证、气血辨证、八纲辨证等为一体的整体辨证方法。其具体体现了中医诊疗的特色,对于临床指导溃疡性结肠炎(大肠湿热型)的治疗有显著功效。

齐颖超(辽宁中医药大学)

(三)基于子午流注理论灌肠治疗大肠湿热型溃疡性结肠炎患者的临床观察

溃疡性结肠炎是由多种病因引起的结直肠慢性非特异性炎症疾病,其病因尚不清楚,主要表现为消化系统病变,侵及部位为直肠和乙状结肠,严重者可使全结肠受累。UC发病时限长,病变范围广泛,易复发,目前尚无根治的药物及治疗方案,病变多局限于黏膜层和黏膜下层,起病隐匿,发作频繁,迁延不愈。因为UC的发病特点,世界卫生组织将其定为目前治疗难度系数较大的疾病之一。近年来，人们不合理的饮食结构、较之前频繁改变的居住环境、加快的生活和工作节奏，使该病的发病率及复发率出现上升的势头，对患者生存质量产生影响。目前，UC 的药物治疗以氨基水杨酸、激素、生物制剂、免疫抑制剂为主。虽然药物治疗有相应的效果，但长期使用必然会带来一系列的问题，如经济负担和相应的不良反应等。所以，探求更多治疗方案是临床医生所必需的责任。

有科学家已经发现，人类的生活环境中有许多周期性变化因素，如白天和夜晚的交替、春夏秋冬 4 个季节的轮回等。为了适应环境的周期性变化，地球上的生物逐渐通过进化形成了生物节律。2017 年，诺贝尔生理学或医学奖授予了 3 位研究果蝇生物节律行为的美国科学家。生物钟节律行为是一种普遍存在于各种动植物中的自然现象。

中医时间医学是在中医理论指导下，研究人的生命活动与自然界之间周期性变化规律的学科。中国湖南马王堆汉墓医学书籍是世界上最早记录时间生物学的文献。其主要记载了因时治疗的相关内容，用药以昼夜为理论基础，强调在"旦时"用药，不提倡在"夕时"用药。在"人与天地相参""与日月相应"整体思想的指导下，人们逐渐认识到人体在适应大自然的过程中形成了许多生命活动节律。

子午流注理论是基于"天人合一"整体观，以经络学说为基础的一种中国医学理论学说。笔者从子午流注理论、昼夜节律等时间医学的角度，重视肠道的生理、病理节律，观察择时灌肠治疗溃疡性结肠炎的疗效，探讨肠道疾病的病理生理特征与时间医学的相关性，以及肠道疾病的时间治疗学运用，以探求出中医治疗溃疡性结肠炎的一种新的明确有效的方法。

笔者以子午流注理论为基础，发现根据十二时辰气血灌注盛衰选取不同时间保留灌肠治疗溃疡性结肠炎，具有疗效差异。这体现了中医诊疗的特色，对于临床指导溃疡性结肠炎的治疗有显著作用。不同时间进行灌肠治疗大肠湿热型溃疡性结肠炎具有明显疗效差异，卯时（5:00~7:00）组灌肠治疗效果优于酉时（17:00~19:00）组和常规治疗（8:30~9:30）组灌肠治疗效果。在对大肠湿热型 UC 患者进行灌肠治疗时，应尽量选取大肠经最旺的卯时。

卜思媛（辽宁中医药大学）

（四）溃疡性结肠炎中医证型、血液学指标与疾病活动度间的相关性研究

溃疡性结肠炎是结直肠黏膜的慢性非特异性炎症性疾病。目前，UC 的发病机制尚不明确，但普遍认为与遗传、免疫系统紊乱、微生物代谢失调等因素有关。这些因素共同造成了肠道微生物菌群失调、肠上皮屏障功能障碍及固有层炎症因子失衡，从而导致了 UC 的发生。UC 患者由于肠道炎症反复发作、黏膜及组织难以愈合，需要定期复查和药物维持治疗。结肠镜检查、病理组织活检，以及粪便钙卫蛋白、C 反应蛋白、红细胞沉降率等相关炎症指标是衡量 UC 肠道炎症的主要依据。但结肠镜检查毕竟为侵入性检查，患者体验不佳。故寻找敏感性、特异性更高的非侵入性炎症指标是临床医生所迫切需要的。血清胆碱酯酶（CHE）、中性粒细胞计数 / 淋巴细胞计数比值（NLR）、血小板计数 / 淋巴细胞计数比值（PLR）、C 反应蛋白 / 淋巴细胞计数比值（CLR）、C 反应蛋白 / 白蛋白计数比值（CAR）、淋巴细胞计数 / 单核细胞计数比值（LMR）及全身免疫炎症指数（SII）等与内镜下疾病活动度有良好的相关性，可作为监测 UC 炎症活动的指标。

UC 属中医"久痢""肠澼"等范畴，UC 慢性复发型占其中的绝大部分。导致 UC 复发的原因多种多样。有医家认为，UC 乃因脾气虚弱，湿热伏毒蕴积肠腑，或瘀血阻于肠络，气机不畅，在体内病理产物瘀积的基础上，遇诱因感触而发。故若了解 UC 的复发诱因对于减少 UC 的复发次数、诱导临床缓解具有十分重要的意义。在此基础上，研究中医证型与血液学指标、疾病活动度间的相关性，旨在根据某些客观指标辅助中医辨证，并判断不同中医证型在疾病活动度间的差异。笔者初步探索了新型血液学炎症标志物 CHE、NLR、PLR、CAR、CLR、LMR 及 SII 用来预测 UC 疾病活动度时有不同的截断值。在中医证型中，大肠湿热证 UC 患者的血液学炎症指标和内镜下疾病活动度均高于非大肠湿热证 UC 患者。血液学炎症指标对于中医辨证具有参考性价值。

卢新平（辽宁中医药大学）

第三节 痔疮

一、内痔

内痔传统结扎疗法的创新与疗效评价

痔是一种常见的肛门直肠疾病，人类对它的认识已有 3000 多年的历史。以前，人们普遍认为痔是直肠黏膜下和肛管皮肤下痔静脉丛瘀血、扩张和迂曲形成的柔软静脉团。1975 年，美国科学家汤姆森在肛黏膜滑动学说与直肠海绵体等理论的基础上，提出肛垫学说。后来，越来越多的学者对此学说进行深入探讨，并赋予痔现代概念，进而提出痔治疗学现代概念。汤姆森提出的肛垫学说主要内容包括以下几个方面：①肛垫是直肠下段、齿线上方的唇状肉赘，是人体皆有的正常解剖结构，为一种高度特化的血管性衬垫，由静脉或静脉窦、纤维结缔组织、Treitz 肌等构成，其形状类似心脏的三尖瓣，位于肛管的右前、右后及左侧，与精细控便有密切关系。②肛垫出现病理性肥大、移位，或合并出血、脱垂、疼痛等症状时，才属于病变，即痔病。③痔病的治疗重点是治疗合并的症状，而不是切除痔本身。1983 年，在德国举行的第九届国际痔科专题研讨会上，该学说获得一致认可。医学界形成基本共识：肛垫是在肛管直肠结合部的一层血管性衬垫，是胎生期就已存在的解剖实体，不能认为是一种病。痔不是曲张的静脉，肛垫组织发生异常并出现症状时才称为痔病，才需要治疗。

内痔可导致便血，有时可见喷射状出血，甚至有些患者由于长期反复的内痔出血，而发生严重的贫血。内痔脱出则易感染，引起水肿、血栓形成，糜烂坏死时多伴有剧烈疼痛，难以忍受。直肠黏膜受痔核的刺激，则会产生炎性渗出，使分泌物增多。肛门括约肌松弛时，分泌物可随时流出，使肛门皮肤受刺激而发生湿疹、瘙痒。患者常因出血而人为地控制排便，则会造成习惯性便秘。坚硬的粪块极易擦破痔黏膜，而引发出血。便秘还可引起肛裂、肛周脓肿等肛肠科疾病。

随着社会的发展和人们生活水平的日益提高，人们对痔的认识亦逐渐深入。痔疮已经成为影响人们生活质量的重要疾病，人们对痔疮的诊治要求日益迫切。门诊量不断增加，更要求医务工作者对此病进行深入的钻研。

目前，临床多认为痔无症状则不需要治疗，只有并发出血、脱出、血栓形成及嵌顿等症状时才需治疗。而治疗痔疮的方法也有很多，应根据不同的病情选择不同的治疗方法。一般较轻的痔疮选择保守治疗，如果保守治疗失败，Ⅱ期、Ⅲ期内痔可考虑手术治疗，目的是减轻或消除主要症状。手术的方式有很多，例如注射法、套扎器套扎法、双钳套扎法、吻合器痔上黏膜环切术、结扎疗法等。虽然治疗方法很多，但各有利弊，目前临床较为常用的治疗方法是结扎疗法。但是，如果痔核较多，则容易因为结扎过度而出现基底部瘢痕挛缩所致的肛门狭窄。新式结扎法通过改变结扎的位置从而减小术区面积，减轻患者痛苦，缩短治愈时间，防止因结扎过度而出现基底部瘢痕挛缩所致的肛门狭窄。故该法值得在临床上推广和应用。

笔者收集于辽宁中医药大学附属第三医院（辽宁省肛肠医院）住院的60例内痔患者，并将其随机分为治疗组和对照组。治疗组进行新式的内痔结扎法，对照组进行传统结扎法。治疗组具体手术操作：对于Ⅰ期内痔，用弯止血钳钳夹痔核中上1/3处，用7号丝线于止血钳下方单纯结扎。对于Ⅱ期内痔，用弯止血钳钳夹痔核中上1/2处，用7号丝线于止血钳下方结扎完毕后，用弯血管钳挤压被结扎的痔核。对于Ⅲ期及Ⅳ期内痔，用弯止血钳钳夹痔核上3/4处，用7号丝线于止血钳下方结扎痔核。特大痔核宜用贯穿结扎法，用持针器夹住已穿有丝线（7号丝线）的缝针，将双线从痔核基底中央稍上穿过，将已贯穿痔核的双线交叉放置，并用剪刀沿齿线剪一浅表裂缝，再分端进行"8"字形结扎或"回"字形结扎。

该病的治疗不是以解剖角度上消除痔核为目的，治疗的重点是消除内痔症状（便血或内痔痔核脱出，伴肛门坠胀不适，有的甚至疼痛难忍等），而不是彻底切除内痔本身。也就是说，痔病患者的症状是治疗的唯一指征。

观察和比较两组患者术后相关症状及出院时间，并记录。结果表明：①新式结扎法是治疗内痔的有效疗法。②新式结扎法使术区面积减小，因此能缩短愈合时间。③新式结扎法使术区面积减小，因此能减轻患者痛苦。④新式结扎法能减少术后水肿、继发出血的发生。⑤新式结扎法值得进一步深入研究，并向临床推广和普及。

新式结扎术是以消除内痔症状为主要目的，改变了以往结扎术的结扎位置，进而使术区面积减小，从而降低了传统手术方式术后水肿、出血、感觉性排便失禁、肛门狭窄等并发症的发生率。同时，术后疼痛症状较传统手术明显减轻，术后愈合时间缩短，且术后精细控便能力未受到影响。随着人们对肛管直肠，特别是肛管肛垫解剖认识的不断深入，对痔的发生机制也有更正确的认识，并在此基础上出现了新的治疗术式。新术式更加符合生理，具有术后痛苦少、恢复快、并发症少等优点，因此在临床上应得到广泛应用及推广。

徐立群（辽宁中医药大学）

二、混合痔

（一）耳穴贴压配合醋酸曲安奈德混合液治疗混合痔术后疼痛的临床疗效评价

随着现代社会生活节奏的加快，人们的生活习惯也随之改变。伴随而来的肛肠疾病也日渐受到人们的关注。肛肠疾病是一类常见的消化系统疾病，严重影响人们的生活质量。痔疮是肛肠疾病中的常见疾病。我国 2000 年的一项流行病学分析表明，在 4801 例肛门直肠疾病患者中，痔疮患者为 3888 例（81%）。其中，内痔患者占痔疮患者的 64%，外痔患者占痔疮患者的 14%，混合痔患者占痔疮患者的 22%。随着生活水平的提高，人们对生活质量的要求也逐渐增高。因此，人们越来越关注痔疮的治疗。目前，针对混合痔的主要疗法为手术治疗。但由于肛门部位特殊的解剖结构，其对疼痛感觉非常敏感，故而术后疼痛是肛肠科手术最常见的并发症。手术还可能引起尿潴留、排便困难等其他并发症。术后疼痛给患者带来极大的痛苦。部分患者因畏惧术后疼痛而拒绝治疗，最终导致疾病加重。所以，混合痔术后镇痛是肛肠科医生面临的一个重要课题。

中医对疼痛的认识主要分为"不荣则痛"和"不通则痛"两个方面。不荣则痛是指由于局部气血亏虚或阴精亏损，脏腑经脉失去濡养而痛；不通则痛是指机体局部气滞血瘀，阻滞了脏腑经络的气机，气血运行不畅而痛。疼痛的主要治法为养血补气止痛和理气活血化瘀止痛。混合痔术后疼痛的发病机制很符合中医对疼痛的认识。而在其治疗方面，中医针灸疗法有广阔的发展空间。针灸能疏通经络气血，再配以补泻手法，临床可起到独到的止痛作用。目前，临床上对于混合痔术后疼痛治疗的主要方式有耳穴贴压和针刺治疗。由于针刺穴位所在部位的限制及患者对针刺耐受程度的不同，导致术后针刺镇痛较为不易操作。再者，针刺治疗并发症较多，也会使部分患者不愿接受这种治疗方式。耳穴贴压操作简便，疼痛轻微，并且治疗效果良好，故易于让患者接受。

笔者选取辽宁中医药大学附属第三医院（辽宁省肛肠医院）60例行混合痔外剥内扎术后住院患者。随机将60例患者分为治疗组及对照组，每组各30例。治疗组给予耳穴贴压及醋酸曲安奈德混合液（1%醋酸曲安奈德注射液1mL，1%亚甲蓝注射液0.5mL，0.5%罗哌卡因注射液5mL，0.9%氯化钠注射液13.5mL，共20mL）术区创面点状注射。对照组给予耳穴贴压及亚甲蓝混合液（1%亚甲蓝注射液0.5mL，0.5%罗哌卡因注射液5mL，0.9%氯化钠注射液14.5mL，共20mL）术区创面点状注射。分别观察两组患者术后疼痛程度、术后创面水肿程度、术后创面愈合时间等指标。结果表明，耳穴贴压配合醋酸曲安奈德混合液注射对混合痔手术患者术后疼痛的治疗有明显疗效。患者术后便意、肛缘水肿等并发症的发生率也明显降低。此疗法操作简单易行，费用低，减轻了镇痛药物的不良反应，患者易于接受。

张万华（辽宁中医药大学）

（二）硝矾散坐浴治疗混合痔术后水肿的临床疗效观察

痔疮是肛肠科的多发病、常见病。如今，由于社会压力的增加、饮食结构的改变，以及不合理的生活方式，患痔人群正逐年增加。据中国相关机构2012年的调查显示，从5724张调查问卷中统计出我国痔疮的发病率高达16.5%。据Peery AF等统计，美国每年痔疮门诊量超过230万人次。

中医称混合痔为"牡牝痔"。该病兼有内痔、外痔的双重临床症状，包括便血、疼痛、肛门不适感、痔核脱出等。当混合痔发展到一定程度，如出现多发混合痔、环状混合痔，甚至痔核脱出不能还纳继而发生嵌顿坏死，且保守治疗往往效果不佳时，选择手术治疗是最适合、最有效的方法。目前，临床常用的经典术式即混合痔外剥内扎术。手术作为一种有创治疗，破坏了肛管直肠正常组织，易导致多种术后并发症。混合痔术后肛缘切口水肿是手术治疗最常见的并发症之一，发生率为 10%～40%。其具有起病急，发展迅速，不易消退的特点。水肿的发生会加重患者术后疼痛，延长创面愈合时间，影响患者的生活质量。所以，即使在医疗技术发达的今天，人们依旧"谈痔色变"。

近年来，虽然国内外肛肠科医师对混合痔术式不断进行革新和改进，但因肛管直肠特殊的解剖结构，加之术前、术中、术后等多种因素影响，仍会导致术后肛周组织发生炎症反应，或因局部循环障碍而发生水肿。如今，多种抑制炎症反应、改善微循环的口服、外用消肿药物及物理疗法被广泛应用于临床上，但从目前来看，尚未有高效、系统的诊疗方案。

辽宁中医药大学附属第三医院（辽宁省肛肠医院）科研团队通过研读经典，借鉴古代医家学说，同时结合多年临床观察，认为混合痔术后水肿的病因病机为湿热下注。因此，在中医辨证论治思想的指导下，根据临床实际结合现代药理研究，将具有清热燥湿、消肿止痛、化腐生肌作用的硝矾散用于治疗混合痔外剥内扎术后水肿。中药坐浴使患处浸润于温热的药液中，其有效成分能被创面更好地吸收，从而起到温通经络，调畅局部气血的作用。温则通，通则不痛，气血足，则创面有所滋养。

硝矾散为辽宁中医药大学附属第三医院（辽宁省肛肠医院）院内制剂，在治疗肛周疾病及术后并发症方面取得了良好的效果。现将硝矾散坐浴治疗混合痔术后水肿的临床疗效介绍如下：硝矾散坐浴治疗混合痔术后水肿，在减轻水肿、疼痛程度，促进水肿消失、创面愈合方面，较 1∶5000 高锰酸钾溶液具有明显的优势，且安全有效。因其使用方便，不需煎煮，温水溶化即可，且色洁白，不污染衣裤，无异味，用后有温润、舒适感，故容易被患者接受，值得临床推广。

于厚仁（辽宁中医药大学）

（三）穴位敷贴联合耳穴压豆防治湿热下注型混合痔术后便秘的回顾性分析

中国城市居民肛肠疾病发病率为50%左右，其中以痔疮的发病率最高。混合痔的发病率高于内痔和外痔。在混合痔各证型中，湿热下注证最为常见。临床制订治疗方案的依据为混合痔的症状。大部分混合痔采用手术治疗，如混合痔外剥内扎术、吻合器痔上黏膜环切术、选择性痔上黏膜吻合术等。虽然目前各术式操作技术成熟，治疗效果较佳，但术后并发症如便秘、疼痛、水肿等难以避免。术后患者饮食不节、运动减少、精神紧张焦虑、肛门部神经密集敏感，故易引发剧烈疼痛等，从而会导致术后便秘的发生。便秘患者伤口易水肿、撕裂、出血，甚至会引发肛管括约肌痉挛，疼痛剧烈，进一步加重排便困难，如此形成恶性循环。其还会延长创面愈合时间，影响治疗效果和生活质量，患者较为痛苦。故近年来，术后便秘已成为亟待解决的关键性问题。

中医防治术后便秘方法众多。内治法多采用润肠通腑药物，如火麻仁、大黄。此法虽泻下速度快，但剂量难以掌握，容易造成泄泻。相比之下，外治法更为稳定。非口服方式给药起效温和，产生不良反应的可能性小。其中，穴位敷贴与耳穴压豆操作简单，用药安全，临床应用已久。在全息生物学理论的指导下，压力刺激耳部穴位可针对性调控消化系统功能。在中医经络学说的指导下，药物刺激腹部穴位可激发经络传导，促进药效发挥。进而得出结论：穴位敷贴与耳穴压豆可有效预防混合痔术后便秘，减轻患者痛苦。两者同时应用，远部穴位与近部穴位结合，药物刺激与压力刺激结合，可对五脏六腑的生理功能和病理状态产生良好的调整和治疗作用。

程小真（辽宁中医药大学）

（四）浮针疗法治疗混合痔术后疼痛及其他并发症的回顾性分析

社会的发展使人们的生活、工作方式都发生了很大改变，而这也成为肛肠疾病的重要致病因素。一项流行病学调查研究显示，中国城市居民常见肛肠疾病的总患病率为50%左右，其中痔疮的发病率最高。混合痔是最为常见的痔疮类型。手术是目前治疗混合痔的主要方法。所以，防治术后并发症的发生亦尤为重要。术后常见并发症包括：疼痛、肛缘水肿、尿潴留、出血、排便困难、感染等。疼痛作为术后常见并发症，可以使人体产生一系列病理生理变化，直接影响手术质量，同时对患者的生活质量也有影响。因此，在当前追求高生活质量的社会环境下，最大程度减少术后疼痛及其他并发症的发生成为肛肠科医生亟待解决的问题。

目前，治疗混合痔术后疼痛主要分为西医治疗和中医治疗两大类。西医治疗主要包括一般止痛药物治疗、局部外用药治疗、注射长效镇痛剂、自控镇痛、平衡镇痛、超前镇痛等方法；中医治疗以中药汤剂内服、熏洗坐浴、传统针灸、穴位敷贴、耳穴贴压等为主要方法。不管是西医治疗，还是中医治疗，均各有优缺点。西医治疗使用的止痛药物主要为非甾体类药物、阿片类止痛药，主要给药途径包括口服、肌内注射、静脉滴注等。运用这些药物止痛效果佳，但非甾体类药物对胃肠道黏膜有损伤，且具有一定的肾毒性；阿片类止痛药有呼吸抑制、成瘾、过度镇静的不良反应，还能引起胃肠道反应。西医治疗止痛作用明显，但具有较多不良反应，且安全性不高。中药汤剂内服治疗疼痛疗效慢；中药熏洗坐浴缓解术后轻度疼痛效果明显，但对中重度疼痛疗效不明显；传统针灸治疗术后疼痛疗效明确，但起效缓慢，且对施术者要求较高，需采用多种操作手法才能达到治疗效果；单纯运用耳穴贴压、穴位敷贴等穴位治疗方法疗效不显著，多辅助其他疗法止痛。因此，探求一种起效快、安全性高、操作简单的混合痔术后镇痛方式成为肛肠科的研究热点。

浮针疗法于1996年由符仲华教授首创。该疗法起源于中医传统针灸理论，但又区别于传统针刺，故又被称为现代针灸。浮针疗法主要针对痛证的治疗。其主要适应证包括：四肢部软组织伤痛、颈肩腰背痛、头面部疼痛等。有研究显示，浮针疗法治疗混合痔术后疼痛及其他并发症有显著疗效，且安全性高。基于浮针疗法在治疗其他领域痛证已取得显著效果，且已有临床研究证实浮针疗法对混合痔术后疼痛有效，我科近年也将浮针疗法用于混合痔术后治疗。

笔者回顾性分析浮针疗法治疗混合痔术后疼痛及其他并发症，结果显示有良好疗效，以期临床推广应用。

杜婷（辽宁中医药大学）

第四节　肛瘘

于永铎教授运用切除缝合术治疗高位复杂性肛瘘的经验总结

选取辽宁中医药大学附属第三医院（辽宁省肛肠医院）2013 年 8 月至 2015 年 3 月收治的 20 例高位复杂性肛瘘患者作为研究对象进行研究，其中男性 14 例，女性 6 例，年龄最小者 18 岁，年龄最大者 65 岁，病程均为 5 个月至 7 年。所有患者均接受肛瘘切除缝合术治疗，术后行常规抗感染、中药口服、中药换药等治疗，一共治疗 7~11 天。结果表明，在 20 例患者中，治愈 20 例，总有效率 100%。患者肛门对干稀便、肠液、肠气的控制均正常，愈合后肛管直肠压力与术前相比差别不大。随访 6 个月，所有患者均无复发，无肛门移位、肛门失禁等后遗症，仅 1 例患者略有局部不适感，在出院后 3 个月内随瘢痕逐渐软化而改善。

肛门周围皮肤与肛管直肠之间形成的异常通道称为肛瘘。肛瘘在我国的发病率较高，占我国所有肛肠疾病发病率的 1.58%~3.5%，发病人群多为青年人，从性别角度来看，男性患者显著多于女性患者，男女患病比例约为 5:1。肛瘘的病理、病因都较为复杂，因此临床上对肛瘘患者的诊断与治疗存在较大难度。多年来，由于肛瘘的发病率和复发率均比较高，很多患者的病程可能长达数年甚至数十年，主要就是因为肛瘘反复发作的特点使多数患者总是反复发作不愈或者愈而复发，严重影响患者的日常生活。

肛瘘分类方法较多，如按内外口位置分类、病因分类等。现普遍认可以外括约肌深部划线为标志将其分为以下 4 类：低位单纯性肛瘘、低位复杂性肛瘘、高位单纯性肛瘘和高位复杂性肛瘘，其中高位复杂性肛瘘的诊治一直是临床上的一大难题。高位复杂性肛瘘的病变特点是具有 2 个以上外口，瘘管并不是只有 1 条线，而是存在分支。其主管从外括约肌深部以上穿过，存在 1 个或 2 个以上的内口；其支管数量较多，且分布纵横交错，弯曲较多，在肛门附近围绕 1 周或半周，除此之外还可以重叠 3 层左右。总体来看，高位复杂性肛瘘主要呈柱状管道或潜行蜂窝状，形态各不相同，病变的范围较广，其中最具代表性的便是高位马蹄形肛瘘（因其病变形态呈马蹄形而得名）。

中医学理论认为，肛瘘的发病原因是患者饮食不节、久病失养和外感六淫等。这些原因造成气血不畅，毒邪入侵，湿热下注，郁久化热，最终在患者肛周部热腐成脓，脓肿破溃形成肛瘘。因此，对肛瘘术后患者可给予中医辅助治疗。如口服具有益气健脾、补益气血等功效的中药可提高机体免疫力，避免创面久不愈合；口服具有润肠通便等功效的中药可促进大便排出，减轻术后疼痛；换药时涂抹一效膏可缓解疼痛，促进创面愈合等。

随着人们对高位复杂性肛瘘认识的不断加深，治疗方法上亦不断更新改进。应用切除缝合术治疗此病，一方面通过西医学手段，合理控制炎症，完整清除瘘管，不留死腔；另一方面，在传统中医思维影响下，通过辨证论治，运用中医药处理术后可能出现的一系列并发症。个体化治疗，方药化裁，更具有针对性。并且，应用中药局部创面换药治疗，使药物充分吸收，直达病灶，可加快愈合速度。缩短病程、减轻患者痛苦和经济负担已成为大家关注的问题。

于永铎教授通过总结前人对高位复杂性肛瘘的认识，结合多年临床治疗经验的积累认为，非手术疗法可以控制感染、缓解症状，但不能完全治愈疾病，因为此病较易复发。手术是治疗高位复杂性肛瘘最有效、最彻底的方法。其中，肛瘘切除缝合术是去除病灶和解剖重建一次完成的肛瘘术式，具有疗程短、痛苦少、保护肛门功能、减轻患者经济负担等优点。

肛瘘切除缝合术的成败取决于围手术期的处理。

术前肠道准备及口服抗生素，可使肠道排空，并尽量减少肠腔内细菌的数量。避免术后过早排便，减少术后感染。

术中严格按照手术要求操作，皮肤切开及缝合前用碘伏再次消毒，术中彻底止血，力争切除全部瘘管。缝合松紧要适度，过松易致死腔引流不畅而发生感染，过紧易使组织缺血坏死。操作要精细，以不留死腔为原则。

术后应用抗生素避免切口感染。术后禁食，控制排便 3~5 日。应用中医辅助治疗，如口服具有益气健脾、补益气血等功效的中药可提高机体免疫力，避免创面久不愈合；口服具有润肠通便等功效的中药可促进大便排出，减轻术后疼痛；换药时涂抹一效膏可消肿止痛、收敛生肌。微波理疗可加快局部血液循环，加快代谢，促进愈合。禁止局部坐浴，浸泡创面将会增加感染概率。

高位复杂性肛瘘是指具有 2 个以上外口，瘘管并不是只有 1 条线，而是存在分支，其主管从外括约肌深部以上穿过，存在 1 个或 2 个以上内口的肛瘘。其病因病机复杂，治疗方案尚未得到完全统一。本研究采用瘘管切除缝合术联合术后抗炎、中药口服、一效膏换药这种中西医结合方法治疗高位复杂性肛瘘。其中，西医的外科手术治疗可很好地清除肛瘘患者的原发病灶，实现根治；而中医的术后中药口服、一效膏换药等可有效减轻患者的痛苦，缩短患者术后的伤口愈合时间。两者联合应用，有效地提高了患者的临床疗效和生活质量，很好地保护了肛门功能，缩短了愈合时间，减轻了患者的疼痛和经济负担。此法疗效显著，应在临床中得到广泛推广和发展。

郭智慧（辽宁中医药大学）

第五章

学术掠影

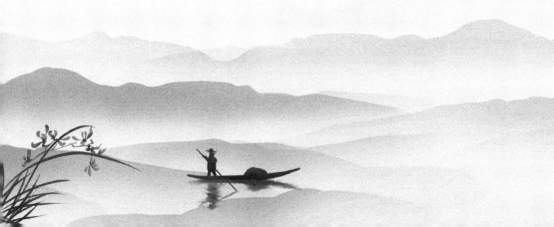

第一节　奖项

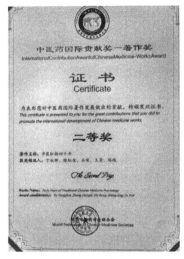

于永铎教授荣获中医药国际
贡献奖—著作奖二等奖

2023 年度中华中医药学会科学技术奖·学术
著作奖获奖著作名单

一等奖 5 部

XS202301-01 《新冠肺炎中西医诊疗》
张伯礼、刘清泉、张俊华、李霞、翁明

XS202301-02 《膜醒风湿论》
仝小林、黄飞剑、杨映映、沈仕伟、左如德

XS202301-03 《中国药用植物种子》
黄璐琦、马小军、庄眼照、李海涛、孙辉

XS202301-04 《中医名词考证与规范》
朱建平、蔡永敏、黄涛、张宇铺、肖辉

XS202301-05 《儿科心鉴》第二版
朱锦善、高修安、张静、罗光亮、喻国风

二等奖 10 部

XS202302-01 《中国传统哲学视域下的中医学理丛书》
严世云、王庆其、李其忠、朱邦贤、谌福云

XS202302-02 《中医病机辨证学》
焆仲瑛、焆学平、郭立中、刘英、金彩文

XS202302-03 《五运六气临床运用》
肉腐、陶国水、董自艳、李莎、张霑

XS202302-04 《ISO 中医药国际标准理论研究与实践》
沈远东、桑珏、吕爱平、李静、徐晓婷

XS202302-05 《中医虹膜四十年》
于永铎、侄虹莹、石荣、王薷、路楼

XS202302-06 《脊柱手法医学》
詹红生、杜国庆、邬真力、张明才、程英武

XS202302-07 《五运六气三十二讲》
柳少逸

XS202302-08 《风湿病中医临床诊疗丛书》
王承德、董振华、薑裹、马桂琴、张华东

于永铎教授荣获 2023 年度中华中医药
学会科学技术奖·学术著作奖二等奖

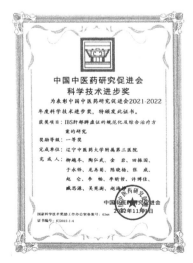

于永铎教授荣获中国中医药
研究促进会科学技术进步奖一等奖

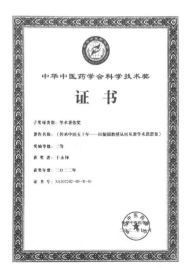

于永铎教授荣获中华中医药
学会科学技术奖二等奖

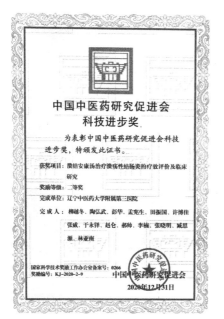

于永铎教授荣获中国中医药
研究促进会科技进步奖二等奖

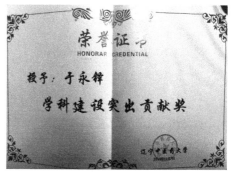

于永铎教授荣获辽宁中医药
大学学科建设突出贡献奖

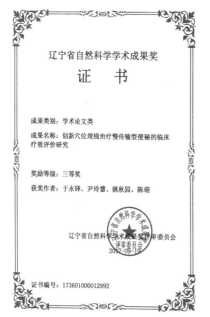

于永铎教授荣获辽宁省
自然科学学术成果奖三等奖

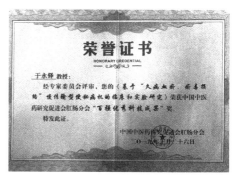

于永铎教授荣获中国中医药研究
促进会肛肠分会百强优秀科技成果奖

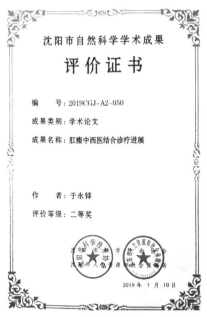

于永铎教授荣获沈阳市自然
科学学术成果二等奖

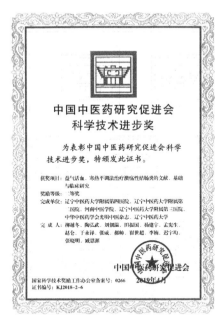

于永铎教授荣获中国中医药研究
促进会科学技术进步奖二等奖

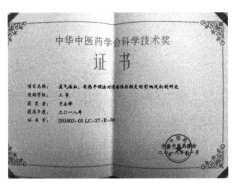

于永铎教授荣获中华中医药
学会科学技术奖三等奖

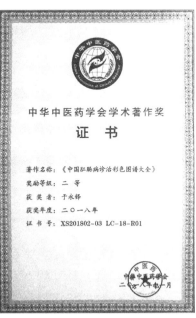

于永铎教授荣获中华中医药
学会学术著作奖二等奖

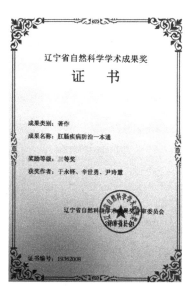

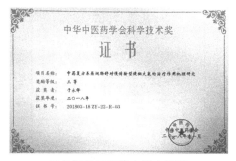

于永铎教授荣获中华中医药
学会科学技术奖三等奖

于永铎教授荣获辽宁省自然
科学学术成果奖三等奖

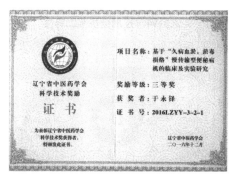

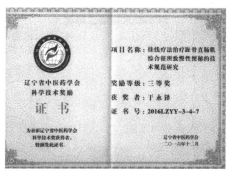

于永铎教授荣获辽宁省中医药
学会科学技术奖励三等奖

于永铎教授荣获辽宁省中医药
学会科学技术奖励三等奖

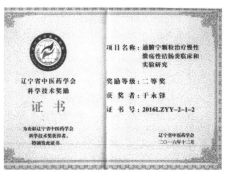

于永铎教授荣获辽宁省中医药
学会科学技术奖励二等奖

于永铎教授荣获中国中医药研究
促进会全国中医肛肠专业科技进步奖

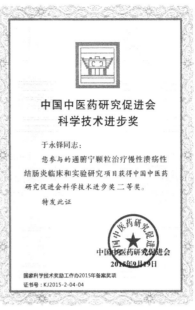

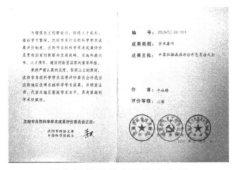

于永铎教授荣获沈阳市自然
科学学术成果二等奖

于永铎教授荣获中国中医药研究
促进会科学技术进步奖二等奖

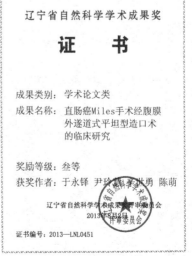

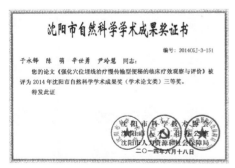

于永铎教授荣获沈阳市自然
科学学术成果奖三等奖

于永铎教授荣获辽宁省自然
科学学术成果奖三等奖

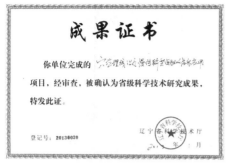

于永铎教授荣获省级科学
技术研究成果奖

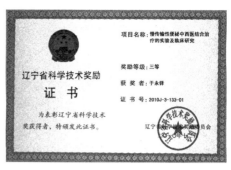

于永铎教授荣获辽宁省科学
技术奖励三等奖

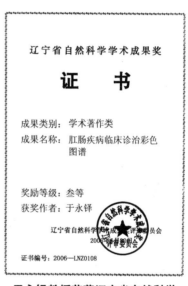

于永铎教授荣获辽宁省自然科学
学术成果奖三等奖

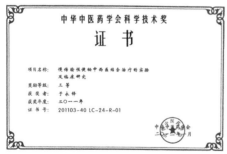

于永铎教授荣获中华中医药
学会科学技术奖三等奖

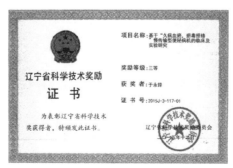

于永铎教授荣获辽宁省科学技术奖励
三等奖

第二节　荣誉

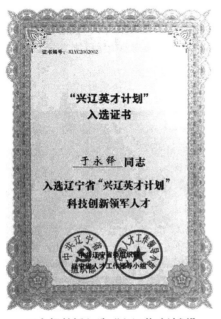

于永铎教授入选"兴辽英才计划"
科技创新领军人才

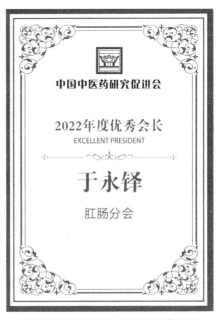

于永铎教授被评为中国中医药研究
促进会 2022 年度优秀会长

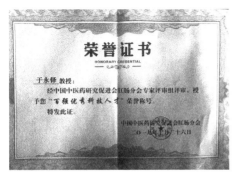

于永铎教授荣获中国中医药研究促进会
肛肠分会"百强优秀科技人才"荣誉称号

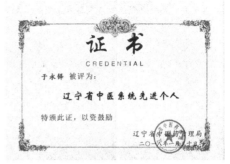

于永铎教授被评为辽宁省中医系统
先进个人

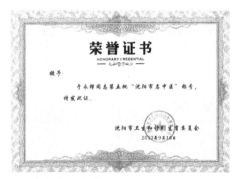

于永铎教授荣获"沈阳市名中医"称号

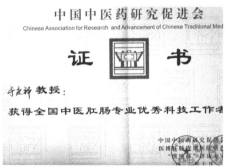

于永铎教授荣获中国中医药研究促进会
"全国中医肛肠专业优秀科技工作者"称号

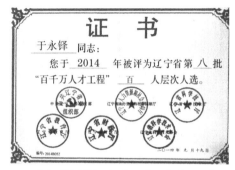

于永铎教授被评为"百千万人才工程"
百人层次人选

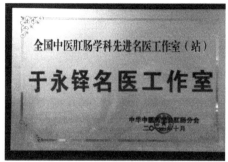

于永铎名医工作室成立

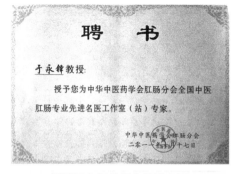

授予于永铎教授为先进名医
工作室（站）专家

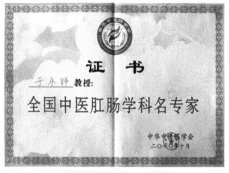

于永铎教授被评为全国中医
肛肠学科名专家

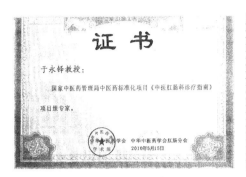

于永铎教授被聘请为中医药标准化项目
《中医肛肠诊疗指南》项目组专家

于永铎教授被聘请为《中华现代内科学杂志》
专家编辑委员会常务编委

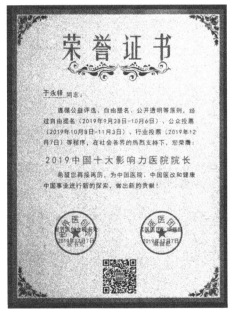

于永铎教授被评为世界医创会
2019 中国十大影响力医院院长

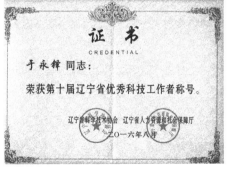

于永铎教授荣获第十届辽宁省优秀科技
工作者称号

第三节　专利

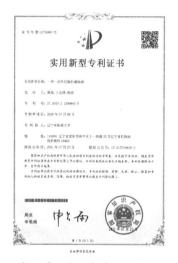

2020 专利《一种一次性肛肠科灌肠器》

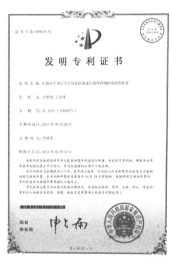

2015 专利《肛肠科手术后闭合包扎创面
进行液体药物持续给药装置》

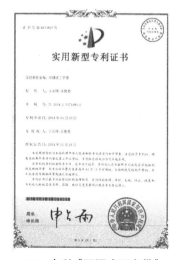

2014 专利《可调式丁字带》

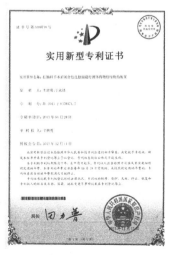

2013 专利《肛肠科手术后闭合包扎创面
进行液体药物持续给药装置》

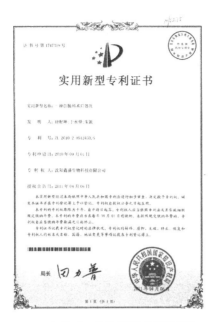

2011 专利《一种肛肠科术后器具》

第四节 学术任职聘书

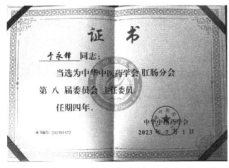

2023 年，于永铎教授被聘为中华中医药
学会肛肠分会第八届委员会主任委员

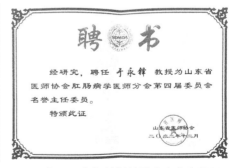

2022 年，于永铎教授被聘为山东省医师
协会肛肠病学医师分会第四届委员会
名誉主任委员

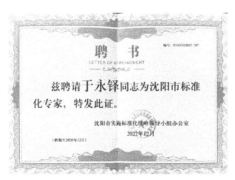

2022 年，于永铎教授被聘为沈阳市
标准化专家

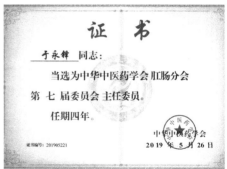

2019 年，于永铎教授被聘为中华中医药
学会肛肠分会第七届委员会主任委员

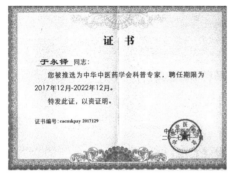

2017 年，于永铎教授被聘为中华中医药
学会科普专家

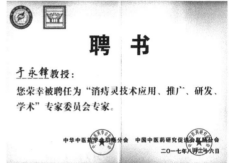

2017 年，于永铎教授被聘为"消痔灵
技术应用、推广、研发、学术"
专家委员会专家

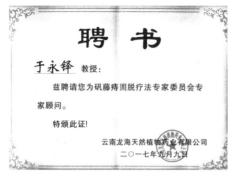

2017 年，于永铎教授被聘为
矾藤痔固脱疗法专家委员会专家顾问

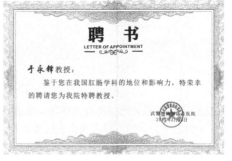

2017 年，于永铎教授被聘为武警边防部队
总医院特聘教授

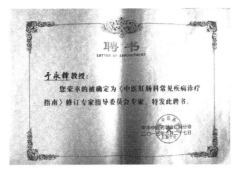

**2015 年，于永铎教授被聘为
《中医肛肠科常见疾病诊疗指南》
修订专家指导委员会专家**

第五节 著作

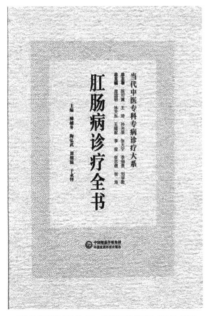

于永铎教授主编《肛肠病诊疗全书》

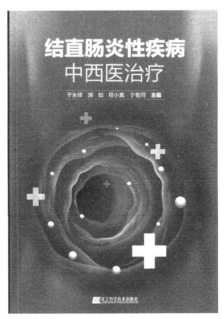

于永铎教授主编
《结直肠炎性疾病中西医治疗》

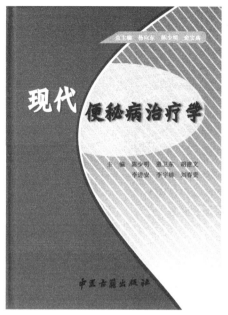
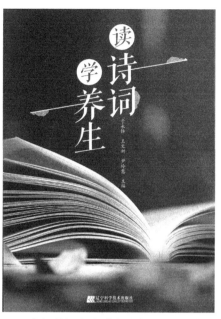

于永铎教授参编《现代便秘病治疗学》　　　于永铎教授主编《读诗词·学养生》

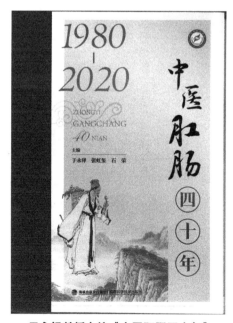
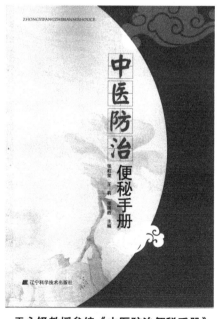

于永铎教授主编《中医肛肠四十年》　　　于永铎教授参编《中医防治便秘手册》

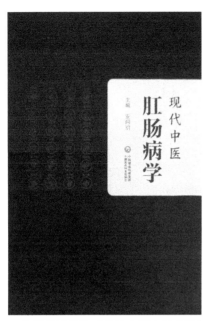

于永铎教授参编《现代中医肛肠病学》

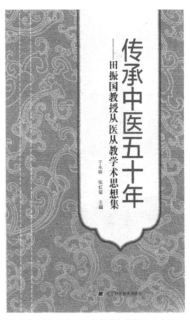

于永铎教授主编《传承中医五十年：
田振国教授从医从教学术思想集》

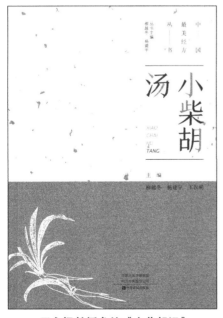

于永铎教授参编《小柴胡汤》

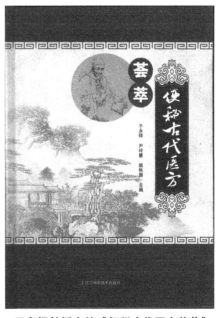

于永铎教授主编《便秘古代医方荟萃》

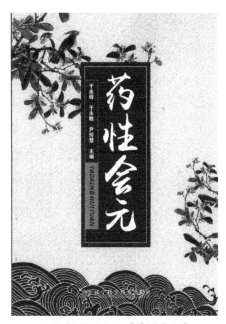

于永铎教授主编《药性会元》

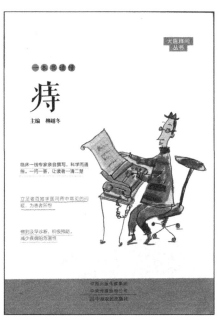

于永铎教授参编《一本书读懂痔》

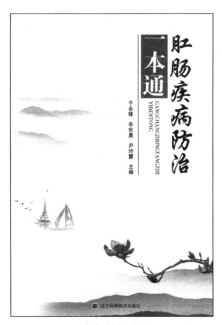

于永铎教授主编
《肛肠疾病防治一本通》

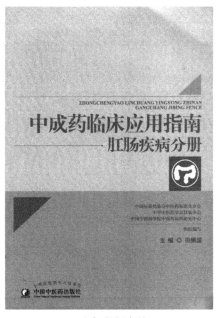

于永铎教授参编
《中成药临床应用指南·肛肠疾病分册》

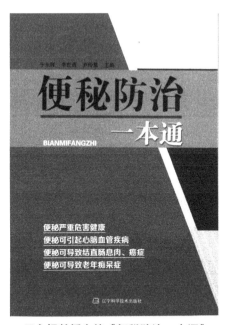

于永铎教授主编《便秘防治一本通》

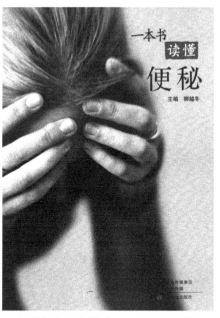

于永铎教授参编《一本书读懂便秘》

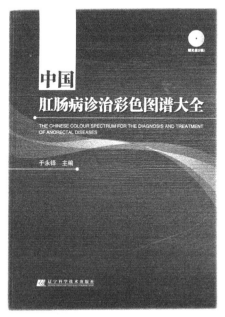

于永铎教授主编
《中国肛肠病诊治彩色图谱大全》

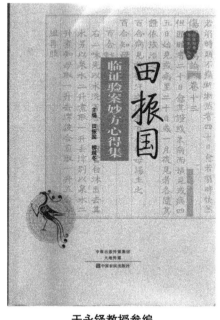

于永铎教授参编
《田振国临证验案妙方心得集》

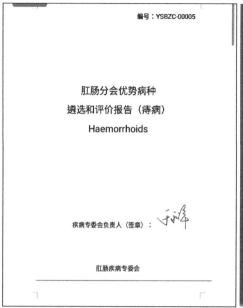

于永铎教授编撰《肛肠分会优势病种遴选
和评价报告（痔病）》

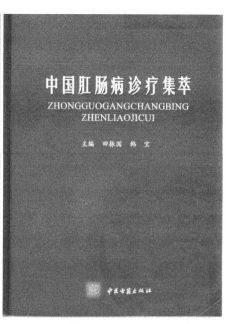

于永铎教授参编《中国肛肠病诊疗集萃》

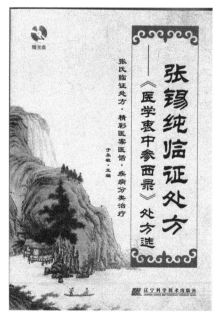

于永铎教授参编《张锡纯临证处方：
〈医学衷中参西录〉处方选》

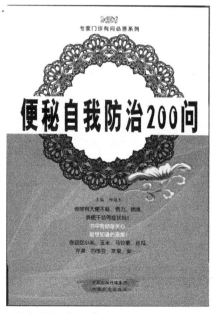

于永铎教授参编《便秘自我防治 200 问》

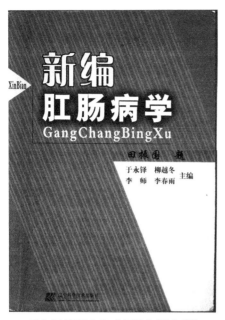

于永铎教授主编《新编肛肠病学》

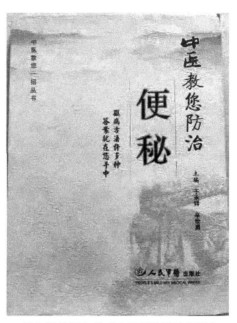

于永铎教授主编《中医教您防治便秘》

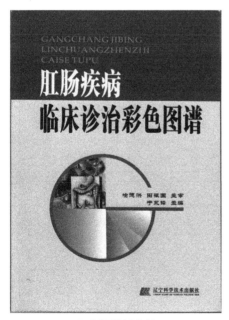

于永铎教授主编
《肛肠疾病临床诊治彩色图谱》

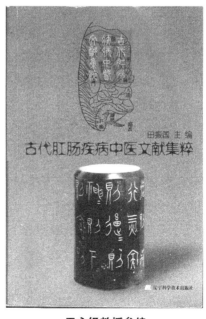

于永铎教授参编
《古代肛肠疾病中医文献集粹》

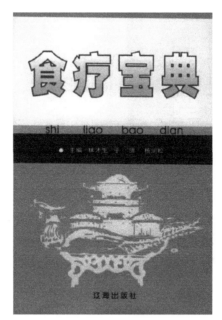

于永铎教授参编《食疗宝典》

参考文献

［1］吴孟超，吴在德.黄家驷外科学［M］.北京：人民卫生出版社，2008.

［2］张霓，张振勇，蔡碧波，等.弧形荷包 PPH 联合硬化注射治疗直肠前突的临床应用［J］.中国肛肠病杂志，2009，29（6）：45.

［3］Chen H H，Iroatulam A，Alabaz O，et al.Associations of defecography and physiologic findings in male patients with rectocele［J］.Tech Coloproctol，2001，5（3）：157-161.

［4］张文焕，张峰，崔延军，等.直肠充盈法在多探头超声检查诊断直肠前突中的应用价值［J］.山东医药，2021，61（25）：80-82.

［5］中华中医药学会.中医肛肠科常见病诊疗指南［M］.北京：中国中医药出版社，2012.

［6］毛刚，赵景文.补中益气汤加减配合穴位贴敷治疗出口梗阻型便秘的疗效观察［J］.中国中西医结合外科杂志，2020，26（1）：83-88.

［7］李鑫磊.STARR 联合消痔灵治疗直肠前突合并直肠黏膜内脱垂的临床研究［D］.长沙：湖南中医药大学，2022.

［8］樊鹏，任翔，徐红丽，等.直肠前突的诊疗进展［J］.中国医药科学，2021，11（10）：49-52.

［9］Podzemny V，Pescatori LC，Pescatori M.Management of obstructed defecation［J］.World J Gastroenterol，2015，21（4）：1053-1060.

［10］满如.TST 联合化瘀通便汤口服治疗直肠前突的临床观察［D］.沈阳：辽宁中医药大学，2019.

［11］田振国，韩宝.中国肛肠病研究心得集［M］.北京：中医古籍出版社，2011.

［12］刘大鹏，刘希家.中西医结合治疗直肠前突性便秘 29 例［J］.实用中医内科杂志，2008，22（5）：60-61.

［13］张志红，王欣鑫.改良 block 手术治疗直肠前突型便秘 350 例疗效观察［J］.黑龙江中医药，2012，41（5）：19-20.

［14］于永铎，尹玲慧，张斯瑶，等.慢传输型便秘伴焦虑抑郁中西医研究进展［J］.辽宁中医药大学学报，2019，21（5）：5-8.

［15］李丽，武国亮，孙冰，等.直肠黏膜脱垂性便秘的诊疗进展［J］.中国肛肠病杂志，2022，42（12）：54-56.

［16］苏云，李志鹏.折叠缝扎注射术治疗直肠黏膜内脱垂型便秘［J］.中国中西医结合外科杂志，2011，17（1）：85-86.

［17］张胜本.直肠内脱垂的诊断与治疗［J］.中国实用外科杂志，2002，22（12）：12-14.

［18］陆金根.中西医结合肛肠病学［M］.北京：中国中医药出版社，2009.

［19］叶玲.脱肛病的中西医结合治疗［M］.北京：科学出版社，2019.

［20］袁刚，于梦，刘瑶，等.直肠黏膜内脱垂治疗进展［J］.光明中医，2023，38（2）：258-261.

［21］宋铎，关世春，张阳.吻合器治疗不完全性直肠脱垂的临床应用价值（附39例报告）［J］.大肠肛门病外科杂志，2004，10（2）：147.

［22］于永铎，尹玲慧，姚秋园，等.TST术联合消痔灵注射治疗直肠黏膜脱垂临床疗效观察与评价［J］.辽宁中医药大学学报，2017，19（1）：10-12.

［23］牛明了，甄欢欢，唐诚馨，等.加味济川煎治疗脾肾阳虚型老年慢传输型便秘患者的疗效评价及对血清脑肠肽的影响［J］.中国实验方剂学杂志，2023，29（11）：126-132.

［24］于鲲鹏，于永铎，陈萌，等.基于络病讨论"久病瘀毒损络"所致慢传输型便秘发病机制［J］.现代中西医结合杂志，2023，32（4）：538-542.

［25］徐蓓蓓，黄益，叶毅，等.慢传输型便秘患者肠道粪便菌群的变化特征［J］.中国微生态学杂志，2020，32（4）：420-424.

［26］王永兵，杨建明，邓超明，等.口服消化道多维振动胶囊治疗慢传输便秘的临床初步研究［J］.生物医学工程与临床，2022，26（3）：284-289.

［27］中华医学会消化病学分会胃肠动力学组，中华医学外科学分会结直肠肛门外科学组.中国慢性便秘诊治指南（2013，武汉）［J］.胃肠病学，2013，18（10）：605-612.

［28］叶艳.化瘀通便汤治疗慢传输型便秘的临床观察［D］.沈阳：辽宁中医药大学，2014.

［29］杨文雯.创新穴位埋线治疗慢传输型便秘的疗效评价［D］.沈阳：辽宁中医药大学，2015.

［30］崔文文，管忠安.中医诊治慢性便秘现状与进展［J］.现代中西医结合杂志，2021，30（36）：4094-4099.

［31］Dinning P G，Hunt L，Patton V，et al.Treatment efficacy of sacral nerve stimulation in slow transit constipation: a two-phase, double-blind randomized controlled crossover study [J]. American Journal of Gastroenterology, 2015, 110 (5): 733.

[32] 关永俊, 郑阳, 王长友, 等.Cajal 间质细胞自噬与 STC 关系的研究进展 [J]. 山东医药, 2016, 56 (40): 104-106.

[33] 满如.基于 PI3K/AKT/mTOR 信号通路探讨化瘀通对慢传输型便秘大鼠的作用机制 [D]. 沈阳: 辽宁中医药大学, 2022.

[34] 贺迟.化瘀通便汤联合针刺疗法治疗慢传输型便秘 (血瘀型) 的临床及实验研究 [D]. 沈阳: 辽宁中医药大学, 2018.

[35] 白玉."化瘀通便汤"治疗慢传输型便秘 (血瘀型) 的临床观察 [D]. 沈阳: 辽宁中医药大学, 2019.

[36] 付原琰.化瘀通便汤对 STC 模型大鼠结肠组织 P2X$_2$ 受体表达的影响 [D]. 沈阳: 辽宁中医药大学, 2017.

[37] 杨丽惠, 张可睿, 王曼, 等.中药灌肠在肿瘤相关疾病中的应用 [J]. 中医杂志, 2018, 59 (17): 1513-1516.

[38] 高文艳.王长洪治疗腹泻型肠易激综合征经验 [J]. 辽宁中医杂志, 2010, 37 (7): 1208-1210.

[39] 贾荣, 唐莉, 杨勤.杨勤教授从湿论治腹泻型肠易激综合征经验总结 [J]. 广西中医药, 2023, 46 (1): 42-45.

[40] 幸雨, 郭靓, 谢朝菊, 等.腹泻型肠易激综合征的病因病机及脏腑论治 [J]. 辽宁中医药大学学报, 2023, 25 (10): 1-10.

[41] 张晓, 曹小勇.从阴阳学说探析腹泻型肠易激综合征 [J]. 中医临床研究, 2022, 14 (23): 45-47.

[42] 袁耀宗.肠易激综合征 [M]. 上海: 上海科学技术文献出版社, 2002.

[43] 蔡淦, 张正利.肠易激综合征诊治 [M]. 上海: 上海科学技术出版社, 2006.

[44] 周福生, 廖荣鑫.肠易激综合征中西医诊断与治疗 [M]. 北京: 中国医药科技出版社, 2007.

[45] 白光.国医大师周学文应用复方石榴皮煎剂联合七情辨证治疗腹泻型肠易激综合征经验 [J]. 中国中西医结合消化杂志, 2019, 27 (12): 883-886.

[46] 黄书玲.痛泻要方加味合甘麦大枣汤治疗肠易激综合征临床分析 [J]. 中医临床研究, 2012, 4 (15): 71-72.

[47] 辛世勇.田振国教授中医辨证治疗肠易激综合征经验 [D]. 沈阳: 辽

宁中医药大学，2007.

［48］刘玥.田振国教授五脏辨证治疗腹泻型肠易激综合征经验［D］.沈阳：辽宁中医药大学，2012.

［49］钱赟达，郑红斌.郑红斌教授辨治肠易激综合征经验［J］.中国中医急症，2016，25（9）：1705-1707.

［50］张琨，冯春玲，王越，等.乌梅汤治疗脾胃虚弱型肠易激综合征的疗效观察［J］.中国继续医学教育，2017，9（2）：196-198.

［51］龚立平，鲜于俊杰，朱晓敏，等.溃疡性结肠炎-辨治方药功效特征与药理机制研究进展［J］.中草药，2023，54（8）：2618-2635.

［52］郑安锐，顾园，王品发，等.溃疡性结肠炎的中医证候与内镜分型及黏膜组织分期的相关性研究［J］.时珍国医国药，2022，33（9）：2209-2210.

［53］赵文杰.溃疡性结肠炎的病因、临床表现及诊断［J］.中国社区医师，2011，27（46）：4-5.

［54］贾勤，董争华，赵晓明.粪便钙卫蛋白与肠镜检查对溃疡性结肠炎诊断及分型的意义分析［J］.临床血液学杂志，2023，36（6）：417-422.

［55］舒利琼，杨柳，冉曦，等.粪便钙卫蛋白检测在克罗恩病和溃疡性结肠炎中的临床意义［J］.现代医药卫生，2019，35（17）：2633-2634.

［56］魏强旭，熊劲松.两种5-氨基水杨酸类药物治疗溃疡性结肠炎的效果比较［J］.中国药物滥用防治杂志，2023，29（5）：846-849.

［57］洪振宇.西医治疗溃疡性结肠炎的现状和进展［J］.中国医药指南，2013，11（3）：43-44.

［58］朱玉梅.溃疡性结肠炎中医证型和相关理化检查的研究［D］.南京：南京中医药大学，2021.

［59］汤立东，王垂杰，王辉，等.李玉奇治疗溃疡性结肠炎经验［J］.辽宁中医杂志，2013，40（2）：224-226.

［60］石绍顺，陈民，张立.周学文教授"以痈论治"思想在治疗消化系统疾病中的临床运用［J］.新中医，2010，42（6）：130-131.

［61］于永铎，满如，郑洪新，等.以痈论治溃疡性结肠炎活动期湿热毒证的病因病机研究［J］.中国肛肠病杂志，2020，40（3）：75-76.

［62］张鸽，于永铎，陈萌."以痈论治"在溃疡性结肠炎中的临床应用概况［J］.辽宁中医药大学学报，2023，25（2）：153-157.

［63］刘杨，张方博，孙慧峰，等.基于整合药理学策略的黄连解毒汤抗炎机制分析［J］.中华中医药杂志，2019，34（10）：4877-4880.

［64］傅纪婷.活血化瘀中药灌肠对溃疡性结肠炎患者血清IL-6、IL-8和TNF-α的影响［J］.中国现代医药杂志，2016，18（7）：45-47.

［65］周正华，岳妍，王威，等.青赤散保留灌肠联合口服美沙拉秦治疗溃疡性结肠炎临床观察［J］.天津中医药，2016，33（12）：719-722.

［66］李又春，胡秀玲，程珍珍，等.小柴胡汤联合美沙拉秦治疗急性期溃疡性结肠炎的临床疗效观察［J］.现代中药研究与实践，2021，35（6）：84-88.

［67］齐颖超.顺应四时变化中医辨证治疗溃疡性结肠炎的临床观察［D］.沈阳：辽宁中医药大学，2018.

［68］卜思媛.基于子午流注理论灌肠治疗大肠湿热型溃疡性结肠炎患者的临床观察［D］.沈阳：辽宁中医药大学，2019.

［69］张光霁.论十二经脉气血运行始自手太阴肺经［J］.中华中医药杂志，2006，21（12）：717-718.

［70］苏绪林.论子午流注针法质疑［J］.中华中医药杂志，2017，32（11）：4867-4869.

［71］程小真，于永铎.基于脏腑辨证探讨溃疡性结肠炎肠外表现的中医病机［J］.中华中医药杂志，2022，37（10）：5726-5730.

［72］王秀珍，郭琳，于永铎.痛泻要方煎剂口服配合保留灌肠治疗肝脾不和型溃疡性结肠炎的疗效观察［J］.中国中西医结合消化杂志，2014，22（11）：682-683.

［73］穆丽萍.健脾合剂治疗溃疡性结肠炎（脾虚型）的临床研究［D］.沈阳：辽宁中医药大学，2010.

［74］刘剑，于永铎.升阳益胃汤合理中丸治疗脾肾阳虚型溃疡性结肠炎临床研究［J］.辽宁中医杂志，2015，42（6）：1266-1268.

［75］李伟康，李鲜，陈乾，等.中西医治疗克罗恩病研究进展［J］.中国中西医结合消化杂志，2023，31（5）：391-396.

［76］李浩.克罗恩病伴肛周病变的临床特征及相关因素分析［D］.合肥：安徽医科大学，2019.

［77］刘洋，何运胜，赵平武，等.克罗恩病的临床表现及中西医分型研究进展［J］.现代消化及介入诊疗，2023，28（3）：390-394.

［78］黄杨文，范琳，刘育梅，等.克罗恩病诊断方法的研究进展［J］.赣南医学院学报，2022，42（6）：649-655.

［79］陈珊，韩树堂.克罗恩病的辨证论治［J］.山东中医杂志，2012，31（5）：331-332.

［80］吴开春，梁洁，冉志华，等.炎症性肠病诊断与治疗的共识意见（2018 年·北京）［J］.中国实用内科杂志，2018，38（9）：796-813.

［81］郭亚慧，牛巍巍，张晓岚.炎症性肠病诊断与治疗的共识意见（2018 年·北京）：克罗恩病部分解读［J］.临床荟萃，2018，33（12）：1077-1079.

［82］Bjelanovic Z, Draskovi M, Veljovic M, et al.Transanal hemorrhoid dearterialzation is a safe and efective outpatient procedure for the treatment of hemorrhoidal disease［J］. Cir Esp, 2016, 94（10）: 588-594.

［83］田振国，陈平.中国成人常见肛肠疾病流行病学调查［M］.武汉：武汉大学出版社，2015.

［84］ZHANG A M, CHEN M, TANG T C, et al.Somatosensory stimulation treatments for postoperative analgesia of mixed hemorrhoids: Protocol for a systematic review and network meta-analysis［J］. Medicine（Baltimore），2019, 98（6）: e14441.

［85］Foeler G E, Siddiqui J, Zahid A, et al.Treatment of hemorhoids is a survey of suroical pracice in Australia and New Zealandi［J］. Word J Cin Cases, 2019, 7（22）: 3742-3750.

［86］韩宝，张燕生.中国肛肠病诊疗学［M］.北京：人民军医出版社，2011.

［87］于海泉，康合堂，康彦旭.肛肠疾病流行病学研究报道［J］.中国现代医生，2009，47（2）：116，132.

［88］战晓农，余成栋，刘恋，等.痔疮发病的相关因素与防治［J］.新中医，2007，39（8）：81-82.

［89］李润庭.肛门直肠病学［M］.沈阳：辽宁科学技术出版社，1987.

［90］胡洪铨.消痔灵联合西药治疗直肠息肉68例临床观察［J］.实用中医内科杂志，2015，29（4）：83-84.

［91］中国科学技术协会.中国科学技术专家传略 医学编 中医学卷1［M］.北京：人民卫生出版社，1999.

［92］黄乃健.中国肛肠病学［M］.济南：山东科学技术出版社，1996.

［93］张有生，李春雨.实用肛肠外科学［M］.北京：人民军医出版社，2009.

［94］杨凤.痔疮的中医药治疗概述［J］.中医临床研究，2013，5（19）：119-121.

［95］陈红风.中医外科学［M］.北京：中国中医药出版社，2016.

［96］顾俊，杜燕红，徐琴，等.TST 联合硬化注射治疗脱垂性混合痔的临床观察［J］.中国现代普通外科进展，2022，25（11）：904-905，913.

［97］徐正荣，肖庆.痔的现代微创手术研究进展［J］.中国普外基础与临床杂志，2022，29（2）：274-280.

［98］文瀚.TST 治疗混合痔在临床应用［J］.临床医药文献电子杂志，2020，7（5）：60.

［99］宋立峰，周春和，申炜，等.中西医结合治疗Ⅲ期环形混合痔临床分析［J］.环球中医药，2012，5（5）：388-389.

［100］徐珊珊，王业皇.微创吻合器治疗内痔的研究进展［J］.中国肛肠病杂志，2016，36（3）：52-55.

［101］胡恩伟，赵宝明，李玉锋，等.痔上黏膜环形切除术与外剥内扎术治疗重度环状混合痔的疗效对比［J］.临床和实验医学杂志，2018，17（23）：2563-2565.

［102］于永铎，尹玲慧，于厚仁，等.硝矾散坐浴治疗混合痔术后水肿疗效评价［J］.辽宁中医药大学学报，2019，21（4）：5-8.

［103］于厚仁，齐颖超，张思瑶，等.硝矾散联合红光照射治疗混合痔术后肛缘水肿 30 例［J］.中医外治杂志，2017，26（4）：34-35.

［104］王静，于永铎.生肌止痛栓联合一效膏用于混合痔术后的临床观察［J］.中医外治杂志，2016，25（6）：16-17.

［105］唐雪松，于永铎，杨二鹏.针刺腧穴联合硝矾散熏洗坐浴缓解混合痔术后疼痛的临床观察［J］.中国冶金工业医学杂志，2019，36（4）：383-384.

［106］韦娟，付荣，缪红莉.中医熏洗坐浴与针刺痔疮穴治疗老年患者肛肠术后疼痛疗效观察［J］.现代中西医结合杂志，2017，26（10）：1062-1064.

［107］鲁昌辉，胡桂荣，赵丹丹.针刺痔疮穴联合中医熏洗坐浴缓解老年肛肠术后疼痛［J］.吉林中医药，2013，33（1）：80-82.

［108］程议乐，武永连，李万里，等.国内肛肠疾病流行病学调查研究进展［J］.中国肛肠病杂志，2022，42（6）：74-76.

［109］何永恒.肛肠病名家医案·妙方解析［M］.北京：人民军医出版社，2007.

［110］JONAS M，SCHOLEFIELD J H.Anal Fissure［J］.Gastroenterol Clin North Am，2001，30（1）：167-181.

［111］张东铭.肛裂解剖病因学研究的新进展［J］.中国临床医生杂志，

2006, 34（9）：11-13.

［112］UTZIIG M J, KROESEN A J, BUHR H J.Concepts in pathogenesis and treatment of chronic anal fissure—a review of the literature ［J］. Am J Gastroenterol, 2003, 98（5）：968-974.

［113］洪炎.综合护理干预对肛裂术后便秘的影响［J］.中国现代药物应用, 2016, 10（3）：264-265.

［114］何孝康.肛裂的中西医治疗研究进展［D］.北京：北京中医药大学, 2014.

［115］于佳远.临床常见疾病诊断及治疗要点［M］.北京：中国纺织出版社, 2021.

［116］刘学夫, 李忠卓.一效散及膏的药物解析和在肛肠科的运用［J］.中医药临床杂志, 2016, 28（11）：1570-1572.

［117］陈淑玲, 单苏圆.肛裂的病因病机与中医外治法［J］.内蒙古中医药, 2020, 39（3）：151-153.

［118］丁婷, 柳越冬, 叶艳.浅谈早期肛裂的治疗经验［J］.内蒙古中医药, 2014, 33（11）：20-21.

［119］祖洋, 唐雪松, 李聪, 等.撳针疗法缓解肛肠科手术后疼痛临床效果观察［J］.社区医学杂志, 2019, 17（10）：606-609.

［120］刘志伟, 王振宜, 魏东.《肛裂临床诊治中国专家共识（2021版）》要点解读［J］.结直肠肛门外科, 2022, 28（3）：239-242.

［121］何小华, 杨守和, 赵月虎, 等.高频彩色多普勒超声对肛周脓肿患者的诊断评价［J］.中华医院感染学杂志, 2017, 27（15）：3529-3532.

［122］周芳, 周玉来, 李振玉, 等.核磁共振成像对术后肛周深部感染性病变的临床诊断价值研究［J］.中华医院感染学杂志, 2017, 27（22）：5179-5182.

［123］Sahnan K, Askari A, Adegbola S O, et al.Natural history of anorectal sepsis ［J］. Br J Surg, 2017, 104：1857-1865.

［124］麻学英, 柳越冬.肛周脓肿中医病名溯源［J］.中华中医药杂志, 2018, 33（1）：255-257.

［125］中国医师协会肛肠医师分会指南工作委员会.肛周脓肿临床诊治中国专家共识［J］.中华胃肠外科杂志, 2018, 21（4）：456-457.

［126］荣誉, 于永铎.含银离子一效膏纱条用于肛周脓肿术后初期换药疗效观察［J］.辽宁中医药大学学报, 2015, 17（8）：181-183.

［127］荣誉，于永铎.水敷散联合银离子用于肛周脓肿术后初期换药疗效观察［J］.中国医学工程，2015，23（3）：28，30.

［128］李悦，刘肃志，梅祖兵，等.杨巍治疗肛周脓肿经验［J］.上海中医药杂志，2019，53（6）：28-30.

［129］陈希琳，冯六泉，姜国丹，等.肛瘘的诊治专家共识（2020版）［J］.实用临床医药杂志，2020，24（17）：1-7.

［130］于永铎.肛瘘中西医结合诊疗进展［J］.中国中西医结合杂志，2017，37（12）：1423-1424.

［131］Vo Duc，Phan Chien，Nguyen Linh，et al.The role of magnetic resonance imaging in the preoperative evaluation of anal fistulas［J］. Scientific reports，2019，9（1）：17947.

［132］韦平，谷云飞，张正荣.中医对肛瘘认识及治疗溯源［J］.辽宁中医药大学学报，2013，15（11）：147-148.

［133］Mei Zubing，Wang Qingming，Zhang Yi，et al.Risk Factors for Recurrence after anal fistula surgery：A meta-analysis［J］. International journal of surgery（London，England），2019，69：153-164.

［134］付原琰，于永铎，王静，等.肛瘘的外科治疗进展［J］.光明中医，2017，32（3）：450-453.

［135］伍斌玺，陈桂恩，曾元宁，等.中药外洗对复杂性肛瘘术后恢复疗效的系统评价和Meta分析［J］.解放军护理杂志，2022，39（5）：57-60，75.

［136］郭智慧.于永铎教授运用切除缝合术治疗高位复杂性肛瘘的经验总结［D］.沈阳：辽宁中医药大学，2016.

［137］秦蕾，刘莉，张晶，等.两种浓度亚甲蓝注射液治疗老年人肛瘘切除术后疼痛的临床结局比较［J］.解放军医学院学报，2021，42（10）：1049-1052.

［138］袁和学.挂线疗法治疗高位肛瘘的临床疗效评价［D］.沈阳：辽宁中医药大学，2015.

［139］杨曼，张红艳，张宇星，等.肛瘘术后感染病原菌及血清VEGF和VEGFR-2与创面愈合的关系［J］.中华医院感染学杂志，2023，33（3）：415-419.

［140］苗大兴，肖天宝，王开平，等.肛瘘感染患者血清与引流液炎症介质的变化观察［J］.中华医院感染学杂志，2017，27（3）：617-620.

［141］刘洪，何洪波，杨春梅，等.肛瘘术后抗生素使用的分析［J］.现

代预防医学，2012，39（15）：4032-4033.

［142］黄丽娟，陈尔东，蓝宗毅.中药熏洗坐浴对肛瘘术后疼痛及疗效的影响［J］.中国现代药物应用，2023，17（9）：19-22.

［143］王银光，惠小苏，陈加林.苦参汤加减坐浴用于低位单纯性肛瘘术后临床研究［J］.中国药业，2020，29（24）：79-81.

［144］Kuzaka B，Wroblewska MM，Borkowski T，et al.Fournier's Gangrene：Clinical Presentation of 13 Cases［J］.Med Sci Monit，2018，24：548-555.

［145］柳瑞瑞，曹永清，姚一博.肛周坏死性筋膜炎的中西医治疗进展［J］.中国中西医结合外科杂志，2020，26（2）：382-385.

［146］王华，黄骧，钱伟强，等.坏死性筋膜炎研究进展［J］.中国矫形外科杂志，2015，23（17）：1594-1596.

［147］林秋，竺平，孙桂东，等.肛周坏死性筋膜炎的诊治进展［J］.世界华人消化杂志，2010，18（32）：3428-3431.

［148］孙法同，贾代良.坏死性筋膜炎研究进展［J］.济宁医学院学报，2020，43（5）：366-371.

［149］徐阳.坏死性筋膜炎治疗进展［J］.中国中西医结合外科杂志，2016，22（1）：85-87.

［150］明·王肯堂.证治准绳［M］.上海：上海科学技术出版社，1959.

［151］清·顾世澄.疡医大全［M］.北京：中国中医药出版社，1994.

［152］李晓云，甄运寰.肛周坏死性筋膜炎5例临床报告［J］.贵阳医学院学报，2012，37（5）：578-579.

［153］禹振华，黄忠诚.肛周坏死性筋膜炎诊治要点浅谈［J］.结直肠肛门外科，2019，25（4）：399-405.

［154］芦煜，刘子号，荆涛，等.基于中医外科阴阳辨证探讨肛周坏死性筋膜炎的诊治［J］.天津中医药大学学报，2021，40（4）：491-493.

［155］郝爽，姚一博，孙琰婷，等.顾氏外科特色的中西医结合疗法治疗肛周坏死性筋膜炎经验［J］.山东中医杂志，2022，41（10）：1092-1095.

［156］朱倩，朱桂松，许飚.坏死性筋膜炎的中西医治疗进展［J］.内蒙古中医药，2022，41（3）：138-141.

［157］邓铁涛.中华名老中医学验传承宝库［M］.北京：中国科学技术出版社，2008.

［158］张燕，马富明，李峰.肛周坏死性筋膜炎临床治疗经验总结［J］.内蒙古中医药，2019，38（7）：84-86.